DIE
PHYSIOLOGIE UN PHARMAKOLOGIE DES FLIMMERNS

VON

DR. S. DE BOER

PRIVATDOZENT DER PHYSIOLOGIE AN DER UNIVERSITÄT AMSTERDAM

SONDERAUSGABE AUS: „ERGEBNISSE DER PHYSIOLOGIE", HERAUSGEGEBEN
VON L. ASHER UND K. SPIRO. XXI. BAND, ABT. I

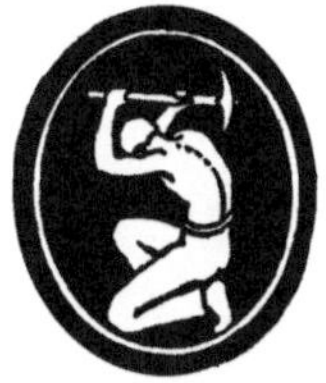

MÜNCHEN

VERLAG VON J. F. BERGMANN

1923

ISBN-13:978-3-642-89554-8   e-ISBN-13:978-3-642-91410-2
DOI: 10.1007/978-3-642-91410-2

Inhaltsverzeichnis.

Literatur.

1. Adam, H., Experimentelle Untersuchungen über den Ausgangspunkt der automatischen Herzreize beim Warmblüter. Pflügers Arch. 3. 607. 1906.

2. Arrillaga, F., J. Guglielmetti et C. P. Waldorp, Action de la Quinidine sur le coeur. Cpt. rend. des séances de la soc. de biol. 85. 683. 1921. Nr. 28.

3. Aschoff, L., Bericht über die Untersuchungen von H. Tawara, die Brückenfasern betreffend. Ber. d. dtsch. physiol. Ges. 1905.

4. Aubert, H., Über den Koffeingehalt des Kaffeegetränkes und über die Wirkungen des Koffeins. Pflügers Arch. 5. 589. 1872.

5. Derselbe und A. Dehn, Über die Wirkungen des Kaffees, des Fleischextraktes und der Kalisalze auf Herztätigkeit und Blutdruck. Pflügers Arch. 9. 115. 1874.

6. Barbèra, A. G., Ein Gefässnervenzentrum im Hundeherzen. Zeitschr. f. Biol. 18. (36.) 259. 1898.

7. Bätke, H., Über das Flimmern des Kaltblüterherzens. Pflügers Arch. 71. 412. 1898.

8. Battelli, F., Les trémulations fibrillaires du coeur chez différentes espèces animales. Journ. de physiol. et de pathol. gén. II. 422. 1900.

9. Derselbe, Le rétablissement des fonctions du coeur et du système nerveux central après l'anémie totale. Journ. de physiol. et de pathol. gén. II. 443. 1900.

10. Bayliss, W. M. and E. H. Starling, On some points in the innervation of the mammalian heart. Journ. of physiol. 13. 407. 1892.

11. Benjamin, Erfahrungen in der Behandlung der Arhythmia perpetua mit Digitalis. Dissertation München 1920.

12. Derselbe und von Kapff, Über die Behandlung der Arhythmia perpetua mit Chinidin. Dtsch. med. Wochenschr. 1921. Jahrg. 47. Nr. 1. 10.

13. v. Bergmann, G., Zur Chinidintherapie des Herzens. Münch. med. Wochenschr. 1919 (Juni). 66. Jahrg. Nr. 26, 27. 705.

14. Bernard, Cl. et Grandeau, Expériences sur l'action physiologique des sels de potassium. de jodium et de rubidium, injectés dans les veines. Journ. de l'anat. et de la physiol. I. 378. 1864.

15. Bettelheim, K., Über die Störungen der Herzmechanik nach Kompression der Arteria coronaria sinistra des Herzens. Zeitschr. f. klin. Med. 20. 436. 1892.

16. v. Bezold, A., Von den Veränderungen des Herzschlages nach Verschliessung der Koronararterien. Untersuchungen aus dem physiologischen Laboratorium in Würzburg 2. 256. 1867.

17. Derselbe und E. Breymann, Von den Veränderungen des Herzschlages nach Verschliessung der Koronarvenen. Untersuchungen aus dem physiologischen Laboratorium in Würzburg 2. 268. 1867.

18. Boden, E. und P. Neukirch, Klinische und experimentelle Beobachtungen über die Herzwirkung des Chinidins. Dtsch. Arch. f. klin. Med. 136. 181. 1921. Heft 3 u. 4.

19. de Boer, S., Hartwoelen, Vortrag gehalten in der Versammlung der Gesellschaft zur Förderung der Natur-, Arznei- und Heilkunde zu Amsterdam (Sektion für Arzneikunde) am Mittwoch, 12. November 1919. Nederlandsch Tijdschr. v. Geneesk. Jahrg. 1920, erste Hälfte. Nr. 11.

20. Derselbe, Hartwoelen. Nederlandsch Tijdschr. v. Geneesk. Jahrg. 1920, erste Hälfte Nr. 21. 1818. Nach einem Vortrag gehalten am Physiologentag, Dezember 1919.

21. Derselbe, Eine neue Theorie über das Entstehen von Kammerwühlen. Pflügers Arch. 178. 1. 1920 (Januar).

22. Derselbe, Hartwoelen (Herzwühlen). I. Königl. Akademie der Wissenschaften zu Amsterdam. Bericht der gewöhnlichen Versammlung der mathematischen und physischen Abteilung vom 27. März 1920. Teil 28. S. 982 und Proceedings 23. 319.

23. Derselbe, Herzwühlen. II. Über die Beziehung zwischen Herzwühlen und gehäufte Extrasystolie. Königl. Akademie der Wissenschaften zu Amsterdam. Bericht der gewöhnlichen Versammlung der mathematischen und physischen Abteilung vom 27. März 1920. Teil 28. S. 992 und Proceedings 23. 329.

24. Derselbe, Herzwühlen. III. Kammerwühlen und gehäufte Extrasystolie der Kammer, erweckt durch die Erregung, die folgt nach einer künstlichen Extrasystole der Vorhöfe. Königl. Akademie der Wissenschaften zu Amsterdam. Bericht der gewöhnlichen Versammlung der mathematischen und physischen Abteilung vom 23. Juli 1920. Teil 28. S. 1208 und Proceedings 23. 533.

25. Derselbe, Délire ventriculaire. Communication au Congrès de Physiologie à Paris. 17 Juillet 1920.

26. Derselbe, Delirium cordis et Extrasystoles accumulées. Arch. des malad. du coeur, des vaisseaux et du sang. 14 Année Nr. 5. Mai 1921. 193.

27. Derselbe, Herzwühlen, Herzflimmern. Dtsch. med. Wochenschr. 1920. Nr. 43.

28. Derselbe, Kammerwühlen durch indirekte Reizung (einen Induktionsschlag an den Vorhöfen). Dtsch. med. Wochenschr. 1920. Nr. 49.

29. Derselbe, On the fibrillation of the heart. The Journal of physiology 54. 400. 1921.

30. Derselbe, On recurring Extrasystoles and their relation to fibrillation. The Journ. of Physiology 54. 410. 1921.

31. Derselbe, Herzwühlen, Flimmern, Flattern, gehäufte Extrasystolie, paroxysmale Tachykardie. Pflügers Arch. **187**. 193. 1921.
32. Derselbe, Fortgesetzte Untersuchung über Kammerflimmern. Pflügers Arch. **188**.67.1921.
33. Derselbe, Het ontstaan van fibrilleeren eener hartafdeeling en den plotselingen hartdood. Voordracht. Handelingen van het 18de Nederl. Natuur- en Geneeskundig Congres, gehouden op 31 Maart, 1 en 2. April 1921 te Utrecht.
34. Derselbe, Über die Ursache des Flimmerns einer Herzabteilung und der paroxysmalen Tachykardie. Dtsch. med. Wochenschr. 1921. Nr. 26.
35. Derselbe, Over de oorzaak van het fibrilleeren van een hartafdeeling, tevens van gehäufte Extrasystolie en fladderen. Nederlandsch Tijdschr. v. Geneesk. **2**. 445. 1921. Nr. 4.
36. Derselbe, Herzflimmern, dessen Wesen, Ursache und Therapie. Vortrag gehalten am 2. Deutschen Pharmakologentag. Verhandlungen der Deutschen pharmakologischen Gesellschaft 1921 (1. Okt.).
37. Derselbe, Sur la Physiologie Pathologique et la Clinique de la Fibrillation du Coeur. Arch. internat. de physiol. (livre jubilaire de Léon Frédéricq) **18**. 572. 1921.
38. Derselbe, Die Prädisposition der Vorhöfe zum Flimmern. Klin. Wochenschr. 1922. 1. Jahrg. Nr. 6. S. 269.
39. Derselbe, Paroxysmale Tachykardie. Klin. Wochenschr. 1922. 1. Jahrg. Nr. 6. S. 269.
40. Derselbe, Paroxysmale Tachykardie. Zeitschr. f. d. ges. exp. Med. **26**. 112. 1922.
41. Derselbe, Over de werking van Chinine bij boezemfibrilleeren. Nederlandsch Tijdschr. v. Geneesk. 1922. **1**. 642. Nr. 7.
42. Derselbe, Über die Wirkung von Chinin bei Vorhofflimmern. Arch. f. exp. Pathol. u. Pharmakol. 1922.
43. Derselbe, Über die Beziehung zwischen Flimmern und Alternans. Vortrag genalten in der Abteilung für Pharmakologie in der Gesellsch. Deutscher Naturforscher und Ärzte (Hundertjahrfeier) 17.—24. Sept. 1922 in Leipzig.
44. Derselbe, Alternance du coeur. Arch. néerland. de physiol. **1**. 27. 1916.
45. Derselbe, Contribution to the knowledge of the influence of digitalis on the frog's heart. Spontaneous and experimental variations of the rhythm. Kon. Akad. v. Wetenschappen te Amsterdam. Proceedings **19**. 1916.
46. Derselbe, On the ventricle-electrogram of the Frog's heart. Kon. Akad. v. Wetenschappen te Amsterdam. Proceedings **20**. 1917.
47. Derselbe, Recherches Pharmako-physiologiques sur la contraction du coeur de grenouille II L'action de la digitale. Arch. néerland. de physiol. **1**. 507 u. 508. 1917.
48. Derselbe, Rhythm and Metabolism of cardiac Muscle. Quarterly Journ. of experimental Physiology **10**. 383. 1917.
49. Derselbe, Über den Einfluss der Geschwindigkeit der Reizleitung auf die Form des Kammerelektrogramms. Pflügers Arch. **173**. 78. 1918.
50. Derselbe, L'influence de la vitesse de conduction de l'excitation sur la forme de l'électrogramme ventriculaire. Arch. néerland. de physiol. **3**. 7. 1918.
51. Derselbe, Nouvelles recherches sur l'alternance ventriculaire. Arch. neérland. de physiol. **3**. 167. 1919.
52. Derselbe, On the artificial extrapause of the ventricle of the frog's heart. Koninkl. Akad. van Wetenschappen te Amsterdam. Proceedings **23**. 542. 1920 and the Americ. Journ. of physiol. **57**. 179. 1921.
53. Derselbe, On artificial and Spontaneous Changes of Rhythm in the bled frog's heart. Koninkl. Akad. van Wetenschappen te Amsterdam. Proceedings **23**. 552. 1920.
54. Derselbe, Das Alternansproblem. Pflügers Arch. **192**. 183. 1921.
55. Böhme, A., Über die Wirkung des Kampfers auf das durch Chloralhydrat vergiftete Froschherz. Arch. f. exp. Pathol. u. Pharmakol. **52**. 346. 1905.
56. Boruttau, H., Beiträge zur Erklärung der Endzacken im Elektrokardiogramm. Arch. f. (Anat. u.) Physiol. 519. 1913.
57. Brandenburg, K. und P. Hoffmann, Wo entstehen die normalen Bewegungsreize im Warmblüterherzen und welche Folgen für die Schlagfolge hat ihre reizlose Ausschaltung? Med. Klinik 1912. Jahrg. 8. Nr. 1. S. 16.

4   S. de Boer, Die Physiologie und Pharmakologie des Flimmerns.

58. Briquet, P., Traité thérapeutique du quinquina et de ses préparations. Masson. Paris.
59. Busch, F. C., Les pulsations et les trémulations fibrillaires du coeur de chien. Arch.
     internat. de physiol. **2**. 229. 1904—05.
60. Calandre, Luis, Significación pronóstica e indicaciones terapéuticas de las arritmias.
     Arch. de Cardiol. y Hematol. **2**. 125. 1921.
61. Derselbe, Estado actual de la electrocardiografiá. Arch. de Cardiol. y Hematol. **2**. 321. 1921.
62. Chirac, P., De motu cordis, adversaria analytica 121. 1698.
63. Clerc, A. et Pezzi, Action de la Quinidine sur la fibrillation auriculaire. Paris medical
     11e Année 1921 p. 440.
64. Derselbe et P. Noel Deschamps, Traitement de l'Arhythmie complète par le sulphate
     de Quinidine. Extrait des Bulletins et Mémoires de la Société Médicale des Hôpitaux
     de Paris. (Séance du 10 Mars 1922).
65. Cohn, A. E., On the auriculo-nodaljunction. Heart **1**. 170. 1909—10.
66. Derselbe und W. Trendelenburg, Untersuchungen zur Physiologie des Übergangs-
     bündels am Säugetierherzen nebst mikroskopischen Nachprüfungen. Pflügers Arch.
     131. 1. 1910.
67. Cohnheim, J. und A. v. Schulthess-Rechberg, Über die Folgen der Kranzarterien-
     verschliessung für das Herz. Virchows Arch. **85**. 503. 1881.
68. Cushny, A. R., On the interpretation of pulse tracings. Journ. exp. Med. **4**. 327. 1899.
69. Derselbe, Irregularity of the heart and auricular fibrillation. Americ. Journ. of the
     med. sciences **141**. 826. 1911.
70. Derselbe and C. W. Edmonds, Paroxysmal irregularity of the heart and auricular
     fibrillation. Amer. Journ. of the med. sciences **133**. 66. 1907.
71. Drury, A. N., Th. Lewis and H. A. Bulger, Influence of the Vagus upon the refractory
     period of the dog's auricle. Proceedings of the Physiological Society 1920 (18. Dec.).
     Journ. of Physiol. **54**.
72. Drury, A. N. and Th. Lewis, Rapid reexcitation in the Mammalian auricle.   Pro-
     ceedings of the Physiological Society 1921 (22. Jan.). Journ. of physiol. **54**.
73. Dieselben and C. C. Iliescu, Observations upon flutter and fibrillation VIII. The
     electrocardiograms of clinical fibrillation. Heart **8**. 171. 1921.
74. Dieselben, The restoration of the normal cardiac mechanism in cases of auricular fibrillation
     by means of quinidine sulphate. The Brit. med. Journ. 1921. 1 Oct., S. 511.
75. Edens, E., Die Digitalisbehandlung. Urban und Schwarzenberg, Berlin-Wien 1916.
76. Einbrodt, P., Über Herzreizung und ihr Verhältnis zum Blutdruck. Sitzungsber. d.
     Kaiserl. Akad. d. Wiss. **38**. 345. 1860. (Vorgelegt in der Sitzung vom 20. Oktober 1859.)
77. Einthoven, W. and A. J. Korteweg, On the Variability of the sise of the pulse in
     cases of auricular fibrillation. Heart **6**. 107. 1915.
78. Engelmann, Th. W., Beobachtungen und Versuche am suspendierten Herzen. Pflügers
     Arch. **52**. 357. 1892.
79. Derselbe, Refraktäre Phase und kompensatorische Ruhe in ihrer Bedeutung für den
     Herzrhythmus. Pflügers Arch. **59**. 309. 1894—95.
80. Derselbe, Über den Einfluss der Systole auf die motorische Leitung in der Herzkammer,
     mit Bemerkungen zur Theorie allorhythmischer Herzstörungen. Pflügers Arch. **62**.
     557. 1896.
81. Derselbe, Der Versuch von Stannius, seine Folgen und deren Deutung. Arch. f. (Anat. u.)
     Physiol. 1903. 505.
82. Erfmann, Wilh., Ein Beitrag zur Kenntnis der Fortleitung des Erregungsvorganges
     im Warmblüterherzen. Zeitschr. f. Biol. **61**. 155. 1913.
83. Erichson, J. E., On the influence of the coronary circulation on the action of the heart.
     The London Medical Gazette **2**. 561. 1842.
84. Erlanger, J., Vorläufige Mitteilung über die Physiologie des Herzblocks in Säugetieren.
     Zentralbl. f. Physiol. **19**. 9. 1905.
85. Derselbe, On the physiology of heart block in mammals with special reference to the
     causation of Stokes-Adams disease. Journ. exp. med. **13**. 8. 1906.

86. Derselbe and A. D. Hirschfelder, Further studies on the physiology of heartblock in Mammals. Americ. Journ. of physiol. **15**. 153. 1906.

87. Derselbe, Observations on the physiology of Purkinje tissue. The Americ. Journ. of physiology **30**. 395. 1912.

88. Eulenburg, A., Über die Wirkungen des schwefelsauren Chinins auf das Nervensystem. Arch. f. (Anat. u.) Physiol. Jahrg. 1865. S. 423.

89. Fenoglio, J. et G. Drogoul, Observations sur l'occlusion des coronaires cardiaques. Arch. ital. de biol. **9**. 49. 1888.

90. Le Fèvre de Arric, M., Contribution à l'étude de l'action des sels de quinine sur le coeur de tortue. Ann. et bull. des séances de la société des sciences Médicales et naturelles de Bruxelles 1912 (70e Année) S. 274.

91. Fischel, R., Über Tonusänderungen und die anderen graphisch an den vier Abteilungen des Säugetierherzens bei elektrischer Reizung desselben zu ermittelnden Erscheinungen. Arch. f. exp. Pathol. u. Pharmakol. **38**. 228. 18 97.

92. Flack, M., An investigation of the sino-auricular node of the mammalian heart. Journ. of physiol. **41**. 64. 1910.

93. Derselbe, L'excision ou l'écrasement du noeud sino-auriculaire et du noeud auriculo-ventriculaire n'arrête pas les pulsations du coeur des mammifères battant dans des conditions normales. Arch. intern. de physiol. **11**. 111. 1911—12.

94. Fonrobert, Über die elektrische Reizung des Herzens. Inaug.-Dissert. Rostock 1890.

95. Fréléricq Léon, Rythme affolé des ventricules dû à la fibrillation des oreillettes. Physiologie du faisceau auriculo-ventriculaire. Arch. intern. de physiol. **2**. 281. 1904—05.

96. Derselbe, Anémie aiguë du coeur de chien sans fibrillation. Fibrillation en l'absence de toute action vasomotrice. Arch. intern. de physiol. **2**. 330. 1904—05.

97. Derselbe, Sur une forme particulière de fibrillation du muscle cardiaque. Arch. internat. de physiol. **3**. 469. 1905—06.

98. v. Frey, M., Die Folgen der Verschliessung von Kranzarterien. Zeitschr. f. klin. Med. **25**. 158. 1894.

99. Derselbe, Die Tätigkeit des Herzens in ihren physiologischen Beziehungen. Gesellschaft Deutscher Naturforscher und Ärzte. Verhandlungen **1**. 1898. Allgemeiner Teil.

100. Frey, W., Über Vorhofflimmern beim Menschen und seine Beseitigung durch Chinidin. Berl. klin. Wochenschr. 1918. 417 u. 450.

101. Derselbe, Weitere Erfahrungen mit Chinidin bei absoluter Herzunregelmässigkeit. Berl. klin. Wochenschr. 1918. Nr. 36. Jahrg. 55. S. 849.

102. Derselbe, Wesen und Behandlung der absoluten Herzunregelmässigkeit. Berl. klin. Wochenschr. 1918. Jahrg. 55. S. 895.

103. Derselbe, Chinidin zur Bekämpfung der absoluten Herzunregelmässigkeit (Vorhofflimmern). Dtsch. Arch. f. klin. Med. **136**. 70. 1921. Heft 1 u. 2.

104. Derselbe, Zur Frage der Chinidintherapie bei Fällen mit Vorhofflimmern. Therapeut. Halbmonatsh. 1921. Jahrg. 35. 1. September. S. 534.

105. Fröhlich A. und M. Grossmann, Die Wirkung des Kampfers auf das Strophantin-vergiftete Froschherz. Arch. f. exp. Pathol. u. Pharmakol. **82**. 177. 1917.

106. Derselbe und L. Pollak, Kampferstudien. I. Die Herzwirkung des Kampfers. Arch. f. exp. Pathol. u. Pharmakol. **86**. 104. 1920.

107. Dieselben, Kampferstudien. II. Kampferwirkung in Kombination mit Gefässmitteln (Koffein-Papaverin). Arch. f. exp. Pathol. u. Pharmakol. **86**. 127. 1920.

108. Derselbe und M. Grossmann, Die Wirkung des Kampfers auf das Wühlen des Frosch-ventrikels. Arch. f. exp. Pathol. u. Pharmakol. **89**. 1. 1921.

109. Garrey, W. E., Some effects of cardiac nerves upon ventricular fibrillation. Americ. Journ. of physiol. **21**. 283. 1908.

110. Derselbe, Proceedings of the society. Interstate Medical Journal **19**. 1081. 1912 (Dez.).

111. Derselbe, The nature of fibrillary contraction of the heart. Its relation to tissue mass and form. The Americ. Journ. of physiol. **33**. 397. 1914.

112. Gaskell, W. H., On the rhythm of the heart of the frog and on the nature of the action of the vagus nerve. Phil. Trans. roy. Soc. **173**. 993. 1882.

113. Gewin, J., De woelbewegingen van het hart. Akademisch proefschrift Utrecht. J. van Boekhoven 1906.

114. Derselbe, Das Flimmern des Herzens. Arch. f. (Anat. u.) Physiol. 1906. Suppl. S. 247.

115. Gley, E., Note sur les phénomènes d'arrêt très prolongé du coeur; séance de la société de biologie du 28 Juin 1890. p. 412.

116. Derselbe, Contribution à l'étude des mouvements rhythmiques des ventricules cardiaques. Archives de Physiologie normale et pathologique **3**. V. 735. 1891.

117. Derselbe, Sur la suspension des mouvements rhythmiques des ventricules cardiaques. Séance du 14 février 1891. p. 108.

118. Derselbe, Contribution à l'étude des mouvements trémulatoires du coeur. Séance du 18 Avril 1891. p. 259.

119. Gottlieb, R. und R. Magnus, Digitalis und Herzarbeit. Nach Versuchen am überlebenden Warmblüterherzen. Arch. f. exp. Pathol. u. Pharmakol. **51**. 30. 1904.

120. Derselbe, Kampfer und Flimmern. Bericht über die Pharmakologen-Vereinigung. Leipzig. Arch. f. exp. Pathol. u. Pharmakol. **51**. 454. 1904.

121. Derselbe, Zur Herzwirkung des Kampfers. Zeitschr. f. exp. Pathol. u. Therap. **2**. 384. 1905.

122 Derselbe, Über die Einwirkung des Kampfers auf das Herzflimmern. Zeitschr. f. exp. Pathol. u. Therap. **3**. 588. 1906.

123. Guttmann, P., Über die physiologische Wirkung der Kali- und Natronsalze mit Rücksicht auf die Untersuchungen des Herrn Dr. Podcopaav in Petersburg. Virchows Arch. **35**. 450.

124. Haass, H., Über die Chinidintherapie der unregelmässigen Herztätigkeit. Berl. klin. Wochenschr. 1921. Jahrg. 58. Nr. 21. S. 540.

125. Haberlandt, L., Zur Physiologie des Atrioventrikulartrichters des Froschherzens. Zeitschr. f. Biol. **61**. 1. 1913.

126. Derselbe Zur Physiologie des Atrioventrikulartrichters des Froschherzens. 2. Mitteilung. Über den Einfluss der Herznerven. Zeitschr. f. Biol. **63**. 305. 1914.

127. Derselbe, Das Herzflimmern, seine Entstehung und Beziehung zu den Herznerven. Sammlung anatomischer und physiologischer Vorträge und Aufsätze 1914. Heft 26. Jena. Fischer.

128. Derselbe, Über den Einfluss des Vagus auf das Herzwühlen. (Vortrag 6. Tagung der deutschen physiologischen Gesellschaft zu Berlin.) Zentralbl. f. Physiol. **28**. 722. 1914 Nr. 12.

129. Derselbe, Zur Physiologie der Atrioventrikularfasern des Kaltblüterherzens. Zeitschr. f. Biol. **65**. 225. 1915.

130. Derselbe, Zur Entstehung des Herzflimmerns. Zeitschr. f. Biol. **66**. 327. 1916.

131. Derselbe, Weitere Beiträge zur Physiologie des Atrioventrikulartrichters des Froschherzens. Zeitschr. f. Biol. **67**. 83. 1917.

132. Derselbe, Fortgesetzte Untersuchungen zur Physiologie der Atrioventrikularverbindung des Kaltblüterherzens. Zeitschr. f. Biol. **67**. 453. 1917.

133. Derselbe, Weitere Studien zur Physiologie der Atrioventrikularverbindung des Kaltblüterherzens. Zeitschr. f. Biol. **68**. 257. 1918.

134. Hall, Marshall, On the mutual relations between Anatomy, Physiology, Pathology and Therapeutics. Gulstonion lectures. Read. at the British Association for the Advancement of Science 1842. June 24.

135. Halsey, R. H., A case of ventricular fibrillation. Heart **6**. 67. 1915.

136. Hamburger, W. W., Effects of the administration of Quinidin sulphate in auricular fibrillation. The Journal of the American Med. Association **77**. 1797. 1921.

137. Harnack, E. und L. Witkowski, Pharmakologische Untersuchungen über das Physostigmin und Kalabarin. Arch. f. exp. Pathol. u. Pharmakol. **5**. 401. 1876.

138. Hecht, A. F. und W. Zweig. Über einen Fall von ventrikulärer Extrasystolie mit paroxysmalen Anfällen von Kammerautomatie und deren therapeutische Beeinflussung. Wien. klin. Wochenschr. 1917. Jahrg. 30. Nr. 6. S. 167.

139. Derselbe und J. Matko, Intravenöse Chinininjektionen bei Malariakranken. Wien. klin. Wochenschr. 1917. Jahrg. 30. Nr. 6. S. 169.

140. Derselbe und C. J. Rothberger, Experimentelle Beiträge zur Kenntnis der Chininwirkung bei Herzflimmern. Zeitschr. f. d. ges. exp. Med. 7. 134. 1919.

141. Hedbom, K., Über die Einwirkung verschiedener Stoffe auf das isolierte Säugetierherz. Skandinavisches Arch. f. Physiol. 9. 33. 1899.

142. Heidenhain, R., Erörterungen über die Bewegungen des Froschherzens. Arch. f. (Anat. u.) Physiol. 1858. 479.

143. Heinricius, G., Über die Herzvagi bei Föten und Neugeborenen. Zeitschr. f. Biol. 26. 197. 1890.

144. Hering, H. E., Zur experimentellen Analyse der Unregelmässigkeiten des Herzschlages. Pflügers Arch. 82. 1. 1900.

145. Derselbe, Die myoerethischen Unregelmässigkeiten des Herzens. Prag. med. Wochenschr. 26. 7 u. 23. 1901.

146. Derselbe, Analyse des Pulsus irregularis perpetuus. Prag. med. Wochenschr. 28. 377. 1903.

147. Derselbe, Über die Wirksamkeit des Akzelerans auf die von den Vorhöfen abgetrennten Kammern isolierter Säugetierherzen. Zentralbl. f. Physiol. 17. 1. 1903.

148. Derselbe, Über die unmittelbare Wirkung des Akzelerans und Vagus auf automatisch schlagende Abschnitte des Säugetierherzens. Pflügers Arch. 108. 267. 1905.

149. Derselbe, Nachweis, dass das Hissche Übergangsbündel Vorhof und Kammer des Säugetierherzens funktionell verbindet. Pflügers Arch. 108. 267. 1905.

150. Derselbe, Einiges über die Ursprungsreize des Säugetierherzens und ihre Beziehung zum Akzelerans. Zentralbl. f. Physiol. 19. 129. 1905.

151. Derselbe, Die Überleitungsstörungen des Säugetierherzens. Zeitschr. f. exp. Pathol. u. Therap. 2. 75. 1905—06.

152. Derselbe, Über die Erregungsleitung zwischen Vorkammer und Kammer des Säugetierherzens. Pflügers Arch. 107. 97. 1905.

153. Derselbe, Einiges über die Ursprungsreize des Säugetierherzens und ihre Beziehung zum Akzelerans. Zentralbl. f. Physiol. 19. 182. 1905.

154. Derselbe, Über die häufige Kombination von Kammervenenpuls mit Pulsus irregularis perpetuus. Dtsch. med. Wochenschr. 32. 213. 1906.

155. Derselbe, Die Durchschneidung des Übergangsbündels beim Säugetierherzen. Dritte Mitteilung. Pflügers Arch. 111. 298. 1906.

156. Derselbe, Über den Pulsus irregularis perpetuus. Dtsch. Arch. f. klin. Med. 94. 185. 1908.

157. Derselbe, Das Elektrokardiogramm des Irregularis perpetuus. Dtsch. Arch. f. klin. Med. 94. 205. 1908.

158. Derselbe, Über das Fehlen der Vorhofzacke (P) im Elektrokardiogramm beim Irregularis perpetuus. Münch. med. Wochenschr. 57. 2483. 1909.

159. Derselbe, Zur Analyse der paroxysmalen Tachykardie. Münch. med. Wochenschr. 58. 1945. 1911.

160. Derselbe, Zur Erklärung des Auftretens heterotoper Herzschläge unter Vaguseinfluss. Zeitschr. f. exp. Pathol. u. Therap. 9. 491. 1911.

161. Derselbe, Über plötzlichen Tod durch Herzkammerflimmern. Münch. med. Wochenschr. 59. 750 u. 818. 1912.

162. Derselbe, Rhythmische Vorhoftachysystolie und Pulsus irregularis perpetuus. Münch. med. Wochenschr. 61. 2057. 1914.

163. Derselbe, Rhythmische Vorhoftachysystolie und Pulsus irregularis perpetuus. Münch. med. Wochenschr. 61. 2096. 1914.

164. Derselbe, Über die Koeffizienten, die im Verein mit Koronararterienverschluss Herzkammerflimmern bewirken. Pflügers Arch. 163. 1. 1916.

165. Derselbe und W. Koch, Über sukzessive Heterotopie der Ursprungsreize des Herzens. und ihre Beziehung zur Heterodromie. Pflügers Arch. 136. 466. 1910.

166. Hertz, A. F. und G. W. Goodhart, The speed limit of the human heart. Quart. Journ. of med. 2. 213. 1908—09.

167. Heubner, Otto, Über die Wirkung des Kampfers auf die Leistung des Froschherzens. Arch. d. Heilk. 11. 334. 1870.

168. Heubner, W., Über die Wirkung des Dampfes von Kampfer und Kampfen. Zeitschr. f. d. ges. exp. Med. 1, 267. 1913.

169. Hewlett, A. W. and J. P. Sweeney, The Quinidin treatment of auricular fibrillation. The Journ. of the Americ. Med. Association 77. 1793. 1921.

170. His, W., Die Tätigkeit des embryonalen Herzens und deren Bedeutung für die Lehre von der Herzbewegung beim Erwachsenen. Arbeiten aus der medizinischen Klinik zu Leipzig 1893. 14.

171. Derselbe, Zentralbl. f. Physiol. 9. 469. 1895. Vortrag III. Internationaler Physiologenkongress in Bern 9.—13. Sept. 1895.

172. Derselbe, Ein Fall von Adams-Stokesscher Krankheit mit ungleichzeitigem Schlagen der Vorhöfe und Herzkammern (Herzblock). Dtsch. Arch. f. klin. Med. 64. 316. 1899.

173. Hoffa, M. und C. Ludwig, Einige neue Versuche über Herzbewegung. Zeitschr. f. rat Med. 9. 107. 1850.

174. Hoffmann, A., Fibrillation of the ventricles at the end of an attack of paroxysmal tachycardia in man. Heart 3. 213. 1911—12.

175. Derselbe, Demonstrationen zur Lehre von der Form des Elektrokardiogramms. Verhandl. d. dtsch. Kongr. f. inn. Med. Kongress 28. 429. 1911.

176. Derselbe, Zitiert nach Boden und Neukirch. Dtsch. Arch. f. klin. Med. 136.

177. Hoffmann, F. B., Nagels Handbuch der Physiologie 1. 240. 1905.

178. Derselbe, Die Wirkung einiger anorganischer Salze und des Chinins auf die Tätigkeit des Säugetierherzens. Zeitschr. f. Biol. 66. (N. F. 48). 293. 1916.

179. Derselbe, Über Vorhofflimmern und seine Unterdrückung durch Chinidin. Zeitschr. f. Biol. 71. 47. 1920.

180. Humblet, M., Le faisceau inter-auriculo-ventriculaire constitue le lien physiologique entre les oreillettes et les ventricules du coeur du chien. Arch. internat. de physiol. 1. 278. 1904.

181. Derselbe, Allorhythmie cardiaque par section du faisceau de His. Arch. internat. de physiol. 3. 330. 1905—06.

182. Hunt. Reid, Direct and reflex acceleration of the mammalian heart with some observations on the relation of the inhibitory and accelerator nerves. The Americ. Journ. of physiol. 2. 395. 1899.

183. Jaeger, Th., Über die Bedeutung des Keith-Flackschen Knotens für den Herzrhythmus. Dtsch. Arch. f. klin. Med. 101. 1. 1910.

184. Jenny, E., Chinidin als Herzmittel. Schweiz. med. Wochenschr. 1921. Nr. 12. 24. März.

185. Jolly, W. A. and W. T. Ritchie, Auricular Flutter and Fibrillation. Heart 2. 177. 1910—11.

186. Kahn, R. H., Zur Frage nach der Wirkung des Verschlusses der Koronararterien des Herzens. Pflügers Arch. 163. 506. 1916.

187. v. Kapff, Wilhelm, Weitere Erfahrungen in der Behandlung der Arhythmia perpetua mit Chinidin und Digitalis. Dtsch. med. Wochenschr. 1922. Jahrg. 48. 7. April. Nr. 14. S. 445.

188. Keith, A. and M. Flack, The form and nature of the muscular connections between the primary divisions of the vertebrate heart. Journ. of anat. and physiol. 41. 172. 1907.

189. Kent A. F. Stanley, Researches on the structure and function of the mammalian heart. Journ. of physiol. 14. 233. 1893. Proceedings physiol. Soc. Nov. 12. 1892. IV.

190. Derselbe, The structure of the cardiac tissue of the auriculo-ventricular junction. Journ. of physiol. 47. 1913. Proceedings Physiol. Soc. Nov. 15. 1913. XVII.

191. Derselbe, A neuromuscular mechanism in the heart. Trans. internat. congr. Med. London 1913. Section III. 102.

192. Derselbe, Observations on the auriculo-ventricular junction of the mammalian heart. Quart. Journ. exp. Physiol. **7.** 193. 1913.
193. Derselbe, A lecture on some problems in cardiac physiology. Brit. med. Journ. **2.** 105. 1914.
194. Derselbe, Sur le système excitateur et conducteur du coeur. Arch. des malad. du coeur. Paris. Jan. 1914. S. 31.
195. Derselbe, Illustrations of the right lateral auriculo-ventricular junction in the heart. Proceedings Physiol. Soc. March. 1914. Journ. of physiol. **48.** XLIII.
196. Derselbe, A conducting path between the right auricle and the external wall of the right ventricle in the heart of the mammal. Proceedings Physiol. Soc. June 1914. Journ. of Physiol. XLVIII. 5.
197. Derselbe, C. S. Sherrington and Fl. Buchanan, The structure and function of the mammalian heart. Report of the committee appointed to make further researches thereon. Ann. report Section I. Manchester 1915. British Association.
198. Kisch, Br., Elektrographische Untersuchungen am flimmernden Säugetierventrikel. Zeitschr. f. d. ges. exp. Med. **24.** 106. 1921.
199. Klemperer, F., Über die Einwirkung des Kampfers auf das Herzflimmern. Zeitschr. f. exp. Pathol. u. Therap. **4.** 389. 1907.
200. Klewitz, F., Über Chinidin bei Vorhofflimmern. Dtsch. med. Wochenschr. 1920. Nr. 1. S. 8.
201. Knoll, Ph., Über die Wirkungen des Herzvagus bei Warmblütern. Pflügers Arch. **67.** 587. 1897.
202. Kochmann, M., 40. Beitrag zur Wirkung einiger Körper der Digitalisgruppe auf den N. vagus. Arch. internat. de pharmakodynamie et de Thérapie. **16.** 221. 1906.
203. Korteweg, A. J., Arhythmie door Atriumfibrillatie. Akademisch proefschrift Leiden. Eduard Ydo. 1913.
204. Kronecker, H., Über die Störungen in der Koordination des Herzkammerschlages. Verhandl. d. 15. Kongr. f. inn. Med. in Berlin. Wiesbaden 1897. 524 und Zentralbl. f. Physiol. 1895. B. 15. S. 470.
205. Derselbe, Über Störungen der Koordination des Herzkammerschlages. Zeitschr. f. Biol. **16.** (34). 529. 1896.
206. Derselbe, De l'excitabilité du ventricule pendant l'inhibition. Arch. internat. de Physiol. **2.** 211. 1904—05.
207. Derselbe und F. Schmey, Das Koordinationszentrum der Herzkammerbewegungen. Sitzungsber. d. preuss. Akademie d. Wiss. zu Berlin. Jahrg. 1884. I. S. 87.
208. Derselbe und F. Spallitta, Die Leitung der Vagushemmung durch den flimmernden Vorhof beim Hund. Zentralbl. f. Physiol. 1905. S. 835. Vortrag VI. Internationaler Physiologenkongress zu Brüssel. 30. August bis 3. September 1904.
209. Dieselben, La conduction de l'inhibition à travers le coeur du chien. Arch. internat. de physiol. **2.** 223. 1904—05.
210. Laffont, M., Contribution à l'étude des excitations électriques du myocarde chez le chien. Comptes rendus 1887. CV. 1092.
211. Langendorff, O., Über elektrische Reizung des Herzens. Arch. f. (Anat. u.) Physiol. 1885. S. 284.
212. Derselbe, Untersuchungen am überlebenden Säugetierherzen. Pflügers Arch. **61.** 291. 1895.
213. Derselbe, Über den Einfluss von Wärme und Kälte auf das Herz der warmblütigen Tiere. Pflügers Arch. **66.** 355. 1897.
214. Derselbe, Über das Wogen und Flimmern des Herzens. Pflügers Arch. **70.** 281. 1898.
215. Derselbe, Herzmuskel und intracardiale Innervation. Ergebn. d. Physiol. I². 263. 1902.
216. Derselbe, Neuere Untersuchungen über die Ursache der Herzschläge. Ergebn. d. Physiol. 1905. IV. 2. Abt. S. 764.
217. Lauder Brunton, T. and Th. Cash, On the effect of electrical stimulation of the frog's heat and its modifications by heat, cold and the action of drugs. Proceedings of the Royal Society of London **35.** 455. 1885.

218. Lewin, A., Zur Pharmakologie der Kampfergruppe. Arch. f. exp. Pathol. u. Pharmakol. 27. 226. 1890.
219. Lewis, Th., Auricular fibrillation; a common clinical condition. Brit. med. Journ. 1909. II. 1528.
220. Derselbe, The pacemaker of the mammalian heart, as ascertained by electrocardiographic curves. Journ. of physiol. 41. IX. 1910—11. Proceedings physiol. Soc. 1910. Nov. 19. IX—X.
221. Derselbe, Auricular fibrillation and its relationship to clinical irregularity of the heart. Heart 1. 306. 1910.
222. Derselbe, Observations upon a curious and not uncommon form of extreme acceleration of the auricle. „Auricular Flutter". Heart 4. 171. 1912.
223. Derselbe, Observations upon disorders of the heart's action. Heart 3. 279. 1912.
224. Derselbe, The mechanism and graphic registration of the heart beat. London Shaw sons, Fetter lane, Fleet street E C 4. 1920.
225. Derselbe, Observations upon flutter and fibrillation IV. Impure Flutter; theory of circus movement. Heart 7. Nr. 4. 1920 (August) S. 293.
226. Derselbe, Observations upon flutter and fibrillation IX. The nature of auricular fibrillation as it occurs in patients. Heart 8. 193. 1921.
227. Derselbe, On the nature of flutter and fibrillation of the auricle. Auricular fibrillation. Lancet 1921. 845.
228. Derselbe, The nature of flutter and fibrillation of the auricle. The British medical Journal 1921. 590.
229. Derselbe and Th. F. Cotton, Observations upon flutter and fibrillation V. Certain effects of faradic stimulation of the auricle. Heart 8. 37. 1921.
230. Derselbe, A. N. Drury and H. A. Bulger, Effect of Vagus upon the rate of transmission of the excitation wave in the dog's auricle. Proceedings of the Physiological Society 1920. Dec. 18. Journal of Physiology 54.
231. Dieselben, Observations upon flutter and fibrillation VI. The refractory period and rate of propagation in the auricle: their relation to block in the auricular walls and to flutter etc. Heart 8. 83. 1921.
232. Dieselben, Observations upon flutter and fibrillation VII. The effects of vagal stimulation. Heart 8. 141. 1921.
233. Lewis, Th., A. N. Drury and C. C. Iliescu, Further observations upon the state of rapid re-excitation of the auricles. Heart 8. 311. 1921.
234. Dieselben, Demonstration of circus Movement in clinical flutter of the auricles. Heart 8. 341. 1921.
235. Dieselben, Demonstration of circus movement in clinical fibrillation of the auricles. Heart. 8. 361. 1921.
236. Lewis, Th., A. N. Drury, C. C. Iliescu and N. M. Wedd, The manner in which quinidine sulphate acts in auricular fibrillation. The British Medical Journal 1921. 1. Okt. S. 514.
237. Lewis, Th., H. S. Feil and W. D. Stroud, Observations upon flutter and fibrillation I. Heart 7. 127. 1920.
238. Dieselben, Observations upon flutter and fibrillation II. The nature of auricular flutter. Heart 7. 191. 1920. Nr. 4 (August).
239. Dieselben, Observations upon flutter and fibrillation III. Some effects of rhythmic stimulation of the auricle. Heart 7. 247. 1920. Nr. 4 (August).
240. Lewis, Th., A. Oppenheimer and B. S. Oppenheimer, The site of origin of the mammalian heartbeat, the pacemaker in the dog. Heart 2. 147. 1910.
241. Mackenzie, J., The study of the pulse. London 1902.
242. Derselbe, The inception of the rhythm of the heart by the ventricle as the cause of continuous irregularity of the heart. Brit. Med. Journ. 1. 529. 1904.
243. Derselbe, Abnormal inception of the cardiac rhythm Quart. Journ. of Med. 1. 39. 1907—08.

244. Derselbe, Diseases of the heart. London 1908—10. Third edition. London. Henry Frowde. Oxford University press. Hodder and Stoughton. Warwick Square. E. C. 1918.

245. Derselbe, Quinidine in auricular fibrillation. The British Medical Journal 1921. 8. Oct.

246. Derselbe and K. F. Wenckebach, Über an der Atrioventrikulargrenze ausgelöste Systolen beim Menschen. Arch. f. (Anat. u.) Physiol. 1905. 235.

247. Magnus, R., Die Tätigkeit des überlebenden Säugetierherzens bei Durchströmung mit Gasen. Arch. f. exp. Pathol. u. Pharmakol. 47. 200. 1902.

248. Magnus-Alsleben, E., Zur Kenntnis der Arhythmia perpetua. Dtsch. Arch. f. klin. Med. 96. 346. 1909.

249. Derselbe, Über die Entstehung der Herzreize in den Vorhöfen. Arch. f. exp. Pathol. u. Pharmakol. 64. 228. 1911.

250. Magrath, G. B. and H. Kennedy, On the relation of the volume of the coronary circulation to the frequency and force of the ventricular contraction in the isolated heart of the cat. Journal of Experimental Medicine 2. 13. 1897.

251. Maki, Über den Einfluss des Kampfers, Koffeins und Alkohols auf das Herz. Inaug.-Dissertation Strassburg 1884.

252. Martin, H. Newell and W. T. Sedgwick, Observations on the mean pressure and the characters of the pulse-wave in the coronary arteries of the heart. Journal of physiol. 3. 165. 1880—82.

252a. Mayer, A. G., Rhythmical pulsation in Scyphomedusae. Papers from the Tortugas Laboratory of the Carnegie Institution of Washington. Vol. I. S. 115. 1908.

253. Mayer, S., Über die direkte elektrische Reizung des Säugetierherzens. Sitzungsber. d. Wien. Akad. d. Wiss. 68. 80. 1873.

254. Meyer, H. H. und R. Gottlieb, Die experimentelle Pharmakologie. Urban und Schwarzenberg. Berlin-Wien 1921.

255. Michaelis, M., Über einige Ergebnisse bei Ligatur der Kranzarterien des Herzens. Zeitschr. f. klin. Med. 24. 270. 1894.

256. Mines, G. R., On functional analysis by the action of electrolytes. The Journal of Physiol. 46. 188. 1913.

257. Derselbe, On dynamic equilibrium in the heart. The Journ. of Physiology 46. 349. 1913.

258. Derselbe, On circulating excitations in heartmuscle and their possible relation to tachycardia and fibrillation. Transactions of the royal Society of Canada. Series III. Vol. VIII. Section IV. Geological and Biological sciences 1914, September.

259. Moulinier, R., Influence des sels de Quinine sur la contraction cardiaque. Journ. de Physiology et de Pathol. générale 10. 617. 1908.

260. Neumann, R., Untersuchungen über die Wirkung galvanischer Ströme auf das Frosch- und Säugetierherz. Pflügers Arch. 39. 403. 1886.

261. Oppenheimer, B. S. and H. Mann, Clinical experience with Quinidin in auricular fibrillation. The Journal of the American Med. Association 7. 1800. 1921.

262. Panum, P. L., Experimentelle Beiträge zur Lehre von der Embolie. Virchows Arch. 25. 312. 1862.

263. Pellacani, P., Zur Pharmakologie der Kampfergruppe. Arch. f. exp. Pathol. u. Pharmakol. 17. 369. 1883.

264. Philips, Th., Les trémulations fibrillaires des oreillettes et des ventricules du coeur de chien. Arch. internat. de physiol. 2. 271. 1904—05.

265. Porter, W. T., Über die Frage eines Koordinationszentrums im Herzventrikel. Pflügers Arch. f. d. ges. Physiol. 55. 366. 1894.

266. Derselbe, On the results of ligation of the coronary arteries. The Journ. of physiol. 15. 121. 1894.

267. Derselbe, Der Verschluss der Koronararterien ohne mechanische Verletzung. Zentralbl. f. Physiol. 9. 481 u. 641. 1895. Nr. 16 u. 22.

268. Derselbe, Further researches on the closure of the coronary arteries. Journ. of exp. Med. 1. 46. 1896.

269. Derselbe, On the cause of the heart-beat. Journ. of exp. Med. 2. 4. 1897.

270. Derselbe, The recovery of the heart from fibrillary contractions. The Americ. Journ. of physiol. **1**. 71. 1898.

271. Derselbe, The coordination of the ventricles. The Americ. Journ. of physiol. **2**. 127. 1899.

272. Derselbe and F. H. Lamb, The curve of lessening conductivity during increasing tonus of the heart. The Americ. Journ. of physiol. **13**. 1905. XXIII.

273. Derselbe, Studies in the physiology of Muscle. The Americ. Journ. of physiol. **15**. 1. 1905—06.

274. Pratt, F. H., The nutrition of the heart through the vessels of Thebesius and the coronary vessels. The Americ. Journ. of physiol. **1**. 86. 1898.

275. Prévost, J. L., Etude des trémulations fibrillaires du coeur électrisé. Rev. méd. de la Suisse romande 1898. 545.

276. Derselbe et F. Battelli, La mort par les courants électriques (courants alternatifs à bas Voltage). Journ. de physiol. et de pathol. gén. 1899. 399.

277. Dieselben, La mort par les courants électriques (courants alternatifs à haute tension). Journ. de physiol. et de pathol. gén. 1899. 427.

278. Dieselben, Quelques effects des décharges électriques sur le coeur des mammifères. Journ. de physiol. et de pathol. gén. **2**. 40. 1900.

279. Dieselben, L'influence de l'alimentation sur le rétablissement des fonctions du coeur. Rev. méd. de la Suisse romande 1901.

280. Purkinjé, Mikroskopisch-neurologische Beobachtungen. Arch. f. Anat., Physiol. u. wissenschaftl. Med. von Joh. Müller 1845. 281.

281. Rihl, J., Analyse von fünf Fällen von Überleitungsstörungen. Zeitschr. f. exp. Pathol. u. Therap. **2**. 83. 1905—06.

282. Derselbe, Experimentelle Untersuchungen über den Ausdruck des Flimmerns der Vorhöfe im Venenpulse. Zeitschr. f. exp. Pathol. u. Therap. **8**. 1. 1910.

283. Derselbe, Hochgradige Vorhoftachysystolien mit Überleitungsstörungen und elektiver Vaguswirkung. Zeitschr. f. exp. Pathol. u. Therap. **9**. 277. 1911.

284. Derselbe, Über anfallsweise auftretende regelmässige Kammertachysystolie in Fällen von Irregularis perpetuus. Zeitschr. f. exp. Pathol. u. Therap. **12**. 1. 1913.

285. Derselbe, Über rhythmische Kammerbradysystolie bei Vorhofflimmern. Zeitschr. f. exp. Pathol. u. Therap. **13**. 461. 1913.

286. Robinson, G. C., The influence of the Vagus Nerves on the faradized auricles in the dog's heart. Journ. exp. Med. **17**. 429. 1913.

287. Derselbe and J. F. Bredeck, Ventricular fibrillation in man with cardiac recovery. Arch. of internat. Med. **20**. 725. 1917.

288. Rothberger, C. J., Neue Theorien über Flimmern und Flattern. Klin. Wochenschr. **1**. 82. 1921. Nr. 2 (Jan.).

289. Derselbe, und H. Winterberg, Vorhofflimmern und Arhythmia perpetua. Wien. klin. Wochenschr. **22**. 839. 1909.

290. Dieselben, Über den Pulsus irregularis perpetuus. (Bemerkungen zu der Mitteilung Herings: „Über das Fehlen der Vorhofszacke (P) in Elektrokardiogramm beim Irregularis perpetuus".) Wien. klin. Wochenschr. **22**. 1792. 1909.

291. Dieselben, Zur Kenntnis des Elektrogrammes der ventrikularen Extrasystolen. Zentralbl. f. Physiol. **24**. 959. 1910.

292. Dieselben, Über das Elektrokardiogramm bei Flimmern der Vorhöfe. Pflügers Arch. **131**. 387. 1910.

293. Dieselben, Über scheinbare Vaguslähmung (bei Muskarin, Physostigmin usw.). Pflügers Arch. **132**. 233. 1910.

294. Dieselben, Über die Beziehungen der Herznerven zur Form des Elektrokardiogramms. Pflügers Arch. **135**. 506. 1910.

295. Dieselben, Über die Beziehungen der Herznerven zur atrioventrikulären Automatie (Nodal rhythm). Pflügers Arch. **135**. 559. 1910.

296. Dieselben, Über die Beziehungen der Herznerven zur automatischen Reizerzeugung und zum plötzlichen Herztode. Pflügers Arch. **141**. 343. 1911.

297. Dieselben, Über die experimentelle Erzeugung extrasystolischer ventrikulärer Tachykardie durch Akzeleransreizung. (Ein Beitrag zur Herzwirkung von Baryum und Calcium.) Pflügers Arch. **142**. 461. 1911.

298. Dieselben, Über die Pathogenese der Flimmerarhythmie. Wien. klin. Wochenschr. **27**. 651. 1914.

299. Dieselben, Über Vorhofflimmern und Vorhofflattern. Pflügers Arch. **160**. 42. 1914.

300. Dieselben, Über die Entstehung und die Ursache des Herzflimmerns. Zentralbl. f. Herz- u. Gefässkrankh. 1914. Jahrg. VI. Heft 23 u. 24. S. 453.

301. Dieselben, Das Flimmern der Herzkammern. Weiterer Beitrag zur Pathogenese des Flimmerns. Zeitschr. f. d. ges. exp. Med. **4**. 407. 1916.

302. Dieselben, Experimentelle Beiträge zur Kenntnis der Reizleitungsstörungen in den Kammern des Säugetierherzens. Zeitschr. f. d. ges. exp. Med. **5**. 264. 1917.

303. Samojloff, A., Die Vagus- und Muskarinwirkung auf die Stromkurve des Froschherzens. Pflügers Arch. **155**. 471. 1914.

304. Derselbe und M. Steshinky, Über die Vorhoferhebung des Elektrokardiogramms bei Mitralstenose. Münch. med. Wochenschr. **56**. 1942. 1909. Nr. 38.

305. Samuelson, B., Über den Einfluss der Koronararterien-Verschliessung auf die Herzaktion. Zeitschr. f. klin. Med. **2**. 12. 1881.

306. Sanderson, J. Burdon and F. J. M. Page, On the timerelations of the excitatory process in the ventricle of the heart of the frog. The Journ. of physiol. **2**. 384. 1879—80.

307. Santesson, C. G., Über die Wirkung einiger Chinaalkaloide auf das isolierte Froschherz und auf den Blutdruck des Kaninchens. Arch. f. exp. Pathol. u. Pharmakol. **32**. 321. 1893.

308. Schlomovitz, B. H., Experimental production of ventricular fibrillation by localised warming of cardiac tissue. Americ. Journ. of physiol. **55**. 485. 1921.

309. Schönberg, S., Über Veränderungen im Sinusgebiet des Herzens bei chronischer Arhythmie. Frankf. Zeitschr. f. Pathol. **2**. 153. 1908.

310. Schott, Ed., Zur Frage der Chinidintherapie. Dtsch. Arch. f. klin. Med. **134**. 208. 1920. Heft 3 u. 4.

311. Sée, G., Bochefontaine et Roussy, Arrêt rapide des contractions rhythmiques des ventricules cardiaques sous l'influence de l'occlusion des artères coronaires. Comptes rendus 1881. Jan. 10. 86.

312. Derselbe et E. Gley, Expériences sur les mouvements rhythmiques du coeur. Comptes rendus de l'Académie des sciences 1887. 21 Mars.

313. Seligmann, E., Zur Kreislaufswirkung des Kampfers. Arch. f. exp. Pathol. u. Pharmakol. **52**. 333. 1905.

314. Semerau, M., Die Flimmerarhythmie. Ergebn. d. inn. Med. u. Kinderheilk. **19**. 134. 1921.

315. Singer, R. und H. Winterberg, Chinin als Herz- und Gefässmittel. Wien. Arch. f. inn. Med. **3**. 329. 1922.

316. Stannius, Müllers Arch. 1852. Jahrg. 1. S. 85.

317. Starkenstein, Emil, Die pharmakologische Bewertung der Chinin-Digitalis-Kombination bei Herzkrankheiten. Dtsch. med. Wochenschr. 1922. Jahrg. 48. Nr. 13. 31. März. S. 414 u. 1922. Nr. 14. 7. April S. 448.

318. Stockmann, R., The physiological action of Borneol. A contribution to the pharmakology of the Campher group. The Journ. of physiol. **9**. 65. 1888.

391. Tawara, S, Das Reizleitungssystem des Säugetierherzens. 1906. S. 187.

320. Derselbe, Über die sogenannten abnormalen Sehnenfäden des Herzens. Ein Beitrag zur Pathologie des Reizleitungssystems des Herzens. Zieglers Beitr. **39**. 563. 1906.

321. Derselbe, Anatomisch-histologische Nachprüfung der Schnittführung an den von Prof. H. E. Hering übersandten Hundeherzen. Pflügers Arch. **111**. 300. 1906.

322. Tigerstedt, R., Über die Bedeutung der Vorhöfe für die Rhythmik der Ventrikel des Säugetierherzens. Arch. f. (Anat. u.) Physiol. 1884. S. 497.

323. Derselbe, Über die Ernährung des Säugetierherzens. 2. Abhandlung. Mitteilung aus dem physiologischen Laboratorium in Stockholm. Skandinav. Arch. f. Physiol. **5**. 67. 1894.

324. van Tilburg, J., De Chinidinumbehandeling bij Voorkamersidderen. Nederlandsch Tijdschr. v. Geneesk. 1921. Jaarg. 65. II. Nr. 13. S. 1555.

325. Traube, L., Gesammelte Beiträge I. 383.

326. Trendelenburg, W. und A. E. Cohn, Zur Physiologie des Übergangsbündels am Säugetierherzen. Zentralbl. f. Physiol. **23**. 213. 1909.

327. Turretini, G., Recherches sur les trémulations fibrillaires du coeur. Thèse Genève. J. Studer 1908 (siehe Winterberg: Pflügers Arch. **128**. 514. 1909).

328. Umpfenbach, Inaugural-Dissertation Erfurt 1881.

329. de Vries, H., Arhythmia perpetua. Dissertatie Groningen 1908.

330. Vulpian, A., Note sur les effets de la faradisation directe des Ventricules du coeur chez le chien. Arch. de Physiol. **1**. 975. 1874.

331. Weber, A., Über dauernde Unregelmässigkeit des Pulsschlages. Med. Klinik 1920. Jahrg. 16. S. 485.

332. Weil, A., Beiträge zur klinischen Elektrokardiographie. Dtsch. Arch. f. klin. Med. **119**. 39. 1916.

333. Wenckebach, K. F., Zur Analyse des unregelmässigen Pulses. Zeitschr. f. klin. Med. **36**. 181. 1899.

334. Derselbe, Arhythmie als Ausdruck bestimmter Funktionsstörungen des Herzens. Leipzig 1903.

335. Derselbe, Über die „Stanniussche Ligatur" beim Menschen. Arch. f. (Anat. u.) Physiol. 1906. S. 297.

336. Derselbe, Beiträge zur Kenntnis der menschlichen Herztätigkeit. Arch. f. (Anat. u.) Physiol. 1906. I; 1907. II; 1908. III.

337. Derselbe, The effect of digitalis on the human heart. The British Med. Journ. **2**. 1600. 1910.

338. Derselbe, Die unregelmässige Herztätigkeit und ihre klinische Bedeutung. Verlag von Wilhelm Engelmann. Leipzig und Berlin 1914.

339. Wiechmann. E., Über die Ausscheidung des Chinidins im Harn. Zeitschr. f. d. ges. exp. Med. **7**. 155. 1919.

340. Wiedemann, C., Beiträge zur Lehre von der Herzinnervation. Arch. f. exp. Pathol. u. Pharmakol. **6**. 216. 1877.

341. Wieland, H., Entgiftung durch adsorptive Verdrängung. Ein Beitrag zur Kenntnis der Ermüdung des überlebenden Froschherzens und der Herzwirkung des Kampfers. Arch. f. exp. Pathol. u. Pharmakol. **89**. 47. 1921.

342. Mac William, J. A. On the structure and rhythm of the heart in fishes with especial reference to the heart of the eel. Journ. of physiol. **6**. 192. 1885.

343. Derselbe, Fibrillar contractions of the heart. Journ. of physiol. **8**. 296. 1887.

344. Derselbe, On the rhythm of the mammalian heart. Journ. of physiol. **9**. 167. 1888.

345. Derselbe, The mechanism and control of fibrillation in the mammalian heart. Proceedings of the Royal Society of London 1919. Series B. **90**. (Juli) S. 302.

346. Winterberg, H., Die experimentelle Analyse der Herz- und Gefässmittel. Handbuch der allgemeinen Pathologie, Diagnostik und Therapie der Herz- und Gefässkrankheiten von Nik. von Jagié VIII. Abschnitt.

347. Derselbe, Experimentelle Untersuchungen über die Wirkung des Kampfers auf das Herz und die Gefässe von Säugetieren. Pflügers Arch. **94**. 455. 1903.

348. Derselbe, Über Herzflimmern und seine Beeinflussung durch Kampfer. Zeitschr. f. exp. Pathol. u. Therap. **3**. 182. 1906.

349. Derselbe, Studien über Herzflimmern. I. Mitteilung. Über die Wirkung des N. vagus und accelerans auf das Flimmern des Herzens. Pflügers Arch. **117**. 223. 1907.

350. Derselbe, Studien über Herzflimmern. II. Mitteilung. Über die Beeinflussung des Herzflimmerns durch einige Gifte. Pflügers Arch. **122**. 361. 1908.

351. Derselbe, Studien über Herzflimmern. III. Mitteilung. A. Über das Wesen der postundulatorischen Pause. B. Über den Einfluss des Flimmerns auf die Kontraktilität des Herzmuskels. Pflügers Arch. **128**. 471. 1909.

352. Derselbe, Die Herzwirkung des Chinins bei Störung der Reizleitung und Reizbildung. Wien. klin. Wochenschr. 1920. Nr. 21.

353. **Wisser**, Inaugural-Dissertation. Köln 1920. Zit. nach Schott. Dtsch. Arch. f. klin. Med. **134**.
354. **Withering**, Digitalis. Birmingham 1785.
355. **Wybauw**, R., Sur le point d'origine de la systole cardiaque dans l'oreillette droite. Arch. internat. de physiol. **10**. 78. 1910.
356. **Derselbe**, De l'origine de la systole des oreillettes au niveau de l'embouchure de la veine cave supérieure chez les mammifères. Bull. de la soc. royale des sciences méd. et natur. de Brux **68**. 124. 1910.
357. **Derselbe**, Annales et Bull. de la Société r. des sciences méd. et nat. de Bruxelles 1921. Kongressbl. 1921. Heft 9. S. 482.
358. **Derselbe**, A. **Dumont** et R. **Joos**, L'arythmie complète du coeur (arythmie perpétuelle) et sa disparition sous l'influence du Sulfate de quinidine. La Policlinique 24 Année. 1921. S. 33.

I. Einleitung.

Seit Mitte des vorigen Jahrhunderts interessieren sich die Physiologen lebhaft für die wissenschaftlichen Probleme betreffs der unregelmässigen Tätigkeit einer Herzabteilung, die wir mit dem Namen Flimmern bezeichnen. Dieses Interesse erstreckte sich dann auf einen anderen wissenschaftlichen Kreis, nämlich die Vertreter der inneren Medizin, nachdem Léon Frédéricq 1904 den Nachweis lieferte, dass der Pulsus irregularis perpetue (Winterbergs Flimmerarhythmie) durch Flimmern der Vorhöfe verursacht wird und dies für den Menschen 1909 von Winterberg und Rothberger bestätigt wurde. Da in den letzten Jahren eine Anzahl diesbezüglicher Untersuchungen ausgeführt wurde, wodurch unsere Einsicht in das Wesen und die Ursache des Flimmerns bedeutend erweitert ward, entspreche ich gern der Aufforderung der Schriftleitung dieser Zeitschrift, eine kritische Übersicht über die Physiologie und Pharmakologie des Flimmerns zu schreiben. Dies dürfte auch darum von Belang sein, weil in der letzten Zeit diese Erkrankung in der Klinik mit einem gewissen Grade von Erfolg bekämpft werden kann. Ausserdem lehrten uns die neuerdings gewonnenen Einblicke in das Wesen und die Ursache des Flimmerns den Weg kennen, den wir bei den pharmakologischen Untersuchungen hinsichtlich dieses Problems einschlagen müssen.

Zur näheren Orientierung werden wir damit beginnen, kurz auseinanderzusetzen, was wir unter Flimmern einer Herzabteilung verstehen und welche Erscheinungen demselben nahe verwandt sind. Wir kennen in der Klinik Vorhofflimmern, wobei die Kammertätigkeit völlig unregelmässig ist. Der Grundrhythmus, den die Kammer normalerweise den rhythmischen Impulsen entlehnt, welche vom Keith-Flackschen Knoten ausgesandt werden, fehlt hierbei ganz und gar. Während wir diese unregelmässige Kammertätigkeit leicht durch mechanische Registrierung (Herzspitzenstoss und Pulskurven) erkennen können, geht dies nicht so bequem mit dem Vorhofflimmern selbst. Hierfür ist vielmehr eine Registrierung der Elektrogramme mittels des Saitengalvanometers erforderlich. In den Elektrogrammkurven geht nun bei Vorhofflimmern kein P-Ausschlag jedem Kammerelektrogramm voran. Statt dessen sehen wir hier eine grosse Anzahl Ausschläge, deren Tempo und Amplitüde sehr unregelmässig sind. Somit können wir durch Anwendung des Saitengalvanometers diese Affektion direkt erkennen. Das Registrieren der Phlebogrammkurven ergibt verhältnismässig derart unsichere Resultate, dass wir demselben keine praktische Bedeutung beimessen dürfen. Kammerflimmern ist beim Menschen nur selten festgestellt worden, weil es schnell zum Tode führt. Nur bei sehr kurzer Dauer wird das Leben dadurch nicht direkt bedroht.

Dem Vorhofflimmern nahe verwandt ist das Vorhofflattern. Beim letzteren ist aber die Tätigkeit der Kammer regelmässig. In der Elektrogrammkurve geht beim Vorhofflattern fast stets jedem Kammerelektrogramm nicht ein P-Ausschlag voran, sondern in regelmässigem Tempo mehrere untereinander gleiche Ausschläge. Meistens kommt auf je zwei Vorhofausschläge ein Kammerelektrogramm vor oder auch wohl auf je vier Vorhofausschläge eine Systole der Kammer. Bisweilen folgt aber auch auf jeden Vorhofausschlag eine Systole der Kammer, so dass die letztere in einem stark beschleunigten Tempo pulsiert.

Eine andere verwandte Erkrankung ist die paroxysmale Tachykardie, die in einer anfallsweise auftretenden beschleunigten Herztätigkeit besteht.

Schliesslich ist auch noch ein Zusammenhang mit den gehäuften Extrasystolen und den einfachen Extrasystolen vorhanden, soweit diese im Anfange der reizbaren Periode auftreten. Wir werden den Zusammenhang zwischen diesen verschiedenen Erkrankungen eingehender in einem besonderen Kapitel besprechen.

Ich werde in dieser Übersicht die experimentelle Physiologie hinsichtlich des Flimmerns behandeln und zugleich die pharmakologische Seite des Problems beleuchten. Ausserdem werde ich den Zusammenhang mit der Flimmerarhythmie aus der Klinik darzulegen suchen, wird doch der Wert der Forschungsergebnisse der Physiologie auf einem bestimmten Gebiete um so höher, wenn nicht nur unsere Einsicht in physiologische Probleme erweitert, vertieft und geklärt wird, sondern wenn zugleich dadurch die Abweichungen, welche wir in der Klinik beobachten, besser begriffen und, wenn möglich, besser zur Heilung gebracht werden können.

II. Der Bau und die normale Funktion des Herzens.

Auf fast allen Gebieten der Herzphysiologie werden die fundamentellen Untersuchungen zunächst mit kaltblütigen Tieren angestellt und zwar besonders mit Fröschen. Erst wenn bei diesen neue Resultate gewonnen werden, pflegen die Untersuchungen mit Herzen von Warmblütern fortgesetzt zu werden. Der Grund für dieses Verfahren liegt nahe. Bei den Kaltblütern verlaufen nämlich die im Herzen sich abspielenden Prozesse langsamer; einmal ist die Frequenz des Herzschlages hier geringer und ferner pflanzt sich die Kontraktionswelle beim Herzen der Kaltblüter langsamer fort als bei den Warmblütern.

Ein weiterer Vorteil besteht darin, dass Kaltblüterherzen weiterschlagen, auch wenn sie aus dem Körper herausgenommen werden, so dass auch nach dieser Seite hin keine speziellen Vorrichtungen getroffen werden müssen. Bei den Warmblütern dagegen verlaufen die Herzprozesse viel schneller und tritt nach Blosslegung des Herzens eine Anzahl Störungen auf, die wir infolge der Abkühlung oder Berührung des Herzens nicht leicht übersehen können. Aus allen diesen Gründen ist denn auch für zuverlässige ursprüngliche Untersuchungen das Herz von Kaltblütern (Fröschen) unendlich viel besser geeignet als das von Warmblütern. Auch darum bietet das Experimentieren mit Froschherzen Vorteile, weil wir das Froschherz infolge zahlreicher Untersuchungen am besten kennen.

Beim Froschherzen kennen wir vier hintereinander angeordnete Herzabteilungen, nämlich den Sinus venosus, zwei Vorhöfe, eine Kammer und einen Bulbus arteriosus. Die Führung hat der Sinus venosus, wie wir aus den von Stannius, Gaskell und Engelmann angestellten Untersuchungen wissen. Ersterer legte zwischen dem Sinus venosus und den Vorhöfen eine Ligatur an. Dann standen die Vorhöfe und die Kammer still, während der Sinus venosus weiterklopfte. Es liegt nun auf der Hand, das Stillstehen der Vorhöfe und der Kammer auf den Umstand zurückzuführen, dass die normalen, im Sinus venosus entstehenden Reize nicht die Abschnürungsstelle passieren können; die Abschnürung hätte dann gleichsam als Barrière für die Sinusimpulse gewirkt. Gegen diese Auffassung aber wendete sich Heidenhain. Wenn nämlich die Vorhöfe und die Kammer nach dem Anlegen der ersten Ligatur Stannius' während kürzerer oder längerer Zeit stillgestanden hatten, begannen sie wiederholt wieder regelmässig zu klopfen. Durch diesen Umstand stieg in Heidenhain Zweifel bezüglich der Richtigkeit vorgenannter Erklärung auf und er war eher geneigt, den Stillstand der Vorhöfe und der Kammer einer reizenden Wirkung der Ligatur auf die Vagusfasern zuzuschreiben. Dieser Erklärungsversuch Heidenhains wurde schlagend von Engelmann widerlegt. Letzterer stellte 1903 eine spezielle Untersuchung über die Wirkung der Stanniusligaturen an, bei der er die folgenden Experimente ausführte. Wenn Engelmann die Ligatur zwischen dem Sinus venosus und den Vorhöfen anlegte, so dass kein einziges Stückchen des Sinus venosus noch mit den Vorhöfen verbunden war, dann blieben die Vorhöfe und die Kammer stillstehen. Wenn er aber die Ligatur rings um den Sinus venosus anlegte, dann schlugen die Vorhöfe und die Kammer synchron mit dem Sinus venosus weiter, während dann doch auch die Vagusfasern durch die Ligatur gereizt wurden. Solange nur noch ein Teil des Sinus venosus mit den Vorhöfen verbunden war, genügte dies für das Unterhalten der normalen Herztätigkeit. Ein kleiner Teil des Sinus venosus kann also die Führung nehmen für die Tätigkeit des ganzen Herzens. Engelmann wies nach, dass beim Froschherzen nicht allein der Sinus venosus die Ursprungsstelle für die normalen Herzimpulse ist, sondern dass zu dieser auch die in ihn mündenden Venen gehören. In diesem Komplex entstehen somit die rhythmischen Impulse für das ganze Herz.

In sehr treffender Weise wurde dies auch von Gaskell nachgewiesen. Dieser bekannte englische Herzphysiologe erwärmte den Sinus venosus und sah diesen dann schneller klopfen und ebenfalls in gleich beschleunigtem Tempo die Vorhöfe und die Kammer. Erwärmte er aber einen Teil der Kammer, z. B. die Kammerspitze, dann änderte sich dadurch nicht die Frequenz weder der Kammer noch einer der anderen Herzabteilungen. Wenn Gaskell den Sinus venosus abkühlte, dann begann das ganze Herz langsam zu pulsieren, während Abkühlung der Kammerspitze keinen Einfluss auf die Frequenz der Herzschläge hatte. Durch diese Versuche ist somit wohl der unumstössliche Beweis geliefert, dass die Herztätigkeit durch Impulse unterhalten wird, die im Sinus venosus entstehen. Von dort aus pflanzt sich die Kontraktionswelle über die Vorhöfe fort. Beim Froschherzen verbreitet sich nun die Kontraktionswelle von den Vorhöfen längs dem ganzen Atrio-ventrikularring nach der Kammer. Von einer Fortleitung längs einem Hisschen Bündel, wie wir diese bei den Warmblütern kennen, ist also beim Froschherzen keine Rede. Diese Unterschiede, die bei den Verbindungssystemen zwischen Vorhöfen und Kammer bei Kaltblütern und Warmblütern bestehen, müssen wir berücksichtigen. So kommt denn auch ein totaler Herzblock, wie wir ihn in der Klinik kennen, beim Froschherzen selten vor. Bei meinem grossen Kurvenmaterial beobachtete ich niemals einen Fall hiervon.

Auch was das Entstehen des Flimmerns, der gehäuften Extrasystolie der Kammer und der paroxysmalen Tachykardie anbelangt, müssen wir auf den Bau dieser Verbindungssysteme Rücksicht nehmen. Die Kontraktionswelle wird also beim Froschherzen durch die Kammer von der Basis an nach der Spitze fortgeleitet. Auch in dieser Hinsicht bestehen also merkwürdige Unterschiede gegenüber den Herzen der Warmblüter.

Bei den letzteren sind also die anatomischen und dadurch auch die physiologischen Verhältnisse in mancher Hinsicht anders. Bei ihnen besteht als gesonderte anatomisch getrennte Herzabteilung kein Sinus venosus. Vielmehr ist letzterer beim Säugetierherzen in dem rechten Vorhof enthalten. 1907 beschrieben Keith und Flack als Rest des Sinus venosus im Herzen von Warmblütern einen Muskelknoten von spezifischer Struktur, der in der Furche an der vordersten Grenze der Vena cava superior im rechten Vorhof liegt; in diesem sino-aurikulären Knoten entstehen die normalen Herzreize. Schon vor der anatomischen Entdeckung des sino-aurikulären Knotens hatte Adam festgestellt, dass an dieser Stelle der Ursprung der Herzbewegung zu suchen ist. Er konnte durch Abkühlung dieser Gegend das Schlagtempo des ganzen Herzens verlangsamen. Hering vermochte durch Verschorfung des sino-aurikulären Knotens den Herzrhythmus zu ändern. Danach schlugen die Vorhöfe und die Kammern ungefähr gleichzeitig (atrio-ventrikulärer Rhythmus). Auch Flack gelangte zu demselben Ergebnis. Dagegen kamen Magnus-Alsleben und Jäger wieder zu einer anderen Auffassung. Ersterer exstirpierte den sino-aurikulären Knoten und die beiden Vorhöfe stückweise bei künstlich durchströmten Herzen. Dann blieb der Rhythmus der Herzschläge unverändert. Auf Grund dessen sollte in den supraventrikulären Herzteilen kein Zentrum bestehen, von dem aus die Pulsationen des ganzen Herzens beherrscht werden. Jäger, der bei Katzen- und Hundeherzen den sino-aurikulären Knoten durch Kauterisierung zerstörte, gelangte zu gleichen Ergebnissen. Aus diesen letzteren Untersuchungen kann man folgern, dass bei den Warmblütern der sino-aurikuläre Knoten nicht so wie der Sinus venosus beim Froschherzen, der Erzeugungsort der Reize für die Funktion des ganzen Herzens ist. Nach Exstirpation desselben klopft nämlich das ganze Herz ohne Unterbrechung weiter. Das Säugetierherz verhält sich dann also nicht so wie das Froschherz nach der ersten Stanniusschen Ligatur. Und doch darf man nicht annehmen, dass normalerweise der sino-aurikuläre Knoten nicht die Führung bei der rhythmischen Herztätigkeit haben sollte. Bereits die ersten Untersuchungen Adams weisen mit Sicherheit darauf hin, dass der sino-aurikuläre Knoten beim Warmblüterherzen dieselbe Funktion hat wie der Sinus venosus beim Froschherzen. Diese Auffassung wurde auch durch die Untersuchungen Wybauws gestützt. Letzterer fand mittels des Saitengalvanometers, dass bei dem intakten pulsierenden Säugetierherzen diejenige Stelle des rechten Vorhofes, wo der sino-aurikuläre Knoten liegt, zuerst elektronegativ wurde. Bald darauf wurde diese Untersuchung von Lewis bestätigt. Auch die Untersuchungen Brandenburgs und P. Hoffmanns zeigten dasselbe Resultat. Diese beiden Untersucher registrierten beim überlebenden Säugetierherzen die Elektrogramme und kühlten dann den sino-aurikulären Knoten ab. Ebenso wie in den ursprünglichen Experimenten Adams entstand dann eine Verlangsamung des Herzschlages.

Von dem sino-aurikulären Knoten an verbreitet sich die Kontraktionswelle gleichmässig in allen Richtungen durch die Vorhöfe und erreicht auch den Aschoff-Tawaraschen Knoten (atrio-ventrikulären Knoten), welcher oberhalb der Ventrikelscheidewand gelegen ist. Hier beginnt das Hissche Bündel. Dieses neuro-muskuläre Verbindungsbündel zwischen den Vorhöfen und den Kammern wurde zuerst 1892 von dem englischen Forscher Kent beschrieben und im folgenden Jahre eingehender von His, der zugleich die ersten Experimente mit demselben ausführte. Von His, Humblet, Hering, Erlanger und ebenfalls Cohn und Trendelenburg wurde festgestellt, dass die Reize von den Vorhöfen an längs dem Hisschen Bündel die Kammern erreichen. Wenn diese Forscher das Hissche Bündel abklemmten, abkühlten oder durchschnitten, dann erreichten die Reize die Kammern schwerer oder überhaupt nicht. Nach Durchschneidung entstand eine völlige Dissoziation zwischen der Tätigkeit der Vorhöfe und der Kammern. Man darf indessen aus diesen Experimenten nicht, wie Lewis dies tut, den Beweis erbracht sehen, dass die Reizwelle von den Vorhöfen an längs muskulärem Wege die Kammer erreicht; denn das Hissche Bündel, das aus eigentümlich gebildeten Muskelzellen besteht, wird überall von Nervenelementen begleitet. Es scheint mir daher denn auch, dass unsere gegenwärtige Kenntnis der Herzphysiologie uns noch nicht berechtigt, eine Wahl zwischen der neurogenen und myogenen Theorie der Herztätigkeit zu treffen. Solange wir bei den Herzen der Vertebraten keine zuverlässigeren Data besitzen, ist es eine Sache wissenschaftlicher Vorsicht, nicht „Anhänger" einer der beiden Theorien zu werden.

Das Hissche Bündel spaltet sich in zwei Schenkel, einen rechten und einen linken, deren jeder sich in einer der beiden Kammern weiter verzweigt. Die Kenntnis dieses Reizleitungssystemes verdanken wir Tawara. Schon vor ihm hatte Purkinje ein unter dem Endokardium der Kammer gelegenes Netzwerk von differenzierten Zellen beschrieben. Tawara wies nach, dass jeder der Schenkel des Hisschen Bündels nach vielen Verzweigungen mit diesem subendokardialen Netzwerk verbunden war. Er folgerte hieraus, dass die Reizwelle längs dieser baumartigen Verästelung die verschiedenen Gebiete des Kammermuskels erreiche. Ich erinnere in diesem Zusammenhang an die schön gelungenen Experimente Rothbergers und Winterbergs, die nach Durchschneidung bestimmter Schenkel und Verzweigungen des Hisschen Bündels konstante Veränderungen des Kammerelektrogrammes feststellten.

Die eigentliche Arbeit des Herzens wird von den Kammern verrichtet, und zwar insbesondere wieder von der linken Kammer, deren Wand sehr dick ist. Die Muskelbündel sind an der Oberfläche auf besondere Weise als breite spiralförmige Bänder angeordnet, von denen einige beide Kammern, andere nur eine Kammer umgrenzen. Diese Bänder laufen von der Kammerbasis an nach der Spitze und verschwinden dort in der Tiefe, wo sie in das papilläre System übergehen. Dadurch wird an der Kammerspitze der Ludwigsche Herzwirbel gebildet. Zwischen der äusseren Spiralschicht und dem papillären System befindet sich das zirkuläre Treibwerk. Es ist nun sehr zweckmässig, dass längs dem Hisschen Bündel die Reizwelle ungefähr gleichzeitig die verschiedenen Gebiete des Kammermuskels erreicht, wodurch sie fast gleichzeitig verschiedene Gebiete zur Kontraktion anregt. Da nun jedes Muskelelement des Herzens längere Zeit hindurch in Kontraktion verharrt und dadurch auch refraktär bleibt, stossen bald alle Kontraktionswellen auf refraktäre Muskelgebiete und brechen sich an den letzteren. Daher kann die Kontraktionswelle nicht mehrmals hintereinander das geschlossene Muskelsystem durchlaufen. Dies wird in der Hauptsache durch zwei Umstände verhindert, erstens dadurch, dass die Reizwelle an vielen Stellen den Kammermuskel nahezu synchron erreicht, und zweitens dadurch, dass jedes Muskelgebiet der Kammer während längerer Zeit kontrahiert und also auch refraktär bleibt.

Der Herzmuskel weist somit einen charakteristischen Unterschied gegenüber den Skelettmuskeln auf. Wenn sich nämlich eine Kontraktionswelle über einen Skelettmuskel fortpflanzt, bleibt jeder Teil des zurückgelegten Weges nur während kurzer Zeit in Kontraktion. Dies lässt sich auch aus Elektrogrammen nachweisen. Wenn wir nämlich den Aktionsstrom mittels diphasischer Ableitung mit dem Saitengalvanometer registrieren, entsteht eine Kurve, deren beide Phasen nacheinander zum Ausdruck kommen. Die Negativitätskurven, die an jedem der beiden Pole des Saitengalvanometers manifestiert werden, folgen also aufeinander und fallen sehr wenig zusammen. Dies ist ganz anders beim Herzen. Hier bleibt jedes Muskelelement während langer Zeit in Kontraktion und also auch elektronegativ. Wenn wir nun beim Froschherzen die eine Ableitungselektrode auf die Basis und die andere auf die Kammerspitze stellen, dann passiert die von den Vorhöfen kommende Kontraktionswelle erst die basale und danach die apikale Ableitungselektrode. Die Elektronegativität fängt also an beiden Ableitungspolen nacheinander an und kommt an diesen beiden Polen mit entgegengesetzten Zeichen zum Ausdruck. Aber in dem Augenblicke, wo die Negativität an der apikalen Ableitungselektrode beginnt, dauert die Negativität an der basalen Elektrode noch während langer Zeit an. Daher fallen die beiden entgegengesetzt gerichteten Negativitätskurven zum grossen Teile zusammen und wird das Kammerelektrogramm durch Interferenz dieser beiden Elektronegativitätskurven gebildet. Diese Interferenztheorie stammt von Burdon Sanderson und Page und erhielt in der letzten Zeit durch die von Samojloff, Boruttau, Mines und de Boer angestellten Experimente wieder festere Grundlage. Auf die oben erwähnten Unterschiede allgemein physiologischer Art zwischen dem Herzmuskel und den Skelettmuskeln komme ich näher zurück bei meinen Ausführungen über meine neuen Theorien über das Wesen des Flimmerns und der gehäuften Extrasystolie.

Die Kontraktionswelle pflanzt sich also durch das Herz in derselben Richtung fort wie der Blutstrom. Sie entsteht da, wo das venöse Blut in den rechten Vorhof strömt und pflanzt sich von dort nach denjenigen Herzabteilungen fort, wo die Arterien entspringen. Die Fortpflanzung der Kontraktionswelle in dieser Richtung, nämlich von der venösen Seite nach der arteriellen, ist nicht abhängig von dem in derselben Richtung durch das Herz gehenden Blutstrom. Denn bei dem blutleeren Froschherzen oder dem blutleeren, nach der Methode Langendorffs überlebenden Säugetierherzen pflanzt sich die Kontraktionswelle in derselben Richtung durch das Herz fort.

Es erhebt sich nun die Frage, warum sich die Kontraktionswelle in dieser Richtung fortpflanzt, oder mit anderen Worten, warum die normalen Herzreize, die beim Froschherzen in dem Sinus venosus entstehen, das Tempo

der Herzschläge beherrschen. Wir wissen nämlich, dass auch in den anderen
Herzabteilungen automatisch Reize entstehen können. Nun wurde von Engelmann nachgewiesen, dass diejenige Herzabteilung die Führung hat, welche
im frequentesten Tempo Reize aussenden kann. Wenn er nämlich der Kammer
eines Froschherzens in einem Tempo, welches frequenter war als dasjenige
der Sinusimpulse, künstliche Induktionsreize verabreichte, klopften die Herzabteilungen in umgekehrter Richtung nacheinander, und zwar erst die Kammer,
dann die Vorhöfe und danach der Sinus venosus. Wir können nun also unsere
Frage umformulieren zu der folgenden: Warum ist der Reizrhythmus des
Sinus venosus frequenter als der eigene Rhythmus der Kammer? Es will
mir scheinen, dass diese Unterschiede verursacht werden durch die verschiedene
Dauer des Refraktärstadiums dieser Herzabteilungen. Eine Herzabteilung
wird doch erst dann imstande sein, Reize zu erzeugen, wenn das Refraktärstadium während einer bestimmten Zeit vorbei ist. Wenn also das Refraktärstadium einer Herzabteilung kurz dauert, wird eine solche Herzabteilung
in frequenterem Tempo Reize aussenden können als eine Herzabteilung,
deren Refraktärstadïum lange dauert.

III. Ältere Untersuchungen.

Im Jahre 1850 riefen M. Hoffa und C. Ludwig zuerst Flimmern hervor
und zwar durch intermittierende Reizung des Kaninchenherzens. Sie beschreiben ihre Experimente in folgender Weise: „Die kräftigsten elektrischen
Reize sind nicht imstande, das Herz in allgemeinen Tetanus zu versetzen.
Lässt man auf das Herz irgendeines Tieres Schläge einer Rotationsmaschine
wirken, welche so kräftig sind, dass sie den ganzen Körper selbst, sobald man
nur die Poldrähte an die äussersten entgegengesetzten Enden desselben
anbringt, in Tetanus versetzen, so wird durch dieselben lokal auf das Herz
angewendeten Reize kein Starrkrampf des ganzen Herzens herbeigeführt.
Bei oft wiederholten Versuchen unter allen möglichen Bedingungen, so günstig
man sie zur Erzeugung des Tetanus anwenden konnte, ist es nie gelungen,
mit Hilfe des Rotationsapparates eine dauernde Kontraktion des Herzens
zu veranlassen. Dagegen treten folgende Erscheinungen auf: Wenn eine
sehr kräftige elektrische Wirkung ein recht reizbares Herz trifft, so stellt sich
um die Poldrähte ein beschränkter Tetanus ein, der an einer kleinen blassen
Erhebung kenntlich wird und der namentlich am Fisch- und Froschherzen
sich auf das vortrefflichste zeigt. Ausserhalb dieser dauernd kontrahierten
Stelle gerät das Herz in ausserordentlich rasche, ganz unregelmässige Bewegungen von sehr geringer Intensität. Die Unregelmässigkeit dieser Bewegungen entsteht dadurch, dass die einzelnen anatomischen Elemente sich
aus ihren Beziehungen zueinander lösen und die Gleichzeitigkeit ihrer Kontraktion aufgeben; hierdurch erzeugt sich in Beziehung auf Rhythmus und

Intensität ein Wirrwarr, wie ihn annähernd Fig. 19 veranschaulicht, welche von einem Kaninchenherzen selbst gezeichnet ist. Um einen ungefähren Begriff von der Beschleunigung der Bewegung zu geben, erwähnen wir, dass das hierbeigegebene Kurvenstück, welches 8,34 Sekunden umfasst, 84 Schläge enthält, so dass auf die Minute 604 Herzschläge kommen würden. Jeder, der aber einmal den sonderbaren Anblick eines auf diese Art gereizten Herzens gehabt hat, wird einsehen, dass es unmöglich ist, sich die Bewegung einer Stelle hierbei zu notieren, worauf es doch ankommen würde. Dass die Bewegungen wenig intensiv sind, zeigt sich am besten daraus, dass während derselben sich das Herz ganz auffallend vergrössert und mit Blut füllt. Diese Bewegungen überdauern immer den Reiz, und zwar um so länger, je anhaltender er eingewirkt hatte. In den normalen Herzschlag gehen sie dadurch über, dass mehr und mehr Teile aus ihrer raschen Bewegung in den Zustand der vollständigen Ruhe übertreten; ist dann die Pause allgemein geworden, so entsteht plötzlich, nachdem sie kurze Zeit gedauert hat, eine kräftige allgemeine Herzbewegung, welche den normalen Rhythmus wieder beginnt. . . . Diese räumlich gesonderten Bewegungen im unverletzten Herzen liefern, worauf wir später noch einmal zurückkommen, den deutlichsten Beweis, dass in demselben kein physiologisch gemeinsames Zentralorgan, selbst für beschränkte Stellen erhalten ist, und dass alle gleichzeitigen Bewegungen durch Induktionen eines Teils auf den anderen bewirkt werden. Diese Bewegungen erhalten aber endlich noch dadurch eine weitere Bedeutung, dass dieselben durch Reizung des N. vagus nicht zum Stillstand gebracht werden können, wie wir durch sehr zahlreiche Versuche an Kaninchen nachgewiesen haben, eine Tatsache, die um so mehr die Aufmerksamkeit auf sich zieht, als doch eigentlich die Intensität der bewegenden Kräfte nicht gesteigert ist und die aufs deutlichste zu beweisen scheint, dass der ganze Hergang nicht so aufgefasst werden darf, als ob durch den Rotationsapparat gleichzeitig zwei verschiedene Nervensysteme gereizt würden, welche je nach dem wechselnden Überwiegen bald des einen, bald des anderen entweder Systole oder Diastole hervorriefen."

Eine folgende Mitteilung über Flimmern erschien von der Hand Einbrodts, welcher unter der Leitung Ludwigs arbeitete. Vorgenannter Untersucher erzeugte Wühlen mittels des konstanten Stromes. Einbrodt berichtet, dass während des Flimmerns die verschiedenen Muskelbündel sich nicht mehr gleichzeitig zusammenziehen, sondern dass eins erschlafft ist, während ein anderes benachbartes verkürzt ist.

Vulpian konnte das Flimmern durch Vagusreizung nicht beendigen, ebensowenig durch Massieren oder durch reflektorische Beeinflussung.

Im selben Jahre erschien eine Mitteilung von H. Aubert und Dehn. Aubert hatte schon vorher entdeckt, dass im Kaffee ausser Kaffein noch ein stark wirkender Stoff vorhanden war, wodurch schnell der Herztod eintritt. Er vermutete, dass dies Kali war und fand seine Vermutung dadurch bestätigt, dass die Aschebestandteile von Kaffee dieselbe Wirkung ausübten wie Kali. Die tödliche Wirkung von Kalisalzen war zuerst von Bernard und Grandeau festgestellt worden; bald darauf von Traube für das Kalium nitricum. Aubert und Dehn konstatierten, dass für Fleisch- und Kaffeeextrakt und verschiedene Kalisalze der Kaliumgehalt für deren tödliche Wirkung massgeblich ist. Der plötzliche Herztod nach Kaliumvergiftung wird, wie Aubert und Dehn wahrnahmen, durch Flimmern der Kammern verursacht, dass sie sehr deutlich beschreiben. Auch Guttmann hatte dies schon beobachtet. Die Fortbewegung des Blutes wird durch das Flimmern der Kammern verhindert, wodurch notwendigerweise der Tod folgt. Aubert und Dehn sind der Meinung, dass durch Kalium ein Koordinationszentrum gelähmt wird. „Es kann also nur eine Lähmung des regulierenden Zentralorgans angenommen werden, eine Ataxie und man muss sagen, das Herz geht nach Kali-injektionen durch Unordnung zugrunde; wir haben aber keine nähere Kenntnis von dem Koordinationszentrum des Herzens, welches wohl zu unterscheiden ist von dem sogenannten regulatorischen Zentrum, womit doch eigentlich nur die Hemmungsnerven bezeichnet werden. Ein zweckmässig arbeitendes Herz muss aber ausser einer gewissen Schlagfolge auch eine sehr bestimmte Harmonie der Muskelkontraktionen haben, ein sehr bestimmtes Ineinandergreifen der einzelnen Bündel, wie es z. B. für die Gehbewegungen erforderlich ist. Dieses nervöse Organ des Herzens wird durch Kali alteriert; das Nähere ist uns unbekannt." Der Gedankengang, der später von Kronecker ausgearbeitet und experimentell illustriert wurde, war also von Aubert und Dehn zuerst ausgesprochen worden. 1884 machte nun Kronecker zusammen mit Schmey eine Beobachtung, über die sich viel Streit erhob. Kronecker steckte eine Nadel in die Scheidewand zwischen den beiden Kammern von Hundeherzen in Höhe der untersten Grenze des oberen Drittels derselben. Die Kammern gingen dann direkt in fibrilläre Zuckungen über, bis die Hunde starben. Wenn er dann Stücke von der Kammer abschnitt, dann fuhren diese Teile fort, dieselben fibrillären Zuckungen zu zeigen. Der Kammermuskel fühlte sich während dieses Prozesses immer schlaff an. Während des Flimmerns der Kammern behielten die Vorhöfe ihre normale rhythmische Tätigkeit. Durch Tetanisieren des Vagus konnte er das Kammerflimmern nicht beendigen. Kronecker erklärt das Auftreten des Kammerflimmerns nach dem oben erwähnten Stich im Lichte der neurogenen Theorie der Herztätigkeit. Als Anhänger dieser Theorie, welche die Automatie und die Koordination der Herztätigkeit Ganglienzellen zuschreibt, sucht er die Ursache des Flimmerns in einer gestörten Tätigkeit der Ganglienzellen. Durch den Kroneckerschen Stich soll dann das Zentrum der Koordination der Kammersystolen zerstört werden und so eine Inkoordination: das Flimmern zutage getreten sein. Einer ähnlichen Auffassung huldigten auch

Aubert und Dehn und ebenfalls Neumann. Das Stichexperiment Kroneckers wurde von Gley und Sée bestätigt.

Diese Theorie wurde nun besonders von dem englischen Forscher Mac William bekämpft. Letzterer führte seine Untersuchungen bei verschiedenen Säugetieren aus (Hund, Katze, Maus, Ratte, Kaninchen, Igel und Vögeln). Dabei stellte er eine verschiedene Wirkung von Vagusreizung für die Vorhöfe und die Kammern fest. Während in seinen Experimenten das Kammerflimmern nicht durch Vagusreizung beeinflusst wird, ist das Flattern der Vorhöfe wohl von letzterer zu beeinflussen. (William erhielt nämlich nach faradischer Reizung der Vorhöfe niemals Flimmern, sondern immer Flattern.) William bekämpft die Auffassung von Kronecker und Schmey. Seines Erachtens kann das Flimmern nicht einer Zerstörung eines Koordinationszentrums zugeschrieben werden, da letzteres sich wieder erholt oder doch erholen kann. Es ist bekannt, dass die meisten Herzen sich leicht wieder erholen, ausser Hundeherzen, die sich meistens totflimmern. Ausserdem fand William, dass sich junge Herzen leichter vom Flimmern erholen. Die Kritik Williams ist einleuchtend durch ihre Logik. Denn wenn das Flimmern eine Folge von Zerstörung eines Koordinationszentrums wäre, dann dürfte eine Wiederherstellung nicht auftreten. Da nun eine Zerstörung eines Koordinationszentrums nicht die Ursache des Flimmerns sein kann, legt William sich die Frage vor, ob es vielleicht durch eine vorübergehende Paralyse eines solchen Zentrums verursacht werden könnte. Hierdurch würde das Flimmern, das durch Gifte oder durch elektrische oder mechanische Reizung veranlasst wird, einigermassen erklärt werden können. Doch auch gegen diese Auffassung bestehen unüberkömmliche Schwierigkeiten, wie William mit Recht bemerkt. So soll nach Kronecker das sogenannte Koordinationszentrum im obersten Drittel des Ventrikels liegen. Wenn dies richtig wäre, dann müsste die abgeschnittene Herzspitze niemals koordiniert klopfen. Nun fand William aber, dass die abgeschnittene Herzspitze (das unterste Drittel oder Viertel) von Säugetierherzen gut koordiniert klopft. Ausserdem kann solch eine Herzspitze durch faradische Reizung zum Flimmern angeregt werden. Darauf wurde von Kronecker eine neue Theorie aufgestellt, die im Nachstehenden ausführlicher behandelt werden soll. Erst möge aber noch über die mehr positiven Resultate berichtet werden, zu denen William gelangte. Er stellt drei Kennzeichen der fibrillären Kontraktionen fest, und zwar 1. die Komplexität der Bewegungen, 2. die Persistenz und 3. die Geschwindigkeit. Die Komplexität der fibrillären Kontraktionen entspricht der Komplexität der muskulären Fasern.

Nach Mac William ist für das Entstehen von Flimmern eine gewisse Reizbarkeit erforderlich. So bleibt nach Abkühlung oder Erschöpfung das Flimmern nicht bestehen oder es ist überhaupt nicht unter diesen Umständen hervorzurufen. Wenn die Reizbarkeit erhöht ist, genügt ein geringer Reiz,

z. B. Berührung, um das Flimmern herbeizuführen. Diese erhöhte Reizbarkeit soll nach William durch zeitweiligen Stillstand der Atmung oder durch Sinken des Blutdrucks (Anämie des Herzens) bewirkt werden.

William konnte auch Flimmern durch Injektion von NaBr in die Blutbahn hervorrufen (0,1 g ist ungefähr genügend für einen Igel), ebenso auch durch intravenöse Injektion von Atropin. Das auf die letztere Weise erzeugte Flimmern konnte er durch Pilokarpin beendigen. Wie William sich das Wesen des Flimmerns denkt, möge aus dem folgenden Zitat erhellen: „For apart from the possibility of rapid spontaneous discharges of energy by the muscular fibres, there seems to be another probable cause of continued and rapid movement. The peristaltic contraction travelling along such a structure as that of the ventricular wall must reach adjacent muscle bundles at different points of time and since these bundles are connected with one another by anastomosing branches the contraction would naturally be propagated from one contracting fibre to another over which the contraction wave had already passed. Hence if the fibres are sufficiently excitable and ready to respond to contraction waves reaching them these would evidently be a more or less rapid series of contractions in each muscular bundle in consequence of the successive contraction waves reaching that bundle from different directions along its fibres of anastomosis with other bundles. Hence the movement would tend to go on until the excitability of the muscular tissue had been lowered, so that it failed to respond with a rapid series of contractions." William meint, dass während des Flimmerns die koordinatorischen Apparate nicht zerstört oder paralysiert sind, sondern dass sie zeitweise ausgeschaltet werden. Es will mir scheinen, dass diese letzte Auffassung Williams wohl zu seinen eigenen Experimenten und Bemerkungen bezüglich der abgeschnittenen Herzspitze im Widerspruch steht. Übrigens war also bei William, obwohl etwas vage, schon eine Vorstellung vorhanden, welche durch die moderneren Untersuchungen in der letzten Zeit schärfere Formen angenommen hat.

William hat die Vorhöfe auch faradischer Reizung unterworfen. Merkwürdigerweise erhielt er dabei niemals das unregelmässigere Flimmern, wie die Kammer es zeigte, sondern das mehr regelmässige Flattern. Hierbei bestand nach ihm also keine Inkoordination. Dieser Unterschied mit der beobachteten Erscheinung des Flimmerns der Kammern schreibt William dem einfacheren Bau der Vorhöfe zu. Unter Umständen günstiger Reizbarkeit dauert das Flattern lange fort, auch nach dem Aufhören der faradischen Reizung. Dieses Flattern kann nun durch Vagusreizung aufgehoben werden, was beim Flimmern der Kammern nicht der Fall ist.

Später ist Kronecker auf seine Erklärung betreffs der Ursache und des Wesens des Flimmerns zurückgekommen. Zusammen mit Schmey hat er das sogenannte Koordinationszentrum gereizt, um zu entscheiden, ob es ein Hemmungs- oder ein Bewegungszentrum war. Wenn die Elektroden von etwa 1 cm Spannweite in einen vom Koordinationszentrum entfernt liegenden Teil des Herzens gesteckt wurden, hatten schwache Induktionsreize keinen merkbaren Effekt; durch starke Reize konnte dann Kammerflimmern hervorgerufen werden, das bis zum Tode bestehen blieb. Wurde die Reizelektrode auf das Koordinationszentrum gesetzt, dann genügten viel schwächere Reize das Flimmern herbeizuführen als von weiter entfernten Stellen. Wahrscheinlich mit unter dem Einflusse der Kritik Williams hat Kronecker eine neue Theorie aufgestellt. Er nahm nun an, dass dieses Zentrum nicht direkt, sondern indirekt beeinflusst würde. Durch mechanische Reizung (Einstechen mit einer Nadel an dieser Stelle des Kammermuskels) oder durch elektrische Reizung desselben soll eine Anämie des Herzmuskels entstehen und dadurch das Flimmern auftreten. So hatte ja auch das Unterbinden der Arteriae coronariae cordis Kammerflimmern zur Folge, wie sich aus einer Reihe Experimente gezeigt hatte und zuerst von Erichsen nachgewiesen war. In einem folgenden Kapitel werde ich den Einfluss der Hemmung des Blutkreislaufes durch die Arteriae coronariae cordis auf die Herzkammer näher behandeln, so dass ich mich hier auf diese kurzen Angaben beschränken werde und für weitere Einzelheiten auf das folgende Kapitel (V) verweise. So versuchte Kronecker das Kammerflimmern, das durch verschiedene Eingriffe entsteht (galvanische und faradische Reizung, Abklemmung der Arteriae coronariae cordis, Embolie und Thrombose dieser Arterien, mechanische Reizung, schnellen Temperaturwechsel, Vergiftung mit Kaliumsalzen) als Folge von Anämie der Herzwand zu erklären. In den Experimenten mit Abklemmung der Koronararterien kommt sofort die Anämie leicht zustande. In den anderen Fällen nimmt Kronecker an, dass das oben angedeutete vasokonstriktorische Zentrum der Koronararterien durch direkte Reizung oder längs reflektorischem Wege oder auch durch Vergiftung oder Temperaturwechsel in Wirkung gesetzt wird. Durch die infolgedessen entstandene Anämie der Herzwand wird dann die Koordination der Herzmuskelunterteile aufgehoben. Auf diese Weise sucht Kronecker das auf verschiedene Art entstandene Kammerflimmern unter einen Gesichtspunkt zu bringen. Eine völlig vernichtende Kritik dieser Theorie blieb nicht aus. Es war vor allem Langendorff, der diese Theorie Kroneckers bekämpfte. Zuerst legte Langendorff sich die Frage vor, ob das Flimmern einen muskulären oder ganglionären Ursprung hat. Bei seinen Experimenten mit künstlich durchströmten Säugetierherzen hatte Langendorff wiederholt Flimmern auftreten sehen, wodurch manches Experiment misslang. Es ist nun im voraus zu erwarten, dass die Anhänger der neurogenen Theorie der Herztätigkeit eher geneigt sind, den Sitz der Koordinationsstörung in den Nervenzellen zu suchen. Die Anhänger der myogenen Theorie indessen werden eher den Kammermuskel dafür verantwortlich machen. Anhänger der ersteren Theorie waren Aubert und Dehn und auch Kronecker, wie im vorstehenden schon dargelegt wurde. Doch auch Neumann hatte sich ihnen angeschlossen. Neumann nennt das durch galvanische Reizung hervorgerufene Flimmern eine „Phase in der Vernichtung der normalen Funktion der Ganglienzellen, einen Zustand, in welchem die normale periodische und koordinierte Tätigkeit in einen regellosen Innervationssturm übergeht". Nun wurde Fonrobert von Langendorff angeregt, das Problem aufs neue zu studieren. Fonrobert war auf Grund seiner Untersuchungen bei den Herzen von Kaninchen und Tauben zu der Ansicht gelangt, dass das Flimmern, welches nach elektrischer Reizung auftritt, seinen Ursprung in den Ganglienzellen hat. Er stellte fest, dass die Herzspitze, welche von den meisten Untersuchern wohl als ganglienzellenfrei betrachtet wurde, weder durch galvanische noch durch faradische Reizung zu echtem Flimmern angeregt werden kann. Fonrobert verfuhr bei seinen Experimenten folgendermassen:

1. Das Herz eines eben getöteten Tieres brachte er durch galvanische oder faradische Reizung zum Flimmern. Dann schnitt er die Herzspitze ab (ungefähr in der Mitte der Kammer oder darunter). Die Kammerbasis, die wohl Ganglienzellen enthält, setzte dann das Flimmern fort; die ganglienzellenlose Kammerspitze aber blieb, nachdem sie noch einige Kontraktionen ausgeführt hatte, dann definitiv stillstehen.

2. Die Kammerspitze eines lebend narkotisierten Tieres wurde abgeschnitten und faradisiert. Dann entstand kein Flimmern, sondern ein regelmässiges Pulsieren.

3. Bei dem lebenden warmblütigen Tier wurde die Herzspitze abgeklemmt. Ebenso wie beim Froschherzen (Bernstein) steht diese darauf, nachdem sie einige Kontraktionen ausgeführt hat, still. Galvanische oder faradische Reizung der Kammerspitze bewirkt dann das Auftreten einer Reihe von Kontraktionen, während eine gleiche Reizung des Herzrestes diesen zum Flimmern anregt. Bei Anwendung sehr starker Ströme auf die Kammerspitze war es zweifelhaft, ob Flimmern entstand. In jedem Falle dauerte dieser Zustand niemals länger als der Reiz, wie dies wohl passiert bei dem ganglienzellenhaltigen Herzen.

Da nun Langendorff der Meinung war, dass es wohl etwas gewagt sei, auf Grund dieser Experimente der Kammerspitze die Fähigkeit zum Flimmern abzusprechen, namentlich weil William und Porter zu der entgegengesetzten Ansicht gelangt waren, nahm er selbst diese Untersuchungen wieder aufs neue auf. Es zeigte sich dabei in der Tat, dass die isolierte Kammerspitze warmblütiger Tiere durch faradische Reizung zu echtem Flimmern zu bringen war. Dies ist indessen schwerer zu bewerkstelligen als bei der ganzen Kammer oder der Kammerbasis. Schon einige Minuten nach dem Abschneiden ist die Kammerspitze nicht mehr zum Flimmern zu bringen; dann entstehen durch elektrische Reizung koordinierte Kontraktionen. Dann sind auch für die Kammerspitze viel stärkere Reize erforderlich als für die ganze Kammer, um das Flimmern hervorzurufen. Namentlich betont Langendorff den Umstand, dass die Kammerspitze niemals länger flimmert als die Faradisierung dauert, während die ganze Kammer auch nach dem Aufhören der faradischen Reizung fortfahren kann zu flimmern. Nach Langendorff spricht dies dafür, dass die ganglionären Apparate am Flimmern teilnehmen. Er weist darauf hin, dass auch schon Mac William an die epileptiformen Krämpfe erinnert hat, die auch nach dem Aufhören der faradischen Reizung der Hirnrinde anhielten. Der schlechte Ernährungszustand der Kammerspitze kann nach Langendorff nicht die Ursache des Ausbleibens der Nachwirkung sein. Zwar kann das überlebende Säugetierherz, das durch faradische Reize zum Flimmern veranlasst wurde, durch das Abklemmen der Arteriae coronariae wieder zum normalen Pulsieren gebracht werden; aber dann dauert es immer 8—10 Minuten, ehe das Flimmern endigt. Anfangs, nach dem Hemmen des Kreislaufes, wird das Flimmern stärker; danach nimmt es langsam ab, bis das Herz stillsteht und die postundulatorische Pause anfängt. Dann werden die regelmässigen Herzschläge wieder aufgenommen.

Es gelang Langendorff nie, durch unipolare Reizung Kammerflimmern zu erzeugen und ebensowenig durch kurzdauernde galvanische Ströme oder durch einen einfachen Induktionsreiz.

Dann wendet Langendorff sich gegen die Theorie Kroneckers. Wenn man die Arteriae coronariae cordis unterbindet, stellt sich oft Kammerflimmern ein. Nun gibt es verschiedene Forscher, die glauben, dass das Flimmern in diesen Experimenten keine Folge der Anämie der Herzwand, sondern der unvermeidlichen Herzläsionen ist. Dies meinen wenigstens die beiden italienischen Forscher Fenoglio und Drogoul, Mac William und Tigerstedt. Ihrer Ansicht schliesst sich nun Langendorff an. In den Versuchen, in welchen Kronecker dadurch Herzwühlen hervorrief, dass er die Koronarstämme durch Chloräthyl zum Gefrieren brachte, trat diese Inkoordination nach Langendorffs Ansicht durch das Abkühlen auf; denn Kronecker selbst und Mac William hatten ja gefunden, dass Hundeherzen durch Abkühlung zum Flimmern gebracht werden konnten.

Es war aber vor allem Langendorff, der bewiesen hat, dass Anämie der Herzwand allein nicht genügt, Kammerflimmern hervorzurufen. Während nämlich die früheren Forscher die Anämie immer durch einen Eingriff hervorriefen, der mit Läsion der Herzwand oder mit Abkühlung verbunden war, vermochte Langendorff bei seinen überlebenden Säugerherzen die Anämie der Herzwand dadurch zu erzeugen, dass er einfach die Durchströmung der Koronargefässe aufhob. Es ist nun von Wichtigkeit, dass Langendorff in diesen Experimenten niemals Kammerflimmern als eine Folge der gehemmten Durchströmung der Koronargefässe auftreten sah. Nun ist diese Methode der Blutstromsperrung in den Koronargefässen entschieden wohl die schonendste.

Langendorff konnte sogar ein bestehendes Kammerflimmern zu normalem Klopfen zurückführen durch Sperren der Durchströmung. Er schliesst denn auch mit den folgenden Worten: „Die neuen Versuche von Kronecker haben somit die von mir und anderen vertretene Ansicht, dass einfache Sperrung des Blutzuflusses zum Herzmuskel ihn nicht zum Flimmern bringen müsse, nicht widerlegt. Allerdings gibt es Herzen, die so leicht ins Flimmern geraten, dass die geringfügigsten mechanischen Eingriffe genügen es herbeizuführen, während andere die gröbsten Misshandlungen ohne dauernde, ja auch ohne vorübergehende Schädigung ihrer Koordination ertragen. So kommen Fälle vor, in denen das Herz zu flimmern anfängt, wenn der abgesperrt gewesene Blutstrom, dessen Aufhebung kein Flimmern erzeugt hatte, wieder zugelassen wird. Vielleicht findet sich hier und da auch ein Herz, das auf die Blutsperrung mit Flimmern reagiert. Die Regel ist es aber sicher nicht. In Übereinstimmung mit Mac William gibt Kronecker an, dass dyspnoische oder asphyktische Herzen durch mechanische Reizung leicht ins Flimmern geraten. So genügt nach Mac William zuweilen leichter Fingerdruck, Reibung an den durchschnittenen Rippen usw., um an einem durch Atmungssuspension oder starkes Sinken des Blutdrucks empfindlich gewordenen Herzen Wogen herbeizuführen. Es wäre denkbar, dass auch die Verstopfung der Kranzarterien, ohne selbst Flimmern zu erzeugen, den Eintritt dieses Zustandes auf geringe ungewollte Reizungen hin begünstigte.

Dass die Anämie allein nicht notwendig Wogen zur Folge hat, zeigt auch folgender, von mir im Juni 1895 angestellter Versuch.

Bei einer durch Chloroform und Morphin tief betäubten grossen Katze wird die Arteria coronaria sinistra etwa 1 cm unterhalb ihres Ursprunges angeschnitten. Sie spritzt mehrere Minuten lang heftig, ohne dass das Herz ins Flimmern gerät. Darauf wird die Arterie oberhalb der verletzten Stelle zu isolieren gesucht. Noch bevor ihre Unterbindung möglich wird, fängt das Herz zu wogen an und verharrt in diesem Zustand bis zum Tode. Offenbar hat hier die mechanische Schädigung bei der Präparation zuwege gebracht, was die Anämie nicht zu bewirken imstande war.

Diese Erörterungen mögen genügen, um die Unsicherheit der Grundlage zu kennzeichnen, auf welche Kronecker die eben erwähnte Annahme stützt, dass die mechanische und elektrische Reizung das Herz deshalb zum Flimmern bringe, weil dadurch ein intrakardiales Gefässnervenzentrum erregt werde. Aber angenommen, diese Grundlage sei wirklich so sicher, wie Kronecker behauptet, so liessen sich doch noch gegen diese letztere Hypothese die schwersten Bedenken erheben.

Erstens sieht man nicht selten ein durch Tetanisierung zum Flimmern gebrachtes Herz des lebenden Tieres auch nach dem Ausschneiden längere Zeit weiterflimmern. Dasselbe tut das überlebende Herz, wenn man es tetanisiert und dann den Blutstrom absperrt. Ganz beweisend sind diese Versuche freilich nicht, weil man denken könnte, dass der einmal durch Vasomotorenreizung gegebene Anstoss auch am anämischen Herzen noch fortwirkte, ja vielleicht in seiner Wirkung durch die plötzliche Blutleere verstärkt würde. Dass dieser Einwurf nicht stichhaltig ist, beweist indes die Tatsache, dass auch das ausgeschnittene, fast blutleere Herz durch elektrische Reizung zum andauernden Wogen gebracht werden kann. Ich habe dies oft bei Kaninchenherzen beobachtet, die ausgeschnitten kräftig pulsierten und durch Tetanisierung augenblicklich ins Flimmern verfielen. Ebenso verhält sich das künstlich durch Blutspeisung am Leben erhaltene Katzenherz, wenn man die Durchblutung aufhebt und dann elektrisch reizt. Auch sieht man, wenn das Herz künstlich ernährt wird, während des langwierigen, durch Tetanisierung hervorgebrachten Flimmerns nichts, was auf einen Gefässmuskelkrampf schliessen liesse. Weder erscheint der flimmernde Ventrikel blasser als sonst, noch stellen sich nach Aussage, der ausströmenden Blutmenge, dem Blutstrom merkliche Hindernisse entgegen. Diese letztere Behauptung wird in einer demnächst zu veröffentlichenden Arbeit aus meinem Institut zahlengemäss bewiesen werden. In derselben Arbeit wird der Nachweis geführt werden, dass man durch Reizung gewisser Nerven die Blutgefässe der Herzwand zur Zusammenziehung bringen kann. Während einer solchen Reizung tritt aber niemals auch nur vorübergehend Wogen ein.

Nach diesen Beobachtungen erscheint es nicht zulässig, das durch elektrische Reizung des Herzens hervorgerufene Flimmern durch die Erregung eines im Herzen befindlichen gefässverengernden Zentralapparates zu erklären.“

Diese Folgerung wird auch durch die schönen, von Magnus angestellten Experimente gerechtfertigt. Eine zufällige Beobachtung war für diesen Forscher der Ausgangspunkt einer Reihe von Versuchen. Bei einem Versuche, den Magnus bei einem nach Langendorffscher Methode überlebenden Säugerherzen anstellte, war der Behälter, der die Durchströmungsflüssigkeit enthielt, leergelaufen und wurde danach der Sauerstoff unter hohem Druck durch die Koronargefässe gepresst. Das Herz klopfte danach während einer halben Stunde gut koordiniert weiter. Nun presste Magnus statt Sauerstoff ein indifferentes Gas, und zwar Wasserstoff, durch die Koronargefässe ausgeschnittener Säugetierherzen. Auch dann blieben die Herzen eine halbe Stunde lang regelmässig und koordiniert weiterklopfen. Aus diesen Versuchen geht hervor, dass komplette Anämie der Herzwand nicht zu Flimmern führt, sondern eine Fortdauer der rhythmischen Kontraktionen erlaubt. Zugleich zeigt sich, dass für das Unterhalten der rhythmischen Herztätigkeit das Abführen der gasförmigen Stoffwechselprodukte genügt, ohne dass Sauerstoff zugeführt wird. Wenn Magnus CO_2 durch die Koronargefässe presste, dann entstand Kammerflimmern. Danach konnte er durch Blutdurchströmung wieder den rhythmischen Herzschlag zurückkehren lassen (sogar noch nach 7 Minuten Durchströmen mit CO_2).

Eine wichtige Untersuchung wurde 1906 von Gewin bei Kaninchen, Igeln (Erinaceus europaeus), Fröschen, Schildkröten (Emys orbicularis) und Süsswassermuscheln (Anodonta fluviatilis) ausgeführt. Wenn Gewin das wühlende Herz der Kaltblüter erwärmte, stellte sich Flimmern ein, wie dies bei warmblütigen Tieren vorkommt. Die Temperatur, bei der sich das Flimmern am schönsten zeigt, schwankt um 30° C. Beim unerwärmten Froschherzen sah Gewin nach dem Aufhalten der faradischen Reizung die Kammer niemals nachwühlen. Dies geschah wohl bei dem erwärmten Froschherzen, doch meistens kurze Zeit. Einmal dauerte das Nachwühlen $6^1/_2$ Minuten, ein anderes Mal trat sogar überhaupt keine Restauration ein. Während das Säugerherz durch Kaliumsalze zum Flimmern gebracht werden konnte, zeigte sich, dass das Froschherz selbst durch grosse Mengen KCl nicht zum Wühlen veranlasst werden konnte. — Des weiteren legte Gewin sich die Frage vor, welche Wirkung der elektrische Strom auf das Herz ausübt. Dabei gelangt er zu der Folgerung, dass es die Stromwärme ist, welche das Wühlen herbeiführt. Nach seiner Ansicht soll der gereizte Herzteil durch die Stromwärme eine erhöhte Automatie erlangen, so dass dieser der Ausgangspunkt der Herzaktion wird. Auch beschäftigte Gewin sich mit der Frage, wie es kommt, dass sich die verschiedenen Muskelbündel während des Wühlens nicht gleichzeitig zusammenziehen. Er glaubt, dass die Ursache hierfür in der Verschiedenheit der Reizbarkeit und des Leitungsvermögens in den einzelnen Muskelbündeln zu suchen sein dürfte, während auch noch an die Möglichkeit gedacht werden könnte, dass auch Stromschleifen ihren Einfluss geltend machen. Die Pause, die nach dem Wühlen auftritt, wurde von Gewin zuerst postundulatorische Pause genannt, ein Name, der sich seitdem eingebürgert hat. Der Erklärung der postundulatorischen Pause werde ich im folgenden noch ein besonderes Kapitel widmen.

IV. Besteht Unterschied zwischen Flimmern und Wühlen?

In der Literatur finden wir die nicht koordinierte Herztätigkeit mit verschiedenen Namen belegt wie: Wühlen, Wogen, Flimmern, fibrilläre Zuckungen, Herzdelirium, Fibrillarkontraktion, intervermiform movement, Ondulations, Trémulations fibrillaires, Tremblotements musculaires. Diese Reihe von Namen wird für analoge Erscheinungen gebraucht. Verschiedene Experimentatoren haben die Frage aufgeworfen, ob das Flimmern des Hundeherzens wohl dieselbe Erscheinung als das Wühlen ist, das man beim Herzen anderer Säuger beobachten kann und auch, ob zwischen dem Wühlen der Herzen der Kaltblüter und dem Flimmern der Säugerherzen ein Unterschied besteht. Die Vermutung, dass das Flimmern der Hundeherzen etwas anderes sein dürfte als dasjenige anderer Säugerherzen, stützt sich auf den Umstand, dass sich das Hundeherz nicht von dem Flimmern erholt. Besonders Kronecker und Battelli haben hierauf hingewiesen. Indessen gelang es mehreren Forschern, auch flimmernde Hundeherzen wieder zu rhythmischen Systolen zurückzuführen. Mayer, Mac William, Fischel und Gley bewirkten dies durch Abkühlung des Herzens. Barbèra konnte andererseits nachweisen, dass Erwärmung des Herzens auf 45^0 genügte, das Andauern des Flimmerns der Hundeherzen nach dem Aufhören der faradischen Reizung zu verhindern. Die Ursache dieser Erscheinung soll nach Barbèra in einer Lähmung des von Kronecker genannten Gefässnervenzentrums zu suchen sein. Prévost und Battelli gelang das Beendigen des Flimmerns wieder auf eine ganz andere Weise. Sie konnten das Herzflimmern bei Hunden und Katzen dadurch aufhören lassen und es durch normale Systolen ersetzen, indem sie eine elektrische Entladung von genau abgemessener Stärke auf das Herz einwirken liessen. Dieses Resultat vermochten sie bei jedem Herzflimmern zu erreichen, einerlei, wodurch dieses verursacht wurde, wenigstens, wenn das Flimmern nicht länger als 15 Sekunden bestanden hatte. Im letzteren Falle mussten sie der elektrischen Entladung eine kürzer oder länger dauernde Herzmassage vorangehen lassen, um noch Effekt zu erreichen.

Auch kann das Flimmern von Hundeherzen wieder in eine normalere Herzaktion umgewandelt werden durch das Verabfolgen verschiedener Gifte. Prévost erreichte dies durch Hinzufügen von Hydrobr. coniini zu der Ernährungsflüssigkeit. Gley fand, dass ein tief chloralisierter Hund faradische Reizung der Kammern ebenso gut verträgt wie ein Kaninchen. Er sagt: „S'il est vrai que l'excitation électrique du myocarde agit en paralysant un centre nerveux, on doit en chloralisant profondément l'animal expérimenté, diminuer l'excitabilité de ce centre ou en d'autres termes diminuer l'efficacité de la faradisation".

Auch Barbèra konnte bestätigen, dass ein erwachsenes Hundeherz, welches mit Chloralhydrat (9 ccm einer $40^0/_0$igen Chloralhydratlösung in die Vena jugularis) vergiftet ist, nicht länger flimmerte als der faradische Reiz dauerte. Hering konnte Restauration des Flimmerns durch Zusatz von KCl zur Ernährungsflüssigkeit herbeiführen. Langendorff konnte die zum Flimmern gebrachten Hundeherzen, die nach seiner Methode mit Durchströmung der Koronargefässe überlebten, restaurieren und sie zu rhythmischen Kontraktionen durch Sperren der Durchströmung der Koronargefässe zurückführen.

Es ist auch merkwürdig, dass neugeborene und sehr junge Hunde Herzen besitzen, die sich vom Flimmern erholen können, wie Mac William, Heinricius und Gley nachwiesen. Ausserdem erholt sich zuweilen das Herz eines Kaninchens, das gewöhnlich nur kurze Zeit flimmert, ebensowenig wie das Hundeherz, und zwar dann, wenn oft nacheinander die faradische Reizung angewandt wird. Dies wurde von Gley, Prévost und Barbèra wahrgenommen. Auf Grund der Restaurierung oder Nichtrestaurierung vom Flimmern kann man also nicht auf einen fundamentalen Unterschied zwischen den verschiedenen Säugerherzen schliessen. Gley meint, dass „une différence dans l'intensité ou la facilité de la réaction" vorhanden ist.

Die älteren Forscher waren der Meinung, dass dem Wühlen und Wogen der Herzen der Kaltblüter ein anderer Prozess zugrunde liege als dem Flimmern der Herzen der Warmblüter. Mac William war der Ansicht, dass das Wogen der Herzen der Kaltblüter, der jungen Säuger und Hühnerembryonen einen sehr einfachen Charakter trägt und sich dadurch vom Flimmern der Herzen der ausgewachsenen Säuger unterscheidet. Auch Neumann schloss sich dieser Meinung an. Er fand, dass bei Einwirkung schwächerer galvanischer Ströme auf das Froschherz Schwäche und Beschleunigung der Herzschläge entsteht, dass bei stärkeren Strömen zuerst viel Unregelmässigkeiten, dann unvollkommene Zusammenziehungen, wechselnde Grösse der Pulse, Intermissionen und Gruppenbildung auftreten und dass schliesslich noch stärkere galvanische Ströme Wogen zur Folge haben. „Das bei stärkeren Strömen auftretende Wogen besitzt einen wesentlich anderen Charakter als die betreffende Erscheinung am Säugetierherzen; es erfolgt hauptsächlich in peristaltischen Wellen, welche in der Richtung des Stromes ablaufen. Unverkennbar ist diese Erscheinung dem Kühneschen Phänomen am gewöhnlichen Muskel analog. . . . Die Sukzession dieser Wellen ist oft so regelmässig, dass das Herz schwache, zierliche Pulsationen aufzuzeichnen scheint. Die allerstärksten Ströme bewirken nicht mehr Wogen, sondern diastolischen Stillstand des Herzens, welcher die Öffnung lange überdauert und oft in definitive Lähmung übergeht. In einzelnen Fällen ist der Stillstand systolisch."

Nach Neumann beginnt das Froschherz immer wieder rhythmisch zu pulsieren nach dem Aufhalten der Faradisierung. Auch Fonrobert konnte dies bestätigen. Langendorff vermeldet, dass das Wogen, welches bei starker Abkühlung des Blutes bei künstlicher Durchströmung des Katzenherzens auftritt, den Eindruck macht, anders zu sein als das Flimmern des erwärmten Herzens. „Hier kann das Wogen in eine Art von Peristaltik übergehen, die einerseits an die elektrisch durchströmten Froschherzen, andererseits an die charakteristischen Folgen der Kalivergiftung (Aubert und Dehn) erinnert." So sehen wir, dass alle früheren Beobachter Unterschiede zwischen dem Flimmern der Warmblüterherzen und dem Wühlen der Kaltblüterherzen konstatieren. Mac William ist geneigt anzunehmen, dass diese Unterschiede durch verschiedene Gewebestruktur bedingt werden. Auf Grund der Langendorffschen Beobachtung erachtet Bätke eine andere Erklärung als näherliegend. Da nämlich das stark abgekühlte Herz der Warmblüter eine ähnliche Weise von Wogen zeigt wie das Froschherz, wäre es seines Erachtens denkbar, dass der Unterschied zwischen dem Wogen des Froschherzens und dem Flimmern der normalen Säugerherzen auf der niedrigeren Temperatur beruht. Daher erhebt sich die Frage, ob das Froschherz durch Erwärmung derartig zu verändern ist, dass es durch elektrische Reizung in echtes Flimmern gerät. Auf Vorschlag Langendorffs wurde dies von Bätke untersucht. Letzterer erhielt nun bei Froschherzen, die über 30° auf 32—34° erwärmt waren, nach faradischer Reizung echtes Flimmern. Ferner fand Bätke, dass das Flimmern bei Froschherzen niemals länger dauert als die Reizung, und ausserdem, dass auch die Herzspitze durch elektrische Reizung zum Flimmern zu bringen ist.

Welcher Art ist der Einfluss der Temperaturerhöhung? Dieser Einfluss könnte nach Bätke entweder in der grösseren Kontraktionsgeschwindigkeit oder in einer Erhöhung der Reizbarkeit bestehen.

Bei Emys europaea konnte Bätke ohne Erwärmung typisches Flimmern erzeugen, das völlig demjenigen der Säugerherzen entsprach. Daraus schliesst Bätke folgendes: „Aus diesen vorhergehenden Beobachtungen folgt, dass weder die Strukturverschiedenheit vom Kalt- und Warmblüterherzen, noch die verschiedene Temperatur an sich, noch die vom Wärmegrad abhängige Kontraktionsgeschwindigkeit den Unterschied des Verhaltens bedingt. Da aber einerseits kräftigere und deshalb vermutlich auch erregbarere Herzen leichter zum Flimmern zu bringen sind als weniger erregbare, andererseits durch Erwärmung die Erregbarkeit des Froschherzens gesteigert werden kann, so dürfte wohl der Schluss erlaubt sein, dass für gewöhnlich nur eine zu geringe Erregbarkeit des Herzens beim Frosch das Auftreten von echtem Flimmern verhindert."

Von Interesse ist auch die Wahrnehmung Kroneckers, dass er die Herzen von Murmeltieren während ihres Winterschlafes durch faradische Reizung nicht zum Flimmern bringen konnte, im Sommer dagegen leicht. Lauder Brunton und Cash experimentierten mit erwärmten Froschherzen; jedoch war die Erwärmung nach Gewin nicht hoch genug, um Säugerflimmern hervorzurufen. Auch Gewin studierte den Effekt der faradischen Reizung auf das erwärmte Froschherz. Bei einem schwachen Strom erhielt dieser Forscher eine Beschleunigung des Rhythmus; wenn der Reiz verstärkt wurde, sah er, wie sich Hand in Hand mit der Erhöhung der Temperatur aus dem unregelmässigen langsamen Wühlen des unerwärmten Herzens das regellose schnelle Flimmern entwickelte, wie dies bei den Säugern auftritt. Als Optimumtemperatur, bei welcher das Wühlen ganz dasselbe Gepräge hat wie bei den Warmblütern, fand Gewin 29—32° C. Seines Erachtens ist durch diesen Befund die von vielen Forschern errichtete Scheidewand zwischen dem Wogen der Kaltblüterherzen und dem Flimmern der Warmblüterherzen weggefallen. Auch eine andere Wahrnehmung war für diese Auffassung von Bedeutung. Gewin fand nämlich, im Gegensatz zu Bätke, dass das Flimmern beim erwärmten Froschherzen oft länger dauerte als der faradische Reiz, wenn auch meistens nur kurze Zeit. In einem Falle dauerte das Flimmern $6^1/_2$ Minuten nach Ablauf der faradischen Reize fort. In diesem Falle kehrten die gewöhnlichen rhythmischen Pulsationen erst nach Massage des Herzens zurück. Das unerwärmte Froschherz aber wühlt nach Gewin niemals nach Ablauf der Reizung. Dies steht aber nicht im Einklange mit meiner Erfahrung, und auch Haberlandt sah beim unerwärmten Froschherzen nach dem Aufhören der faradischen Reizung das Kammerwühlen fortdauern. Ich rief Kammerwühlen bei entbluteten (unerwärmten) Froschherzen durch einen gleich nach Ablauf des Refraktärstadiums applizierten Reiz hervor. Während eines bestimmten Zeitraumes nach dem Verbluten konnte ich dann durch einen Induktionsreiz Kammerwühlen herbeiführen. Hier dauerte also das Wühlen nach einem Reize an. Auf diese Weise konnte ich bei vielen Hunderten Froschherzen Kammerwühlen erzeugen. Auch vermochte ich dieses durch indirekte Reizung von den Vorhöfen aus zum Vorschein zu rufen. Es entstand, wenn nach einer herbeigeführten Extrasystole der Vorhöfe die Erregung die Kammer direkt nach Ablauf des Refraktärstadiums erreichte, und wurde hier also durch eine Erregung hervorgerufen. Ich verfüge nun bereits über zehn Beobachtungen, in welchen die Kammer des Froschherzens auf eine der oben beschriebenen Weisen zum Wühlen gebracht wurde und einige Stunden lang weiterwühlte, bis sie erschöpft war. Es ist also wohl sicher, dass das unerwärmte Froschherz nach dem Aufhören des Reizes weiterwühlen kann, und zwar selbst sehr lange Zeit. Dass das Kammerwühlen der Kaltblüterherzen und das Flimmern bei den Warmblüterherzen identische Erscheinungen sind, geht auch aus den Elektrogrammen hervor. Letztere wurden von mir bei der flimmernden Kammer von Froschherzen registriert. Es zeigte sich nun, dass die erzielten Kurven keine prinzipiellen Unterschiede mit denen der flimmernden Kammern von Warmblütern zeigten. In beiden Fällen weisen die Kurven untereinander ungleiche Ausschläge in einem unregelmässigen Tempo auf. Nur die Frequenz der Ausschläge war geringer. Hiermit ist der Unterschied im Verhalten zwischen Warm- und Kaltblütern auf einen Temperaturfaktor zurückgebracht, so dass von einem prinzipiellen Unterschied zwischen Wühlen und Flimmern keine Rede mehr ist.

V. Die Folgen der Sperrung der Kranzarterien für das Auftreten von Kammerflimmern.

Bis heute haben sich die Forscher damit beschäftigt, die Folgen des Anlegens einer Ligatur um Äste der Koronararterien oder eines anderweitigen Abschliessens der Herzblutgefässe zu studieren. Als erste Folge trat Stillstand der Kammern ein und kurze Zeit später Flimmern. Dieser von verschiedenen Experimentatoren beobachtete initiale Stillstand wird wahrscheinlich wohl scheinbar gewesen sein, wie übrigens auch Hering meint. In Wirklichkeit werden die Kammern während dieses scheinbaren Stillstandes wohl geflimmert haben. Nun glaubte ein Teil der Forscher, dass das Flimmern eine Folge von Anämie des Kammermuskels oder eines Teiles desselben sei, während andere das Flimmern auf Nebenverwundungen, die bei der Operation unvermeidlich sind, zurückführten.

Schon im Jahre 1698 wurde von Chirac bei einem Hunde eine Koronararterie unterbunden, worauf bald der Herzschlag aufhörte. Wahrscheinlich unter dem Einflusse der Ansicht Marshall Halls, dass eine Unterbrechung der Koronarzirkulation den sofortigen Tod verursache, begann Erichsen 1842 seine Experimente. Das erste derselben beschreibt er folgendermassen: „A moderately large dog, about two years of age, was pithed; artificial respiration was then set up by an assistant, the thorax opened, and the heart exposed as rapidly as possible. It was acting forcibly and pretty regularly from 90 to 100 beats per minute. Fine silk ligatures were then introduced under the coronary arteries, as close as possible to their origins, by means of one of Liston's small naevus needles (a curved needle with an eye near the point fixed in a handle), as it was found impracticable to tie the vessels in the usual way, whilst the heart was acting strongly. The ligatures were then tied, about six minutes after the death of the animal, the heart covered up by means of a portion of the walls of the thorax, that had been removed, and artificial respiration continued. At 12 minutes after the ligature of the vessels (18 after the death of the animal) the heart was beating from 36 to 40 per minute. At 17 minutes it had fallen to 28—30. At 21 minutes the action of the ventricles had ceased with the exception of a slight tremulous motion. The auricles still acted, and continued to do so for some time longer." Wir sehen also, dass Erichsen schon das Kammerflimmern nach dem Unterbinden der Koronararterien beobachtet hatte; auch sah er schon, dass die Vorhöfe während dieses Kammerflimmerns weiterpulsierten. Dieselben Experimente führte er auch bei Kaninchen aus. 1862 schloss Panum die Koronargefässe auf eine andere Weise ab, indem er eine aus Talg, Wachs, Öl und Kienruss bereitete Masse, deren Schmelzpunkt bei 40° C lag, vom Truncus anonymus aus injizierte. Trotz vollkommener Injektion aller sichtbaren Koronargefässe pulsierte das Herz 5 Minuten unverändert weiter; eine Minute später stand der linke Vorhof still, während beide Ventrikel und der rechte Vorhof regelmässig weiterklopften. Anfangs kontrahierten die Ventrikel seltener als der rechte Vorhof; später erholten sich die Ventrikel, und 40 Minuten nach der Injektion führten die Ventrikel 23, die Vorhöfe 3 Kontraktionen per Minute aus. Auch dieses Stadium ging vorbei und 20 Minuten später pulsierten Vorhöfe und Ventrikel in demselben Tempo, nämlich 13 mal per Minute. Erst 75 Minuten nach der Injektion stand der linke Ventrikel still und 90 Minuten danach der rechte. Viele Stunden hindurch führte der rechte

Vorhof dann noch hin und wieder eine Kontraktion aus. Auf Anblasen kontrahierten sich die Ventrikel noch lange Zeit. Diese Experimente sind aber nicht einwandfrei. Bei der Sektion fand man nämlich in den Koronarvenen und dem rechten Vorhof eine grosse Menge Öltropfen, ein Beweis, dass die Injektionsmasse nicht in den Arterien geronnen war. Nur der Kienruss scheint sich an der Arterienwand festgeheftet zu haben. Es ist jedoch nicht zu beurteilen, ob und wie lange diese Masse die Arterien abgeschlossen hat.

1867 stellte von Bezold Untersuchungen mit Kaninchen an. Wenn er bei diesen Tieren die Coronaria magna (die linke Koronararterie) dicht bei ihrem Ursprung abklemmte, dann entstand dadurch keine sofortige Veränderung des Pulsschlages, wenigstens nicht in den meisten Fällen. Wenn eine Veränderung entstand, war dies häufiger eine Abnahme als eine Zunahme des Schlagtempos. Gewöhnlich blieb der Herzschlag während 10—20 Sekunden unverändert und dann trat eine Verlangsamung auf. Dieses langsamere Schlagtempo bestand gewöhnlich erst bei der linken Kammer, während dann die anderen Herzabteilungen doppelt so schnell pulsierten. Die Periode des unregelmässigen Schlagtempos endigte mit Flimmern der linken Kammer; die rechte Kammer und die Vorhöfe pulsierten gewöhnlich normal weiter. Dieses Flimmern wurde bei 9 von den 20 Versuchstieren wahrgenommen. In 7 Fällen kehrte das normale Schlagtempo zurück nach Entfernung der Klemme. Dies geschah auch dann, wenn die Klemme entfernt wurde, während die Kammer schon stillstand. Je höher der Aortadruck nach dem Abschliessen der Koronararterie war, desto schneller stellte sich nach dem Abklemmen der unregelmässige Herzschlag ein. Die Folgen der Herzanämie traten um so sicherer und schneller zutage, je kräftiger die Tiere waren und je höher der Blutdruck in den Arterien war. Von Bezold betrachtet die Ursache dieses Flimmerns „als eine sehr schnell ohne merkliche Zwischenräume getrennte Reizabgleichung vom Zentralorgan zum Herzmuskel, die in benachbarten Abteilungen des Herzens nicht mehr gleichmässig geschieht". In einer folgenden, zusammen mit Breymann ausgeführten Untersuchung fand von Bezold, dass Unterbinden aller Koronarvenen nach 15—20 Minuten Flimmern bewirkt.

Die Untersuchungen Samuelsons (1881) erbrachten zur Hauptsache eine Bestätigung der Befunde von Bezolds. Im Gegensatz zu von Bezold erhielt Samuelson am schnellsten Herzstillstand bei schwachen Tieren. Sogar nach 2 bis 4 Minuten dauerndem Abschliessen der Koronararterien konnte vollkommene Erholung eintreten. Bei längerem Abschluss war der Stillstand definitiv.

Im selben Jahre erschien eine Mitteilung von Sée, Bochefontaine und Roussy. Diese Forscher sahen nach Abschliessen beider Koronararterien binnen einer oder zwei Minuten einen plötzlichen Stillstand der Kammern eintreten, nachdem die regelmässigen Pulsationen vorher in Flimmern übergegangen waren. Dieselbe Folge hatte das Unterbinden der linken Koronararterie oder zwei ihrer Hauptäste. Die Autoren folgern, dass Unterbinden der rechten Koronararterie später Stillstand des Herzens bewirkt als dasjenige der linken. Der Stillstand trat dagegen fast unmittelbar ein, wenn ungefähr 2 ccm Wasser, dem Lykopodium zugesetzt war, in die Koronararterien injiziert wurden. Hieraus schliessen die Autoren, dass das Flimmern keine Folge von Läsion der Herzwand ist.

Sehr bekannt sind die Untersuchungen, welche Cohnheim und Schulthess-Rechberg im Jahre 1881 anstellten. Diese untersuchten u. a. den Einfluss der Grösse des anämisierten Gebietes der Kammer auf die Geschwindigkeit, mit der diese Wirkung zutage tritt. Diese Wirkung studierten sie an den Blutdruckkurven. Fälschlicherweise waren diese Forscher der Ansicht, dass die Arterienäste des Herzens Endarterien seien. Wenn dies so wäre, dann würde in der Tat die Grösse des anämisierten Gebietes durch die Grösse des unterbundenen Arterienastes bedingt. Spalteholz hat festgestellt, dass das Herz sehr reich an arteriellen Anastomosen ist. Trotzdem wird es wohl richtig sein, dass die Grösse des teilweise anämisierten Gebietes durch die Grösse der unterbundenen Arterie bedingt wird. Sie fanden nun, dass das Unterbinden eines der grössten Koronaräste keinen unmittelbaren Einfluss auf die Herztätigkeit hatte. In den ersten 30 bis 40 Sekunden verändert weder die Frequenz noch der Rhythmus des Herzschlages, noch der Blutdruck. Erst gegen Ende der ersten Minute, zuweilen etwas früher oder später, fallen einige Pulse aus. Dann nimmt dieser Ausfall zu; die Herzaktion wird arhythmisch. Aus dieser Unregelmässigkeit ergibt sich eine deutliche Verlangsamung. Dann steht plötzlich das Herz still und fällt die arterielle Blutdruckkurve steil. Dieser Stillstand erfolgt durchschnittlich 105 Sekunden nach dem Unterbinden und ist irreparabel. Nachdem der Stillstand in Diastole 10—20 Sekunden gedauert hat, beginnt die Muskulatur beider Ventrikel äusserst lebhafte, wühlende und mehr flimmernde Bewegungen auszuführen, die 40—50 Sekunden anhalten, während die Vorhöfe weiterklopfen. Dann geht das Flimmern allmählich über und tritt Stillstand ein. Die wühlende Bewegung der Kammern hat keinen Einfluss auf den arteriellen Blutdruck. Der Stillstand und das Wühlen beginnt bei beiden Kammerhälften gleichzeitig und plötzlich. „Und zwar macht es auch dafür keinen Unterschied aus, ob der R. descendens oder circumflexus oder beide oder endlich die Coronaria dextra geschlossen wird; die Art und der Ablauf der Erscheinungen ist, wenn der Eingriff an frischen Herzen geschieht, immer derselbe, nur dass, wie schon hervorgehoben, nach der Ligatur der rechten Kranzarterie es einige Minuten länger dauert, bis der plötzliche Herzstillstand erfolgt.‟

Die Autoren weisen auf die Unterschiede mit den Experimenten von Bezolds und Samuelsons hin, die Wiederherstellung der normalen Funktion erhielten nach dem Entfernen der Ligatur. Dies fanden sie bei ihren eigenen

Experimenten mit Hundeherzen niemals. Bei ihren Hunden wühlte das Herz trotzdem weiter. „Dass aber die von unseren Versuchen unzertrennlichen Manipulationen am Herzen an dem Ausgang Schuld tragen könnten, davon kann vollends keine Rede sein. Ist doch schon mancher erstaunt gewesen, wieviel ein Hundeherz aushält. Auch unsere eigenen Versuche haben uns darüber reichliche Belehrung verschafft. Wir haben — worüber bald mehr — sehr häufig kleine Äste der Kranzarterien, desgleichen kleine und grosse Koronarvenen ligiert, wobei am Herzen nicht weniger manipuliert wurde als bei den Hauptexperimenten, und doch haben wir danach niemals die typische Irregularität und niemals den plötzlichen diastolischen Stillstand mit steilem Kurvenabfall gesehen. Und weiterhin haben wir manchesmal besonders am R. circumflexus lange und mühsam präparieren müssen, um denselben aus dem Fette herauszuschälen, und wenn dann, wie es einige Male passierte, der Stamm verfehlt und statt seiner ein Seitenast desselben unterbunden wurde, so blieb trotz der langdauernden Manipulationen der erwartete Erfolg aus. Dürfte es somit genügend festgestellt sein, dass die geschilderte Folge von Erscheinungen die direkte und ausschliessliche Wirkung des Verschlusses mindestens eines grösseren Kranzarterienzweiges ist, so lässt sich, um dies gleich vorwegzunehmen, des ferneren zeigen, dass der Vagus damit nichts zu tun hat. Wir haben mehrmals die Vagi vor, andere Male auch erst nach der Ligierung des Koronargefässes durchschnitten, ohne dass, abgesehen von den bekannten, beim Hund ja meist unerheblichen Änderungen in der Pulsfrequenz und im Druck, der Verlauf des Versuches irgendwelche Abweichungen, insbesondere auch nicht in zeitlicher Beziehung dargeboten hätte. Sodann haben wir Hunde vor der Unterbindung mit solchen Dosen von Atropin vergiftet, dass die Reizung des Halsvagus keinen Einfluss mehr auf die Herztätigkeit hatte und auch dann verlief alles genau wie beim unvergifteten Tier." Die Autoren sehen in dem Fehlen von sauerstoffhaltigem Blut die Ursache des Stillstandes und des Flimmerns. Sie sind der Meinung, dass sich ein Herzgift bildet, wodurch der Herzmuskel beschädigt wird. Diesem Vorgange sollen die fatalen Erscheinungen zugeschrieben werden müssen. Auch fanden diese Untersucher, ebenso wie von Bezold dies schon bei Kaninchen konstatiert hatte, dass Unterbinden der Herzvenen besser ertragen wird als dasjenige der Koronargefässe. In den ersten 5 bis 10 Minuten danach leidet weder die Frequenz noch der Rhythmus; danach treten aber Unregelmässigkeiten zutage. Von grösserer Bedeutung erachten es die Untersucher, zu verfolgen, ob mit der Verkleinerung des blutleer gemachten Gebietes die Zeit bis zum Herzstillstand einigermassen proportional zunimmt. Aus ihren Experimenten, in welchen sie Arterienäste von verschiedener Grösse unterbanden, geht denn auch hervor, dass, je kleiner das anämisch gemachte Gebiet ist, desto längere Zeit bis zum Eintritt der deletären Wirkungen auf das Herz verläuft. „Hatte sich vorher ergeben, dass die Vergrösserung des akut anämisierten Bezirkes über einen gewissen Umfang hinaus den Eintritt des Herzstillstandes nicht mehr beschleunigt, so sehen wir jetzt, dass die Verkleinerung desselben unter eine gewisse Grösse den Erfolg des Eingriffs überhaupt unsicher macht, ihn selbst völlig ausschliesst. Innerhalb dieser Grenzen nach oben und unten aber scheint in der Tat die Geschwindigkeit des Eintritts der Wirkung in gleichem Verhältnis mit der Grösse des seiner arteriellen Zufuhr beraubten Bezirkes zu wachsen. . . . Haben wir hiernach durch diese Versuche unsere Annahme auch nicht wesentlich zu stützen vermocht, so sind sie doch erst recht nicht dazu angetan, die Wahrscheinlichkeit derselben zu verringern. Vielmehr scheint uns alles wohlerwogen, die von uns aufgestellte Hypothese in Wirklichkeit mit den Tatsachen am besten in Einklang zu stehen, eine Hypothese, der zufolge unter dem Einflusse der Herzkontraktionen im Stoffwechsel des Herzmuskels kontinuierlich eine oder mehrere Substanzen produziert werden, welche für Muskel- und Nerventätigkeit direkt schädlich sind. Für gewöhnlich vermögen die Substanzen diese ihre schädliche Wirkung nicht zu entfalten, weil sie immer unmittelbar nach ihrer Entstehung von dem Blutstrom fortgeführt werden; ist letzterer aber in einem nicht zu kleinen Bezirk unterbrochen, so stauen sich jene Substanzen in diesem so lange an, bis ihre Menge beträchtlich genug geworden ist, um nach einem Stadium der Pulsverlangsamung und Irregularität von wechselnder Dauer eine plötzliche und nicht wieder zu beseitigende totale Lähmung beider Herzventrikel zu bewirken."

Danach wurden auch Experimente bei Kaninchen vorgenommen. Ebenso wie von Bezold und Samuelson bei ihren Versuchen beobachteten, erholten die Kaninchenherzen sich auch in ihren Experimenten vom Flimmern. Ausserdem konnten sie dabei bestätigen, was auch von Bezold schon konstatiert hatte, nämlich dass bei kräftigen, frischen Exemplaren mit hohem Blutdruck nach Ligatur der Koronararterien der plötzliche Herzstillstand eintritt.

Newell Martin und Sedgwick sind auch der Ansicht, dass allgemeine Verwundungen des Herzens nicht das Flimmern verursachen. „Any wound to the proper cardiac substance about the vessels seems more fatal to the organ than anything else. Soon after such an injury it almost invariably exhibits periodic beats for a short time and then the ventricle passes into a state of fibrillar contraction. The wellknown fact, that needles may be thrust into many parts of the heart without essentially influencing its beat for a long time, inclines us to the belief, that the result in the cases to which we refer, is perhaps due to the injury of nerve trunks which may run in the heart near its arteries and which are torn with the muscle, rather than to direct injury of the muscular substance; but we have not yet had an opportunity to examine this point." Das flimmernde Hundeherz haben diese Forscher sich niemals wieder erholen sehen.

Die italienischen Physiologen Fenoglio und Drogoul sind der Meinung, dass die durch die Operation bewirkten Verwundungen die Unregelmässigkeiten verursachen. Nach diesen Untersuchern hat die Anämie der Herzwand keine Schuld an dem Herzstillstand.

Bettelheim konstatiert, dass bald nach dem Unterbinden der linken Koronararterie der Herzschlag langsamer wird, bis der Stillstand erfolgt. Der Druck in der Karotis nimmt ab, derjenige in dem linken Vorhof steigt; das Sinken des arteriellen Druckes ist also eine Folge der Abnahme der Kontraktionskraft der linken Kammer. An dieser Abnahme der Kontraktionskraft beteiligt sich die rechte Kammer nicht; der Druck in der Art. pulmonalis und in der Vena jugularis wies nämlich bis kurze Zeit vor dem Herztod keine erheblichen Veränderungen auf.

Porter machte über diesen Gegenstand einige wichtige Mitteilungen. Er legt den Nebenverwundungen keine grosse Bedeutung bei. „In the course of the investigation fifty arteries were prepared for ligation. In no case did the operation per se produce a serious disturbance of the heart's action. As a rule, no disturbance referable to the operative procedure could be noticed. Exceptionnally a slight irregularity in the force or the frequency of the ventricular stroke was observed, but this alteration was almost invariably transient and to all appearances unimportant. My results are therefore opposed to the conclusion of Fenoglio and Drogoul, who declare, that the alterations in the action of the ventricles following ligation of the coronary arteries are due to the mechanical insults of the operation." Später hat Porter die Koronararterien abgeschlossen, ohne mechanische Verwundung zu verursachen. Er tat dies, indem er ein Glasstäbchen durch die Art. subclavia oder anonyma in die Aorta einführte und so die Öffnung der Koronararterie tamponierte. Er erzielte dann Stillstand der Kammern. Er konnte dann immer wieder das Glasstäbchen zurückziehen und wieder hineinschieben und auf diese Weise den Herzschlag wiederherstellen oder zum Stillstand bringen. Auch sperrte er, ebenso wie Sée, Bochefontaine und Roussy schon früher getan hatten, die Kranzarterien, indem er in die peripher unterbundene Aorta defibriniertes Blut mit Lykopodiumsporen vermischt, einspritzte. Hierauf trat bald ein deutliches Flimmern auf.

Magrath und Kennedy haben auf Anregung Porters das isolierte Katzenherz auf seine Abhängigkeit von der Zirkulation der Kranzarterien untersucht. Sie fanden, dass sogar Flimmern, welches 45 Minuten gedauert hatte, zuweilen wieder in normale Pulsationen übergehen kann. Das Flimmern erfolgt nach Sperrung des Koronarkreislaufes ohne Berührung des Herzens. Hiermit verknüpfen sie die folgende Betrachtung: „Our observations, finally, are also opposed to the idea, that fibrillary contractions are necessarily fatal in the dog. We have more than once witnessed marked and long-continued fibrillations in the cat's heart yield to normal contractions, prolonged for many minutes, and we cannot admit that the heart of the cat is so fundamentally different from the heart of the dog, that a disturbance frequently recovered from in the former should be always irrecoverably fatal in the latter. None of the investigators, who assert that fibrillary contractions are necessarily fatal in the dog has published experiments in which the resuscitation of the dog's heart after fibrillary contractions has been attempted by the only rational plan, namely the re-establishment of the coronary circulation."

Tigerstedt klemmte bei Hundeherzen mittels einer Pinzette die Vorhöfe ab und führte auf diese Weise Anämie der Herzwand herbei. Er sah in keinem der Experimente Herzdelirium auftreten. Daher sucht er die Ursache des Flimmerns nach Unterbindung der Kranzarterien in der gleichzeitigen Läsion der Herzwand. Zu derselben Auffassung gelangte Michaelis.

Von Frey (1891) ging noch weiter und behauptete, dass die Anämie des Herzmuskels eine relativ ungefährliche Erscheinung sei. Später (1894) äusserte von Frey sich in dem Sinne, dass entweder bei der Anämie des abgesperrten Herzteiles etwas hinzukommen müsse, wodurch der Herzstillstand erzeugt wird, oder dass ausser der Grösse auch die Stelle der Schädigung von besonderer Bedeutung sei.

Kronecker brachte den Kreislauf in den Kranzarterien zum Aufhören, ohne das Herz zu verwunden, und zwar durch Gefrierenlassen dieser Arterien mittels Chloräthylbesprühung. Nachdem das Besprühen 6—10 Minuten gedauert hatte, begann das Herz zu flimmern und stand dann endgültig still. Dieselbe Erscheinung beobachtete er nach Einspritzung von Paraffin und Milch in die Kranzarterien. Auf Grund dieser Versuche kommt Kronecker zu der Auffassung, dass das Flimmern durch Anämie der Herzwand, und zwar der nervösen Elemente derselben verursacht wird. In den folgenden Sätzen legt er seinen Standpunkt dar: „Aus meinen Injektionsversuchen geht mit Sicherheit hervor, dass es nicht erst (wie Cohnheim annahm) der Bildung eines Giftes bedarf, welches die Muskelbahnen im Herzen schädigt, sondern dass nervöse Elemente, die nur äusserst kurze Zeit Anämie vertragen (ähnlich dem Gehirn) durch die Embolie fulminant gelähmt werden. Da nun aber auch von den kleinen peripheren Gefässbezirken aus das Flimmern der gesamten Herzkammern fast momentan ausgelöst werden kann, so muss es sich um reflektorische Vorgänge handeln."

Namentlich Langendorff wandte sich gegen die Auffassung Kroneckers. Er glaubt, dass in den Experimenten mit Unterbinden der Kranzarterien das Flimmern durch die Nebenverwundungen verursacht wird. Wenn Kronecker Flimmern der Kammern durch Gefrieren der Stämme der Kranzarterien erhielt, dann war dies nach Langendorff eine Folge der Abkühlung und nicht der Anämie, hatten Kronecker und Mac William doch nachgewiesen, dass durch Abkühlen Flimmern herbeigeführt werden kann. Auch wies Langendorff nach, dass durch Anämie der Herzwand allein das Flimmern

nicht auftrat. Wenn er nämlich nach seiner Methode Säugetierherzen überleben liess, schloss er bei diesen den Koronarkreislauf ab. Dann
entstand kein Kammerflimmern. Diese Methode des Anämisierens
der Herzwand ist wohl die schonendste. Langendorff vermochte
sogar ein bestehendes Kammerflimmern zu beendigen und wieder
zu normalem Pulsieren zurückzuführen, indem er die Durchströmung sperrte. So gelangt er zu der Folgerung, dass Kronecker
das Flimmern in seinen Experimenten durch Nebenverwundungen oder durch
Abkühlen des Herzens herbeigeführt hat. Langendorff weist ferner darauf
hin, dass flimmernde Herzen niemals anämisch aussehen; auch fliesst während
des Flimmerns nicht weniger Blut aus dem Koronarsystem (wenigstens wenn
das Flimmern nicht nach dem Unterbinden eines Astes der Kranzarterie
erzeugt ist), woraus Langendorff schliesst, dass während des Flimmerns
die Kranzarterien nicht verengt sind.

Auch aus den von Magnus angestellten Experimenten kann man folgern,
dass Anämie der Herzwand allein nicht genügt, das Kammerflimmern herbeizuführen. Dieser Forscher liess nämlich ein indifferentes Gas (Wasserstoff) durch die Koronargefässe von — nach Langendorffscher Methode
überlebenden — Herzen strömen. Die Kammern pulsierten dann ungestört weiter. Freilich entstand Flimmern, wenn CO_2 durch die
Koronargefässe gepresst wurde.

In der letzten Zeit hat sich Hering nach einer experimentellen Untersuchung und einem Studium der einschlägigen Literatur gegen die von Langendorff, Tigerstedt und von Frey vertretene Ansicht gewandt, welche die
Nebenverwundungen als Ursache des nach Sperrung der Kranzarterien auftretenden Flimmerns betrachten. Nachdem aber Langendorff nachgewiesen hatte, dass Sperrung des Koronarkreislaufes bei seinen überlebenden
Herzen kein Flimmern bewirkte, konnte Hering schwerlich als Ursache
des Flimmerns die Anämie der Herzwand ansehen. In solch einem Falle,
in welchem die totale Absperrung kein Flimmern hervorrief, erhielt Langendorff wohl Flimmern, wenn er die linke Arteria coronaria abklemmte.

Daher nimmt Hering die lokale Ischämie als auslösendes Moment
oder, wie dies in seiner Terminologie lautet, als auslösenden Koeffizienten an.
Warum eine lokale und nicht eine allgemeine Ischämie der Herzwand Flimmern
erzeugt, davon finden wir in Herings Mitteilung kein Wort. So hat denn
Hering unseren Einblick in diese Vorgänge keineswegs dadurch vertieft,
dass er eine schon längst bekannte Tatsache in Form einer neuen Nomenklatur
wieder vorbringt. Neben der lokalen Ischämie unterscheidet Hering noch die
folgenden auslösenden Koeffizienten: Lokale Vergiftung, Verhinderung der
An- und Abfuhr der Stoffwechselprodukte, wahrscheinlich die Kohlensäure
und schliesslich die heterotope Reizbildung. Als disponierende Koeffizienten
unterscheidet er: die Grösse der Arterie, die Funktion des versorgten Gebietes,

die Narkose, die Blutung, die Nebenverwundungen. Diese Koeffizienten hat Hering aus der Literatur gesammelt. Das Anführen der heterotopen Reizbildung als auslösender Koeffizient erinnert uns daran, dass Hering noch immer ein Anhänger der Theorie von Engelmann-Winterberg ist, welche vom letzteren selbst schon lange aufgegeben wurde.

Da wir, wie sich aus Vorstehendem zeigt, den Zusammenhang zwischen dem Abschliessen einer oder mehrerer Äste der Kranzarterie und dem darauf folgenden Flimmern nicht begreifen, will ich versuchen, diesen Zusammenhang im Lichte der von mir in den letzten Jahren ausgeführten Untersuchungen besser verständlich zu machen. Ich stellte nachstehendes Experiment an. Ich verabfolgte bei dem entbluteten Froschherzen z. B. $\frac{1}{2}$ Stunde nach dem Entbluten, direkt nach Ablauf des Refraktärstadiums der Kammer, dieser letzteren einen Induktionsreiz, wodurch Kammerflimmern entsteht, das längere oder kürzere Zeit dauern kann. Der metabole Zustand des Kammermuskels ist dann hinreichend verschlechtert nach dem Entbluten, sodass die auf den Reiz direkt nach Ablauf des Refraktärstadiums folgende Erregung ruckweise zirkulieren bleibt. Der metabole Zustand der Kammer muss also erst nach dem Entbluten hinlänglich verschlechtert sein, wenn dies Experiment gelingen soll. Es ist nun eigentümlich und für unseren Gegenstand von Bedeutung, dass, wenn z. B. $\frac{1}{2}$ Stunde nach dem Entbluten dieses Experiment gelingt, dieses Experiment z. B. nach je 15 Minuten immer wieder gelingt. Danach, also in diesem Falle 45 Minuten und länger nach dem Entbluten, gelingt das Experiment nicht mehr[1]). Wir ersehen hieraus, dass sich also der metabole Zustand der Kammer eines Froschherzens bis zu einem bestimmten Grade verschlechtern muss, wenn das Experiment gelingen soll. Vor dieser Zeit ist der metabole Zustand zu günstig für das Erzeugen von Kammerflimmern durch einen Induktionsreiz; danach ist derselbe zu schlecht (siehe hierfür auch Seite 80—83). Der Herzmuskel ist also flimmerfähig, wenn sich sein metaboler Zustand bis zu einem bestimmten Grade verschlechtert hat. Dies gilt nun auch für die Säugetierherzen. Wenn nun bei dem (nach Langendorffscher Methode) überlebenden Säugetierherzen der ganze Koronarkreislauf zum Stillstand gebracht wird, dann gestaltet sich der metabole Zustand des Kammermuskels zu ungünstig für das Entstehen von Kammerflimmern, und wird ein bestehendes Flimmern beendigt, in derselben Weise, wie dies durch Chinidin geschieht. In beiden Fällen wird der metabole Zustand des Herzmuskels zu schlecht für das Fortbestehen des Flimmerns. Unterbindet man nun bei dem nach der Langendorffschen Methode überlebenden Herzen einen oder mehrere Äste, dann wird

---

[1]) Diese Zeiten sind für jeden einzelnen Fall immer wieder anders; so konnte das Experiment bei einigen Herzen 10 Minuten nach dem Entbluten, bei anderen $1\frac{1}{2}$ Stunden danach ausgeführt werden. Aber immer dauerte dieser Zustand der Flimmerfähigkeit eine bestimmte Zeit; dann war es nicht mehr ausführbar.

das betreffende Gebiet infolge der Anastomosen nicht ganz anämisch und somit der metabole Zustand desselben weniger verschlechtert, und zwar allmählich soviel, dass es flimmerfähig ist. Wenn dann ein normaler periodischer Impuls dieses Gebiet erreicht, entsteht das Flimmern. Der Zusammenhang zwischen der Verschlechterung des metabolen Zustandes und dem Entstehen des Flimmerns wird weiter unten (Kapit X,) ausführlicher beleuchtet werden. An zweiter Stelle wird das Flimmern dadurch bedingt, dass die Kammern durch die Unterbindung eines Teiles der Kranzarterien in zwei Teile mit verschiedenem Refraktärstadium geteilt werden. Es ist ohne weiteres klar, dass bei allmählicher Verschlechterung des Refraktärstadiums dadurch das Entstehen von fraktionierten Systolen und Flimmern gefördert wird. Das Flimmern entsteht dann nicht, weil in einem bestimmten Gebiete der Kammern der Kreislauf gehemmt wird, wie Hering meint, sondern weil dies in einem willkürlichen Gebiete derselben geschieht.

Namentlich für die Ansicht einiger Physiologen, wie Haberlandt und Hering, sind die von R. H. Kahn angestellten Experimente von grosser Bedeutung. Letzterer unterband den Arterienast, der das Septum des Hundeherzens vaskularisiert. Dann trat meistens kein Herzflimmern auf; oft blieb das Herz einige Zeit nach der Abklemmung plötzlich still stehen; gelegentlich kam es auch nach längerer Zeit zum Flimmern. Es zeigte sich also, dass nach Anämisierung eines grossen Teiles des Reizleitungssystemes weder besonders oft, noch besonders schnell Herzflimmern auftrat. Im Gegenteil entstand auffallend selten Flimmern. Aus diesen Experimenten Kahns geht also nicht hervor, dass das Flimmern nach Unterbinden der Kranzarterien eine Folge von Anämisierung des Reizleitungssystemes ist.

VI. Über den Einfluss von Vagus- und von Acceleransreizung auf das Flimmern.

Von vielen Forschern, die sich mit Untersuchungen über das Flimmern beschäftigten, wurde verfolgt, ob Reizung der Vagi das Flimmern beeinflussen kann. Bei fast keinem einzigen anderen Gegenstand der Herzphysiologie wurden solche einander widersprechende Ergebnisse erzielt, wie gerade hier. Schon die ersten Forscher, Ludwig und Hoffa, die das Flimmern herbeiführten, suchten dies durch Vagusreizung zu beeinflussen, jedoch erhielten sie nur negative Resultate. Einbrodt, der diesem Problem eine eingehende Untersuchung widmete, gelangte wieder zu anderen Resultaten, die er wie folgt wiedergibt: „Jede der genannten Versuchsreihen führte zu dem Ergebnis, dass die Erregung des N. vagus die Wirkungen der unmittelbaren Herzreizung vermindert oder zum Verschwinden bringt resp. in ihr Gegenteil umkehrt. Im einzelnen gestaltete sich die Sache folgendermassen:

a) Bei gleichzeitiger Erregung des N. vagus und des Herzens konnten die Herzschläge nicht vollkommen zum Stillstand gebracht werden, aber die Zahl derselben erhob sich auch nicht bis zu der Höhe, die vor aller Reizung vorhanden war; dementsprechend verhielt sich auch der Blutdruck weder so wie bei der alleinigen Vagusreizung, noch auch derartig, wie bei ausschliessend unmittelbarer Herzreizung; gewöhnlich stand er zwar niedriger wie an dem noch unberührten Herzen, zuweilen aber auch höher. Die Erscheinungen, die man gewahrte, standen mit einem Worte in der Mitte zwischen den beiden Reizungen und ob sie der einen oder anderen Seite mehr genähert waren, hing von dem Verhältnis ab, in dem die beiden Reize zueinander standen.

b) Wurde das Herz nach vorgängiger Erregung des N. vagus gereizt, so wurde der Herzschlag weniger beschleunigt und der Blutdruck weniger herabgedrückt, als dieses sonst durch die Herzreizung zu geschehen pflegte; dass man in dieser Beziehung sich nicht täuschte, ging deutlich aus einzelnen Fällen hervor, in welchen während der Herzreizung der Herzschlag seltener und der Blutdruck höher war als vor der Erregung des N. vagus. Ausser der Stärke der Reize war es für den Erfolg der unmittelbaren Reizung von Belang, wie bald sie nach der des N. vagus geschah. Das Entgegenwirken der Vagus- und der Herzreizung wird auch noch durch die Beobachtung beleuchtet, dass es in den beiden Versuchsreihen a und b möglich war, die Rollen des wie früher geladenen Induktionsstromes sich nähern zu lassen bis auf 30 mm, während ohne gleichzeitige oder vorgängige Reizung des N. vagus schon die Annäherung bis auf 90 mm tödlich war.

c) Das Herzzittern, welches die unmittelbare Herzerregung zurückliess, konnte durch die Vaguserregung wieder zum Stillstand gebracht werden, wobei der Blutdruck rasch und tief sank; nach aufgehobener Reizung auch des N. vagus stieg der Blutdruck gewöhnlich höher wie vor aller Reizung. Auf Grund der soeben mitgeteilten Beobachtungen lässt sich aussprechen:

1. Die Zustände, welche von der unmittelbaren Herzreizung und der Erregung des N. vagus erzeugt werden, stehen mit Rücksicht auf die Bewegung des Herzens in geradem Gegensatze; die durch die Beteiligung beider Erregungen erzeugte Ruhe ist also das Resultat einer inneren ins Gleichgewicht gekommenen Nerventätigkeit. Dessenungeachtet können doch während ihres Bestehens die zuckenden oder die Zuckung auslösenden Teile sich von früheren Anstrengungen erholen. Der erste Teil dieses Satzes, der bekanntlich von Ed. Weber zuerst ausgesprochen wurde, und zwar mit Bezug auf gesteigerte Erregungen des N. vagus und der automatischen Organe in dem Herzen selbst, findet in den mitgeteilten Tatsachen seine Erweiterung auch auf die elektrischen Erregungen der Herzmasse. Der zweite Teil des Satzes, dass nämlich sich in der Vaguspause auch die Störungen wieder ausgleichen, welche durch vorausgegangene Zuckungen in den Motoren des Herzens erzeugt sind (K. Ludwig), wird durch unsere Versuche ausser Zweifel gesetzt. Hiermit

erklärt sich auch die paradoxe Erscheinung, dass zwei Einflüsse, von denen jeder für sich die Herztätigkeit herabsetzt resp. den Blutdruck mindert, gleichzeitig angewendet, den Blutdruck und den mittleren Umfang der Herzzusammenziehung steigern. Denn wenn die rasche Folge der Schläge, welche die unmittelbare Herzreizung für sich allein erzeugt, durch eine Erregung der N. vagi gemässigt wird, so kann in der zuckungsfreien Zeit das Herz die Erregbarkeit wiedergewinnen und somit Schläge ausführen, die (je nach der Länge der Pause) kräftiger sind, als sie vor aller Reizung waren.

2. Die Herzlähmung, welche die Induktionsschläge veranlassen, ist bedingt durch die Veränderungen, welche die durch sie eingeleitete Herzbewegung erzeugt; dieses geht einfach aus der Erfahrung hervor, dass bei bestehender Erregung des N. vagus verhältnismässig starke Induktionsschläge ihre lähmende Kraft verlieren; dieser Satz füllt die Lücke aus, welche im Beweise ausgelassen wurde.

Insofern man annimmt, dass die Erregung des N. vagus nicht unmittelbar die Muskeln beruhigt, sondern erst vermittelst irgendwelcher anderer Organe, z. B. der Ganglien, darf man behaupten, dass auch die Induktionsschläge Bewegungen auslösen durch einen Angriff auf jene Organe, nicht aber durch eine unmittelbare Erregung der Muskeln."

Ebenso fand von Bezold, dass die flimmernden Kammern durch Vagusreizung zum Stillstand und regelmässigen Pulsieren gebracht wurden. Er betrachtete den Vagus nicht nur als einen hemmenden Nerven, sondern schrieb ihm auch eine wiederherstellende und regulierende Wirkung zu.

Auch Laffont, Bayliss und Starling gelangten zu ähnlichen Resultaten.

Dagegen kam Vulpian wieder zu ganz entgegengesetzten Ergebnissen. Dieser Forscher konnte das Flimmern durch Vagusreizung nicht beendigen und ebensowenig durch Massieren oder reflektorische Beeinflussung. Allerdings schrieb er die postundulatorische Pause einer reflektorischen Erregung der kardialen Vagusendigungen zu. In demselben Jahre schloss sich S. Mayer ebenfalls der Auffassung Hoffas und Ludwigs an und leugnete jeden Einfluss der N. vagi auf das Flimmern. Auch Sée, Bochefontaine und Roussy und ebenfalls J. Mac William teilten diese Ansicht.

Zu wieder einer anderen Ansicht gelangt Fischel. Dieser leugnet zwar den Einfluss von Vagusreizung auf das Flimmern beider Kammern; aber bei Flimmern einer Kammer kann dieser Prozess durch den Vagus bis zu einem gewissen Grade gehemmt werden.

Die geringe Übereinstimmung, die bei den verschiedenen Forschern über den Einfluss des Vagus auf das Kammerflimmern besteht, finden wir ebenfalls bezüglich desselben Einflusses auf die flimmernden Vorhöfe. So konstatierte Mac William, der keinen Einfluss des Vagus auf den Flimmerprozess der Kammern festzustellen vermochte, dass durch Reizung der Vagi das Flattern der Vorhöfe beendigt werden konnte. Zu einer gleichen Ansicht gelangte Fischel bei seinen Experimenten. Dieser Forscher sah während der Reizung des Vagus, wie das Flimmern der Vorhöfe deutlichen Systolen Platz machte, die ihrerseits nach Beendigung der Reizung wieder durch Flimmern ersetzt wurden. So erklärt auch Philips: „L'excitation du nerf pneumogastrique peut exercer une action d'inhibition (plus ou moins complète) sur la fibrillation des oreillettes; en même temps disparait l'influence perturbatrice que le délire des oreillettes exerçait sur le rhythme ventriculaire qui redevient régulier. Si l'excitation des pneumogastriques est forte, on observe bien entendu l'arrêt des ventricules . . . le pneumogastrique semble ne pas exercer d'action sur la fibrillation des ventricules." Ganz im Gegensatz zu den vorstehend genannten Autoren sah Knoll als Nachwirkung von Vagusreizung Flimmern der Vorhöfe auftreten. Später fand dieser Forscher auch noch, dass sich unter gleichen Umständen Flattern und Flimmern der Kammern einstellen kann. Niemals aber beobachtete er weder bei den Vorhöfen noch bei den Kammern während der Vagusreizung Flimmern oder Flattern. Etwas Ähnliches wie Knoll konstatierte auch Mac William. Letzterer sah bei Herzen, die er mit verdünntem Ochsenblut durchströmte, durch Vagusreizung Vorhofflimmern auftreten.

Kronecker und Spallitta gelangten wieder zu folgendem Resultat: „Die tetanischen Vagi vermögen die flimmernden Vorhöfe nicht zu beeinflussen, hemmen aber die zuvor pulsierenden Kammern."

Bis zu dem Zeitpunkt, wo Winterberg, erst allein und darauf zusammen mit Rothberger den Einfluss der Herznerven auf das Flimmern der Kammern und Vorhöfe studierte, war somit allein verfolgt worden, inwiefern diese Prozesse durch Vagusreizung beeinflusst werden konnten. Den Einfluss der Acceleransreizung hatte man dabei fast völlig ausser Betracht gelassen. Nur teilte Reid Hunt mit, dass er wiederholt Flimmern der Kammern, aber nie der Vorhöfe entstehen sah nach Reizung des Accelerans beim Hunde und weiter finden wir gelegentlich und überdies nur noch in einer Fussnote diesem Faktor einen Satz gewidmet, und zwar von Hering, der sagt: „Ich beobachtete übrigens auch, dass nach Acceleransreizung das Flimmern der Kammern verstärkt wurde." Bei seiner Untersuchung über den Einfluss des Vagus auf das Vorhofflimmern rief Winterberg das Flimmern der Vorhöfe durch einen entsprechenden, dieselben direkt treffenden Reiz von bestimmter Stärke hervor. Die Dauer des Vorhofflimmerns fällt entweder mit der Dauer der Reizung zusammen oder das Flimmern hält auch nach Aufhören der Reizung noch längere oder kürzere Zeit an. In letzterem Falle ist das „Nachflimmern" des Vorhofes gewöhnlich auf eine durch den unmittelbaren Herzreiz verursachte Miterregung der intramuskulär verlaufenden Vagusfasern zurückzuführen. Reizung des Halsvagus setzt den Schwellenwert des zur Erzeugung des Vorhofflimmerns notwendigen Reizes herab.

Durch fortgesetzte Reizung des peripheren Vagusstumpfes lässt sich auch nach Unterbrechung des auf den Vorhof direkt einwirkenden Reizes die Dauer des Vorhofflimmerns innerhalb weiter Grenzen beliebig verlängern. Das ist auch dann der Fall, wenn der unmittelbare Herzreiz nur sehr kurz eingewirkt hat und entsprechend seiner Stärke an und für sich kein Nachflimmern hervorgerufen hätte. Durch sehr starke Erregung des Hemmungsapparates können die flimmernden Bewegungen vorübergehend abgeschwächt und selbst vollständig aufgehoben werden. Betreffs des Einflusses des N. accelerans fand Winterberg, dass der Accelerans wohl imstande war, die Nachwirkung einer direkten Vorhofreizung zu verkürzen; dagegen wird von ihm kein nachweisbarer Einfluss auf die flimmernden Vorhöfe während deren Reizung ausgeübt.

Bezüglich des Kammerflimmerns stellte Winterberg fest, dass durch Vagusreizung dessen Entstehen erleichtert wird. Dieser Einfluss ist indessen relativ schwach. Hinsichtlich der Acceleranswirkung endlich konstatierte er, dass der Accelerans weder auf das Entstehen, noch auf den Verlauf des Kammerflimmerns einen nachweisbaren Einfluss ausübt.

Für unser Problem sind auch die Untersuchungen Winterbergs über den Einfluss einiger Gifte auf das Herz von Wichtigkeit. Er legt sich die folgenden Fragen vor:

1. Wie verhalten sich die durch eine kurze faradische Reizung zum Flimmern gebrachten Vorhöfe: a) nach Lähmung, b) während einer Erregung des intrakardialen Hemmungsapparates durch entsprechende Gifte?

2. Gibt es Substanzen, die in geeigneter Dosierung ähnlich wie unterschwellige faradische Reize die Vorhöfe bei gleichzeitiger Vagusreizung zum Flimmern bringen?

Merkwürdig sind die Resultate dieser Untersuchung. Winterberg fand, dass durch Gifte, welche die kardialen Hemmungsapparate lähmen, das Nachflimmern nach faradischer Reizung verhindert wird. Dasselbe geschieht nach Vergiftung mit Nikotin, das allein die Leitung in den Hemmungsapparaten unterbricht (in den Synapsen).

Pilokarpin, Nikotin (in kleinen Dosen) und Muskarin reizen die Vagusapparate; Physostigmin erhöht davon die Reizbarkeit. Nach Anwendung dieser Gifte veranlasst faradische Reizung der Vorhöfe anhaltendes Flimmern. Dieses Nachflimmern ist unabhängig von der chronotropen Hemmung. Sogar kann nach Anwendung von Physostigmin auch durch Vagusreizung allein Flimmern der Vorhöfe auftreten und bei Anwendung grösserer Dosen auch ohne Vagusreizung. Durch Atropinisierung wird dieses Flimmern wieder aufgehoben und kann dann übergehen in Vorhofextrasystolie. Ebenso wie Physostigmin wirken auch die Calcium- und Strontiumsalze. Sowohl nach Vagusreizung bei geringen Dosen als nach Anwendung grösserer Dosen tritt Flimmern auf.

Auch die Ventrikel können nach Calciumvergiftung zu flimmern beginnen und dieses Flimmern nach Calciumvergiftung kann durch Atropin nicht aufgehoben werden. Dies deutet darauf hin, dass, wenn der Vagus nicht gereizt wird, die Folge ausschliesslich der chemischen Reizwirkung des Calciums auf das Herz zu verdanken ist.

Im Jahre 1911 haben Rothberger und Winterberg diese schönen Untersuchungen wieder aufgenommen. Sie untersuchten nun die Wirkung kombinierter Vagus-acceleransreizung auf das Herz. Der Anteil, den der Accelerans hieran hatte, konnte dann jedesmal dadurch festgestellt werden, dass bei jedem Experiment erst verfolgt wurde, welchen Effekt alleinige Reizung des Vagus hatte. Sie führten diese Untersuchungen durch kombinierte Vagus-acceleransreizung aus dem Grunde aus, weil sie durch die früheren Erfahrungen Winterbergs gelernt hatten, dass toxische, die Automatie der Ventrikel erhöhende Reize (Strychnin, Physostigmin, Digitalis usw.) oft erst dann zur Äusserung kamen, wenn durch Erregung der Hemmungsnerven die Reizerzeugung an den Orten höherer Automatie unterdrückt wird. Nun war aber von Hering bereits der chronotrope Einfluss der Nn. accelerantes auf die automatisch klopfenden Kammern festgestellt worden. Hering hatte in diesen Experimenten entweder die Vorhöfe weggeschnitten oder das Hissche Bündel durchschnitten.

Auch war von Hering ein Fall beobachtet, in welchem die stillstehenden Kammern infolge Acceleransreizung zu klopfen begannen. Es stand also fest, dass die Nn. accelerantes die Automatie und die Frequenz des eigenen Kammerrhythmus beeinflussen konnten. Nun kann man in den Experimenten Herings noch annehmen, dass hierbei die Zentren der Atrio-ventrikular-verbindung beeinflusst sind. Winterberg und Rothberger erhielten nun durch kombinierte Vagus-acceleransreizung links- oder rechtsseitige atypische Kammerelektrogramme, so dass in diesen Experimenten die weiter kammerwärts gelegenen Zentren sicher beeinflusst wurden. Interessant ist es, dass bei kombinierter Reizung des rechten Accelerans und des rechten Vagus rechtsseitige, bei Reizung des linken Accelerans und des rechten Vagus dagegen linksseitige ventrikuläre Extrasystolen den Vagusstillstand unterbrachen. In dieser Weise erzeugte Extrasystolie sahen diese Forscher in Flimmern übergehen. Zuvor war schon ein Übergang von Extrasystolen zum Flimmern von Hering wahrgenommen worden, während Winterberg als Übergang von Flimmern zum gewöhnlichen Schlagtempo Extrasystolen beobachtete. Aus diesem Grunde und ferner, weil, wie Rothberger und Winterberg glauben, von letzterem die Identität der postundulatorischen und der kompensatorischen Pause nachgewiesen wurde, sollen die extrasystoslische Arhythmie und das Flimmern im Wesen gleich sein. Das Flimmern ist also, wie diese Autoren meinen, die höchste Stufe multipler Reizbildung, eine Meinung, die zuerst von Engelmann und Winterberg geäussert und von Hering, Rihl und Lewis akzeptiert wurde. Die Möglichkeit, durch Reizung der Herznerven Flimmern der Kammern hervorzurufen, hat nach der Meinung von Rothberger und Winterberg deshalb besondere Bedeutung, weil sie die Fälle von plötzlichem Herztod durch Angst und Schreck auch ohne vorhandene Erkrankung des Herzens in ausreichender und symptomatologisch zutreffender Weise erklärt.

Unter gleichzeitiger Registrierung der Differentialelektrogramme nach Clement-Garten und doppelter Suspension der Vorhöfe und der Kammern wurde danach von Rothberger und Winterberg der Einfluss der Herznerven auf die Flimmer- und Flatterbewegungen des Herzens untersucht. Sie fanden, dass durch schwache Acceleransreizung das Flattern nicht beeinflusst wird. Dagegen werden die Flatterbewegungen aber wohl durch stärkere Reize, die freilich klinisch nicht in Frage kommen, verstärkt und nimmt die Anzahl der Oszillationen oft nicht unbeträchtlich, aber doch stets innerhalb enger Grenzen zu, wobei der rechte Accelerans häufig tätiger ist als der linke. Die Anzahl der Kammerschläge wird durch beide Nn. accelerantes erhöht. Nach diesen Untersuchern besteht die Wirkung auf die Vorhöfe aus einer direkten Beschleunigung ihrer Kontraktionen, diejenige auf die Kammern beruht auf einer Verbesserung der Leitung. Die Dauer des Flimmerns und Flatterns der Vorhöfe nimmt durch Acceleransreizung nicht zu, sondern wahrscheinlich ab.

Durch Vagusreizung dagegen nimmt die Anzahl der Kammerschläge infolge einer Hemmung der Leitung ab. Durch zu starke Vagusreize verändert sich das grobschlägige in feinschlägiges Flimmern. Je nach der Stärke des Hemmungsreizes nimmt die Oszillationsfrequenz bis zu den höchsten Graden zu.

Auf Grund der während des Vorhofflimmerns aufgenommenen Differentialelektrogramme haben Rothberger und Winterberg ihre alte Theorie aufgegeben. Sie fanden nämlich während des Vorhofflimmerns oft wechselnde Formen der elektrischen Ausschläge. „Daraus konnte mit Recht gefolgert werden, dass während des Flimmerns verschiedene Reizbildungspunkte tätig sein können. Als wir aber sahen, dass dies nicht immer zutrifft, dass in vielen Experimenten während des Flimmerns kleinere und grössere Strecken des Differentialelektrogramms aus vollständig gleichartigen, rhythmischen Oszillationen bestehen, ja, dass sogar in lange dauernden Flimmeranfällen bei der verschiedensten Oszillationsfrequenz die Gestalt der elektrischen Ausschläge im wesentlichen unverändert bleibt, mussten wir diesen Erklärungsversuch fallen lassen. Mit dem Nachweis, dass das Flimmern auch nur durch kürzere Zeit bestehen bleiben kann, wenn eine einzige Reizbildungsstelle tätig ist, wird aber die prinzipielle Bedeutung, welche der multiplen Reizbildung nach der gegenwärtig fast allgemein akzeptierten Ansicht für die Pathogenese des Flimmerns zukommt, sehr in Frage gestellt." Auch spricht gegen die alte Theorie nach Ansicht der Autoren der Umstand, dass infolge des gleichzeitigen Anwendens von Induktionsreizen an verschiedenen Stellen eine kräftige Systole entsteht. Daher erachten die Autoren es als sehr unwahrscheinlich, dass die multiple Reizbildung als die eigentliche Ursache des Flimmerns anzusehen ist. Rothberger und Winterberg betrachten nun als letzte Ursache des Flimmerns eine starke Verkürzung des Refraktärstadiums, wodurch ein Maximum von Kontraktionen möglich wird. Nach ihrer Auffassung ist das Flimmern dann nichts anderes als eine von einem heterotopen Zentrum aus erzeugte starke Tachykardie. Da die Anzahl der Ausschläge des Differentialelektrogrammes nach Winterberg und Rothberger gleich der Anzahl der Vorhofsystolen ist und in ihren Kurven 3000—3500 Ausschläge per Minute vorkommen, würden die Vorhöfe also während des Flimmerns 3500 mal per Minute koordiniert pulsieren und würden dann 3500 Impulse per Minute von einem heterotopen Zentrum ausgesandt werden. Gegen diese Ansicht wurde von de Boer Stellung genommen. Dass nämlich von sekundären Zentren aus Impulse in solch einer enormen Frequenz ausgesandt werden sollen, scheint ihm nicht in Übereinstimmung mit der physiologischen und klinischen Erfahrung. Auch hält er es nicht für möglich, dass der Vorhofsmuskel sich 3500 mal in der Minute koordiniert zusammenziehen solle. Ausserdem ist diese zweite Theorie Rothbergers und Winterbergs keine Erklärung; sie verschiebt die Schwierigkeit nach einem Zentrum, das imstande sein soll, in gewaltiger Frequenz Reize auszusenden. Während die Theorie von Engelmann und Winterberg eine Zeitlang allgemein akzeptiert wurde, hat die zweite von Rothberger und Winterberg aufgestellte Theorie weder unter den Physiologen, noch unter den Klinikern irgendwelchen Anhang gefunden. Dafür scheint sie denn auch in der Tat gar zu unwahrscheinlich. Die kombinierte Vagus-acceleranswirkung, die von Rothberger und Winterberg bei den Säugern festgestellt wurde, fand Haberlandt beim Frosche wieder. Bei letzterem verlaufen in dem Vagusstamm accelerierende Fasern. Haberlandt fand nun, dass Vagusreizung einen fördernden Einfluss auf das Entstehen von Flimmern ausübt.

Hier mögen noch die Untersuchungen Cushnys erwähnt werden, der fand, dass das Flimmern sowohl durch Vagusreizung beendigt werden oder auch gerade umgekehrt, das Flimmern aus dem normalen Schlagtempo durch Vagusreizung entstehen kann. Eine ähnliche Mitteilung verdanken wir Garrey. Diese beiden Untersucher konstatierten auch, dass das Flimmern der Vorhöfe zuweilen nach Durchschneidung der Vagi auftritt. Letzteres ist nun nicht so befremdend, da ja nach der Ansicht de Boers bei der starken Herzbeschleunigung nach Durchschneidung der Vagi plötzlich ein normaler Impuls die Vorhöfe direkt nach Ablauf des Refraktärstadiums erreichen und Flimmern auslösen kann.

Garrey fand, dass nach Acceleransreizung bisweilen die Kammern aber nie die Vorhöfe zum Flimmern gebracht wurden.

Robinson konnte wieder das Flimmern der Vorhöfe durch Vagusreizung beendigen.

Von Lewis wurde der Einfluss von Vagusreizung auf das Flattern verfolgt. Bald wurde letzteres dadurch beschleunigt (nach Lewis infolge einer Verkürzung des Refraktärstadiums), bald wieder veränderte es sich in Flimmern; ein drittes Mal endlich verschwand das Flattern und machte dem normalen Schlagtempo Platz. Bisweilen auch blieb die Vagusreizung ohne Effekt auf das Flattern.

Korteweg wies nach, dass ausnahmslos die Vorhofreizung derart schwach erfolgen kann, dass sie allein eine mässige Tachykardie mit koordinierten Atriumkontraktionen hervorruft, während sie in Kombination mit Vagusreizung, deutliches Nachflimmern verursacht. Dies wird so erklärt, dass der Reiz für Flimmern in beiden Fällen vorhanden war; im letzteren Falle aber sind diese Reize geschwächt und verlangsamt und daher haben die fibrillären Kontraktionen nun das Terrain zu ihrer Verfügung.

VII. Die postundulatorische Pause.

Wenn das Flimmern einer Herzabteilung endigt, tritt für diese eine Pause ein, ehe das normale Schlagtempo wieder anfängt. Ludwig und Hoffa, welche die ersten waren, die das Flimmern beobachteten, nahmen an, dass der Vagus bei dem Entstehen der postundulatorischen Pause im Spiele war. Vulpian hegte die Meinung, dass diese „temps d'arrêt" reflektorisch durch Reizung des Vagus entstände. Dieser Ansicht schlossen sich die meisten Experimentatoren an. Fonrobert war der erste, welcher auch noch andere Erklärungsmöglichkeiten gab. Nach der Meinung dieses Untersuchers soll die postundulatorische Pause entweder durch eine Hemmungswirkung des Vagus entstehen können oder als ein Analogon der kompensatorischen Pause oder auch als eine Zeit der Ruhe für das Herz betrachtet werden. Gewin war der erste, der durch das Experiment die Ursache der postundulatorischen Pause zu ermitteln suchte._ Ihm verdanken wir auch den Namen postundulatorische Pause, welcher Name seitdem allgemein gebräuchlich ist. Gewin vergiftete zunächst seine Versuchstiere mit Atropin und überzeugte sich dann durch Reizungsversuche, dass die Verbindung zwischen den Vagi und der Kammer zerstört war; danach trat nach experimentell erzeugtem Kammerwühlen immer noch die postundulatorische Pause ein. Um nun dessen sicher zu sein, dass Axonreflexe des Vagus nicht mehr bei dem Entstehen der postundulatorischen Pause im Spiele sein konnten, führte Gewin diese Experimente gerade bei der Schildkröte aus. Bei diesem Tiere verläuft der Nervus coronarius als Endast des Vagus von den Vorhöfen, an der Aussenseite des Herzmuskels nach der Kammer. Wenn Gewin nun das Herz durch Auftröpfeln von $1^0/_0$igem Nikotin vergiftete, so erhielt er durch Reizung des N. coronarius wohl noch Hemmung der Kammer. Hieraus folgerte Gewin, dass der N. coronarius aus postganglionären Fasern besteht. Vergiftete er nun das Schildkrötenherz mit Atropin, dann erzielte er keine Hemmung der Kammer mehr nach Reizung des Nervus coronarius. Aber auch dann folgte dem experimentell erzeugten Kammerflimmern noch eine postundulatorische Pause. Hierdurch war also Gewissheit erlangt worden, dass der Vagus nicht die Ursache dieser Pause war.

Danach stellte Gewin fest, dass die Dauer der Einwirkung des Stromes keinen Einfluss auf die Länge der Pause hat und dass eine Abnahme der Stromstärke Hand in Hand geht mit einer Verkürzung der postundulatorischen Pause. Die Dauer des Wühlens indessen konnte, wie sich zeigte, die Dauer der postundulatorischen Pause nicht beeinflussen und auch nahm die Dauer dieser letzteren Pause nicht zu, wenn lange mit einem Herzen experimentiert war, so dass also die Pause nicht eine Äusserung von Ermüdung des Herzmuskels sein konnte. Ferner zeigte Gewin, dass die postundulatorische Pause um so länger ist, je länger die Herzperiode dauert.

Dann untersuchte Gewin die Reizbarkeit des Kammermuskels nach dem Wühlen und verglich diese mit der Reizbarkeit nach einer gewöhnlichen Kammersystole. Zu diesem Zwecke verwendete er einen Induktionsschlag auf die Kammer eines Schildkrötenherzens, und zwar so schwach, dass gerade noch eine Extrasystole hervorgerufen wurde. Um nun in demselben Dilatationsmoment nach Ablauf des Kammerflimmerns einen gleich starken Induktionsreiz verabfolgen zu können, öffnete er mittels des Hebels, an welchem die Kammer suspendiert war, bei nahezu erreichter Diastole den primären Stromkreis eines Induktionsapparates. Er bestimmte dann den schwächsten Reiz, welcher nach einer gewöhnlichen Kammersystole in diesem Moment der Diastole noch eine Extrasystole erzeugte. Wenn er darauf nach dem Flimmern der Kammer einen gleich starken Reiz in demselben Moment der Diastole wiederholte, entstand keine Extrasystole der Kammer. Gewin schloss hieraus, dass nach Ablauf des Flimmerns die Reizbarkeit der Kammer abgenommen hat. Gewin folgert aus all diesen Versuchen, dass die postundulatorische Pause nicht die Folge von Vagustätigkeit ist, sondern auf Abnahme der Reizbarkeit des Herzmuskels beruht.

Winterberg übt an dem Experiment Gewins, in welchem dieser nachwies, dass nach Ablauf des Flimmerns die Reizbarkeit des Kammermuskels abgenommen hat, eine völlig unrichtige Kritik aus. Winterberg sagt: „Das flimmernde Herz ist nicht wie das normal pulsierende Organ imstande das zuströmende Blut vollständig auszuwerfen und wird infolgedessen mehr oder weniger gebläht. An dem zur selbständigen Auslösung der Extrasystole notwendigen Grade der Erschlaffung wird diese passive Dehnung der Herzwand wenigstens zum Teile mitwirken. Selbst im günstigsten Falle wird deshalb der Extrareiz bei der Anordnung von Gewin in einen mit der normalen Diastole zwar mechanisch identischen, physiologisch jedoch differenten, früheren Zeitpunkt der Pause fallen. Dieser Umstand ist aber bekanntlich für den Reizerfolg mitunter auch dann noch von ausschlaggebender Bedeutung, wenn es sich nur um einen wenige Hundertstel einer Sekunde betragenden Unterschied handelt. Diese nach meinen Erfahrungen kaum zu umgehenden Schwierigkeiten hat Gewin nicht berücksichtigt."

Die Unrichtigkeit dieser Kritik wurde von de Boer nachgewiesen. Dieser lieferte durch folgendes Experiment den Beweis, dass durch die Füllung der Ventrikel der Suspensionshebel steigt. De Boer suspendierte ein Froschherz an der Spitze und liess den Blutkreislauf intakt. Dann kniff er einige Zeit hindurch mit einer Arterienpinzette quer über die Mitte der Vorhöfe, wie dies zuerst von Langendorff getan wurde. Danach pulsierte die Kammer in Lucianischen Gruppen. In Fig. 1 finden wir die Suspensionskurven eines solchen Froschherzens registriert. Zwischen den Kammergruppen sehen wir nun in den Kammerpausen die Grundlinie steigen. Dies wird dadurch verursacht, dass durch die Vorhofsystolen, die während der Pausen weiterpulsieren, die Kammer mit Blut vollgepumpt wird. Hierdurch schwillt die Kammer an und wird der Abstand Kammerspitze—Kammerbasis kleiner. Während der Gruppen sinkt die Grundlinie nach ein paar Systolen wieder bis auf das frühere Niveau. Wir sehen also aus diesem Experiment, dass die Füllung der Kammer mit Blut nicht die Diastole, sondern die Systole der Kammer in den Suspensionskurven nachahmt; es dauert also nun noch länger und die Dilatation muss noch weiter fortschreiten, ehe der Hebel bis auf dasselbe Niveau gesunken ist. Auf Grund dessen müssen wir also die Kritik Winterbergs an den

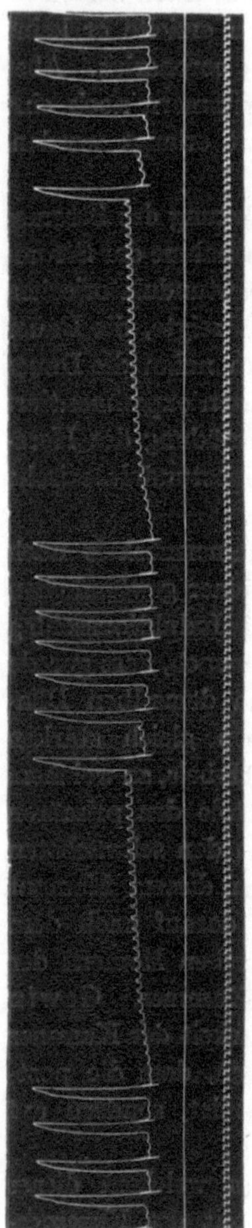

Fig. 1. Suspensionskurven eines Froschherzens in situ, bei welchem der Blutkreislauf intakt gelassen ist. Mit einer Péanschen Pinzette wurde während einiger Zeit mitten über die Vorhöfe gekniffen. Danach pulsierten die Kammern in Lucianischen Gruppen, während die Vorhöfe weiterklopften. Dadurch wurde die Kammer in den Pausen zwischen den Gruppen stark mit Blut gefüllt und nahm sie mehr oder weniger die Kugelform an. Die Entfernung Spitze-Basis nahm infolgedessen ab und gleichzeitig stieg dadurch die Grundlinie zwischen den Gruppen. Während der Gruppen sinkt die Grundlinie wieder. Zeit in Sekunden.

Experimenten Gewins zurückweisen. In dem Experiment Gewins rechtfertigt sogar eine eventuelle Blutfüllung der Kammer seine Schlussfolgerung noch mehr.

Winterberg experimentierte bei Säugetierherzen. Er bestätigte den Befund Gewins, dass nämlich die postundulatorische Pause um so länger dauert, je langsamer das Herz klopft. Auch fand er, wie Gewin, dass die Dauer der postundulatorischen Pause unabhängig ist von der Dauer des Wühlens und der Faradisation. Im Gegensatze zu Gewin konstatierte Winterberg für die Säuger, dass die Stromstärke nicht die Dauer der postundulatorischen Pause beeinflusst.

Für die Vergrösserung der postundulatorischen Systolen, welche häufig vorkommt, gibt Winterberg eine Erklärung, die meiner Ansicht nach ganz unrichtig ist. Er geht bei dieser Erklärung von der unzutreffenden Auffassung Woodworths und Rihls betreffs der Vergrösserung der postkompensatorischen Systole aus. Diese Untersucher meinen, dass die Extrasystole eine die Kontraktilität fördernde Wirkung ausübt. Diese sonderbare Erklärung wurde von de Boer widerlegt. Dieser erzeugte eine Extrasystole der Vorhöfe, der keine verfrühte Kammersystole folgte, so dass für diese letztere Herzabteilung eine verlängerte Pause (Extrapause) entstand. Nach dieser Extrapause der Kammer war dann die postkompensatorische Systole maximal vergrössert. Hier war keine Extrasystole der Kammer vorangegangen und konnte also die Vergrösserung nicht einer positiv inotropen Wirkung einer Extrasystole zugeschrieben werden. Die Vergrösserung war denn auch ausschliesslich eine Folge der unmittelbar vorangehenden verlängerten Extrapause. Die Grösse der postkompensatorischen Systole wird denn auch bestimmt durch die Grösse der Extrasystole und diejenige der kompensatorischen Pause. In einem je früheren Zeitpunkt der Kammerperiode der Extrareiz verabfolgt wird, um so kleiner ist die Extrasystole und desto grösser die kompensatorische Pause und desto stärker wird gleichzeitig die postkompensatorische Systole vergrössert. Entsteht nun keine Extrasystole der Kammer, sondern eine Extrapause (nach einer Extrasystole der Vorhöfe), dann ist die postkompensatorische Systole maximal vergrössert. Es ist also nicht richtig, die Vergrösserung der postkompensatorischen Systole einem kontraktionsfördernden Einfluss der Extrasystole zuzuschreiben, wo diese Vergrösserung auch, und zwar maximal vorhanden ist, wenn gar keine Extrasystole vorhergeht. Indem Winterberg von dieser unrichtigen Vorstellung ausging, gelangte er zu der ebenfalls unrichtigen Erklärung betreffs der Vergrösserung der postundulatorischen Systolen. Die Vergrösserung entsteht hier nicht, weil das Flimmern eine positiv inotrope Wirkung ausübt, wie Winterberg glaubt, sondern wird in Wirklichkeit bestimmt durch die Grösse der vorangehenden postundulatorischen Pause und vielleicht auch noch durch den Kontraktionsgrad, der während des Flimmerns besteht. Dieser letztere Faktor ist wohl sehr zweifelhaft; denn während des Flimmerns kontrahiert jedes Gebiet einer Herzabteilung immer wieder, sobald es dazu imstande ist.

Schon 1908 hat auch Turretini die postundulatorische Pause eingehender studiert und gelangte zu einigen Ergebnissen, welche von denjenigen Winterbergs abwichen. Da mir diese Mitteilung nicht erreichbar ist, muss ich von einer Besprechung an dieser Stelle absehen und mich mit deren Erwähnung begnügen, während ich hierfür auf eine kurze Besprechung Winterbergs in Pflügers Archiv, Band 128, S. 514, verweise.

Die von de Boer gemachten Erfahrungen über die Dauer der postundulatorischen Pause stimmen nicht mit denjenigen Gewins und Winterbergs überein. Aus seinen Experimenten zeigte sich, dass unter übrigens genau gleichen Verhältnissen bei einem und demselben Froschherzen die postundulatorische Pause bald einmal lange dauerte und bald wieder kurz, ja sogar kürzer sein konnte als die Pausen zwischen zwei Ventrikelsystolen. Dies ist nun sehr erklärlich. Während des Flimmerns (der Kammer) kreist die Erregung ruckweise durch die Kammer; dieses Flimmern endigt, sobald die Erregung auf ein refraktäres Gebiet stösst. Es wird nun von dem Augenblick. in welchem das Kammerflimmern endigt, und von dem Zustand des Kammermuskels in jenem Moment abhängen, wie lange die postundulatorische Pause dauert. Wenn bei erhaltenem normalem Schlagtempo des Sinus venosus kurz nach Ablauf des Kammerflimmerns ein Sinusimpuls die Kammer erreicht, und wenn dann der metabole Zustand des Kammermuskels schon günstig ist, dann dauert die postundulatorische Pause sehr kurz. Ist indessen in jenem Augenblick der metabole Zustand des Kammermuskels ungünstig, dann ergibt erst der zweite Sinusimpuls eine Kammersystole und dauert also die postundulatorische Pause lange. Dazwischen kommen allerlei Zwischenformen vor. Wenn aber das normale Schlagtempo des Sinus venosus während des Flimmerns nicht erhalten geblieben ist, dann wird die Dauer der postundulatorischen Pause bestimmt durch den Augenblick, in welchem der Sinus venosus wieder einen Impuls aussenden kann. Es zeigt sich also, dass die postundulatorische Pause keine konstante Dauer hat. Übrigens sah de Boer bei einem und demselben Froschherzen nach Kammerflimmern bald einmal eine längere, bald wieder eine kürzere postundulatorische Pause entstehen. De Boer kann deshalb nicht mit Winterberg übereinstimmen, welcher der Ansicht ist, dass die postundulatorische Pause „der kompensatorischen Pause, wie sie nach einzelnen Extrasystolen auftritt, analog zu setzen sei". Siehe hierüber Pflügers Archiv Band 187, S. 228.

Da über diesen Punkt oftmals Missverständnisse herrschen, weist deBoer nachdrücklich darauf hin, dass wir aus dem häufigen Vorkommen einer postundulatorischen Pause (welche länger dauert als eine Pause zwischen zwei Kammersystolen) nicht schliessen dürfen, dass das Flimmern sein Entstehen heterotopen Reizen zu verdanken hat. Wir dürfen aus dem häufigen Auftreten einer postundulatorischen Pause nur folgern, dass während des Flimmerns die diesem zugrunde liegenden Prozesse sich innerhalb der Kammer abspielen. Die Sinusimpulse, welche während des Flimmerns ausgesandt werden, beeinflussen dieses Flimmern nicht weiter. Die Ursache des Flimmerns braucht also nicht in der Kammer gesucht zu werden. Wissen wir doch aus den Experimenten de Boers, dass ein Sinusimpuls, wenn dieser die Kammer nur sofort nach Ablauf des Refraktärstadiums erreicht, diese zum Flimmern anregen kann.

Das im vorstehenden Gesagte gilt ebenfalls für die postundulatorische Pause nach Vorhofflimmern und auch für die postextrasystolische Pause (die Pause nach gehäuften Extrasystolen).

VIII. Neuere Untersuchungen.

Erst in der letzten Zeit haben die Kliniker angefangen, sich für diesen Gegenstand zu interessieren. Als nämlich 1895 Engelmann seine bekannte Erklärung von der konstanten Dauer der kompensatorischen Pause gegeben hatte, begann allmählich die funktionelle Diagnostik der Unregelmässigkeiten des Herzschlages zur Entwicklung zu kommen. Wenckebach gab als Erklärung der Pulsintermissionen die Lehre der Extrasystolie. Auch wurden die Kliniker durch die schönen Untersuchungen Wenckebachs näher mit den Leitungsstörungen längs des Hisschen Bündels bekannt, die vollkommen oder teilweise sein können. Aber ein grosser Teil der Pulsunregelmässigkeiten und zwar fast die Hälfte, blieb noch völlig unerklärt. Diese Pulsunregelmässigkeiten kennzeichneten sich dadurch, dass der Grundrhythmus vollkommen fehlte. Während bei den anderen Unregelmässigkeiten, die durch Leitungsstörungen und Extrasystolie entstehen, der regelmässige Grundrhythmus direkt zu erkennen ist, finden wir beim Pulsus irregularis perpetuus, wie Hering dieses völlig unregelmässige Schlagtempo nannte, davon nichts wieder. Nur dann, wenn der Grundrhythmus selbst unregelmässig ist, kann das Pulsbild des Pulsus irregularis perpetue nachgeahmt werden. Wir sprechen dann von einer Sinusarhythmie. Der Pulsus irregularis perpetue bot bezüglich seiner Erklärung anfangs grosse Schwierigkeiten dar. Hering, auf den die seitdem gebräuchliche Benennung zurückzuführen ist, war der Ansicht, dass infolge einer Herzmuskelaffektion Extrareize in solch einer starken Frequenz entstehen, dass der Grundrhythmus dadurch überstimmt wird. Vorher hatte schon Wenckebach die Vermutung geäussert, dass der Pulsus irregularis perpetue entweder infolge von Extrasystolie oder infolge eines unregelmässigen Sinusrhythmus entstehen werde. Wenckebach und Hering hatten ihre Untersuchungen mittels Registrierung der Kardiogramme und Sphygmogramme verrichtet. Mackenzie studierte zugleich die Phlebogramme und erhielt dadurch auch einen Einblick in die Tätigkeit der Vor-

höfe. Mit dieser Untersuchungsmethode erzielte Mackenzie ein wichtiges
Resultat. Er stellte nämlich fest, dass in den Phlebogrammen während des
Pulsus irregularis perpetue die a-Welle fehlte. Dieser Ausschlag wird durch
die Vorhofkontraktion verursacht, woraus Mackenzie folgerte, dass die
Vorhöfe während des Pulsus irregularis perpetue paralysiert sein würden.
Diese Ansicht wurde durch zwei andere wichtige Wahrnehmungen gestützt,
die Mackenzie machte. Bei der Obduktion fand er nämlich die Vorhöfe
stark ausgedehnt und zugleich, dass beim Entstehen des Pulsus irregularis
ein vorher bestehendes präsystolisches Geräusch verschwunden war. Während
also nach Mackenzie die Vorhöfe paralysiert waren, fingen die Kammern
an, in ihrem eigenen Rhythmus zu klopfen, der dann unregelmässig sein soll.
Namentlich betreffs dieses letzteren Punktes ist diese Erklärung nicht in
Übereinstimmung mit den experimentellen Data; denn der eigene Rhythmus
der Kammer ist zwar langsam, aber nicht unregelmässig. Obwohl diese Hypothese somit nicht richtig sein kann, tut dies der Bedeutung der Mackenzie-
schen Beobachtungen keinen Abbruch; denn auch jetzt noch ist die Konsta-
tierung der Tatsache von Wichtigkeit, dass zugleich mit dem Unregelmässigwerden des Pulses alle Erscheinungen der Kontraktion der Vorhöfe (präsystolisches Geräusch, a-Welle des Phlebogramms) verschwinden. Einige Jahre
später ist Mackenzie auf seine Erklärung zurückgekommen. In einem Falle
fand er nämlich bei der Obduktion ein dilatiertes Atrium mit einer dicken
Muskelschicht, die doch wohl funktioniert haben musste. Bei einem anderen
Patienten fand er eine kurzdauernde Irregularität. Während des Anfalles
war die a-Welle aus dem Phlebogramm verschwunden und wieder vorhanden,
sobald der Puls wieder regelmässig geworden war. Der Möglichkeit, in diesem
Falle eine vorübergehende Lähmung der Vorhöfe anzunehmen, stellen sich
Bedenken entgegen. Daher hält Mackenzie es nun für wahrscheinlicher,
dass die Reize in dem Verbindungsbündel zwischen den Vorhöfen und Kammern
entstehen, so dass die Kammern und die Vorhöfe synchron und in einem
unregelmässigen Tempo klopfen. Diesen Gedankengang hat er nun gemeinschaftlich mit Wenckebach weiter ausgearbeitet. In einer späteren Mitteilung bezeichnet Mackenzie diese Arhythmie mit dem Namen nodal
rhythm und lokalisiert er diesen Rhythmus näher in den Aschoff-Tawaraschen Knoten.

Nach Mackenzie soll nun dieser Tawara-Rhythmus den Sinusrhythmus
überstimmen. Hiergegen wendet sich nun Wenckebach in einer späteren
Publikation. Wenn nämlich die Auffassung Mackenzies richtig wäre, dann
würde in einer langen Pause eine normale Herzkontraktion mit einer a-Welle
im Phlebogramm entstehen müssen und hiervon wurde nichts gefunden.

Wenckebach schloss hieraus, dass der Sinusrhythmus dauernd verloren gegangen oder dass die Verbindung mit den Vorhöfen aufgehoben sei
(so wie bei der ersten Stanniusschen Ligatur). Er lässt es dahingestellt,

ob die Vorhöfe stillstehen oder gleichzeitig mit den Kammern kontrahieren. In einer unter Wenckebachs Leitung angefertigten Dissertation von de Vries wird es als wahrscheinlich erachtet, dass die Vorhöfe während der Arhythmia perpetua stillstehen, aber nicht infolge Dilatation, sondern infolge Block zwischen Sinus und Vorhöfen. Diese Hypothese wurde durch eine pathologisch-anatomische Untersuchung Schönbergs gestützt, der bei Arhythmia perpetua entzündungsartige Veränderungen zwischen der Vena cava superior und dem rechten Vorhof fand. Aber auch diese Theorie kann nicht befriedigen, denn auch hiernach bleibt die Frage offen, warum der von dem „pacemaker" abgetrennte Herzteil unregelmässig funktioniert.

Während die Kliniker noch immer nach einer Erklärung für den Pulsus irregularis perpetue in der Klinik suchten, war von belgischen Untersuchern schon der unumstössliche Nachweis erbracht, dass in dem Experiment der Pulsus irregularis perpetue eine Folge von Vorhofflimmern ist. Zuerst erschien eine Mitteilung von Philips aus dem Laboratorium Léon Frédéricqs. Dieser Untersucher faradisierte die Vorhöfe von Hundeherzen, worauf die Kammerkontraktionen ein unregelmässig beschleunigtes Schlagtempo zeigten, während die Vorhöfe flimmerten. Auch dann, wenn das Vorhofflimmern durch mechanische Reizung hervorgebracht wurde, trat die Kammerarhythmie zutage. Erst Léon Frédéricq lieferte den unumstösslichen Beweis, dass die Kammerarhythmie durch Impulse von den flimmernden Vorhöfen aus unterhalten wird. Wenn Léon Frédéricq nämlich das Hissche Bündel durchschnitt, trat die Kammerarhythmie nicht zutage während des experimentell erzeugten Vorhofflimmerns. Hiermit war für die Physiologie das Problem des Pulsus irregularis perpetue völlig gelöst. Es wirkt daher wohl etwas befremdend, dass die Kliniker noch stets mit dem Aufstellen nicht zu verteidigender Hypothesen fortfuhren. Erst die Untersuchung mit dem Saitengalvanometer brachte hier mehr Licht. Hering registrierte 1908 die Elektrokardiogramme zweier Patienten mit Pulsus irregularis perpetue. Der P-Ausschlag des normalen Elektrokardiogrammes fehlte völlig. Hieraus schloss er, dass die Vorhöfe nicht pulsieren, wenn sie nicht ganz synchron mit den Kammern kontrahieren. Da die Form der Kammerelektrogramme normal war, glaubte Hering, dass die Kontraktionsreize für die Kammern wahrscheinlich von der Atrio-ventrikulärgrenze ausgehen.

1909 erschien eine Mitteilung über eine eingehende Untersuchung mit dem Saitengalvanometer von Samojloff und Steshinky über verschiedene Patienten mit Mitralstenose. In den Elektrokardiogrammen hiervon kam nun entweder ein sehr hoher P-Ausschlag vor, oder derselbe fehlte ganz. In einem Falle war sogar $1^1/_2$ Jahre vorher ein sehr hoher P-Ausschlag vorhanden gewesen, der danach klein geworden und schliesslich ganz verschwunden war. Aber dann war die Kammer auch arhythmisch geworden. Die Form der R-Ausschläge war genau dieselbe geblieben wie vorher; daher meinten die Untersucher, dass keine Superposition des R- und P-Ausschlages bestehe. Sie glauben, dass die Vorhöfe entweder gar nicht oder äusserst schwach pulsieren.

Schon 1899 hatte Cushny einen Fall paroxysmaler Unregelmässigkeit des Herzschlages untersucht. Er lenkte damals schon die Aufmerksamkeit auf die Ähnlichkeit dieser Unregelmässigkeit mit derjenigen, welche in dem Experiment erhalten wurde, nachdem die Vorhöfe durch faradische Reizung zum Flimmern gebracht waren. 1906 setzten Cushny und Edwards nochmals auseinander, dass der Pulsus irregularis perpetue aus der Klinik denselben Charakter trägt wie die Kammerarhythmie, die während des künstlichen Vorhofflimmerns des Experimentes besteht. Mackenzie, Wencke-bach und Hering erwogen auch die Möglichkeit, dass Vorhofflimmern ebenfalls klinisch die Ursache des Pulsus irregularis perpetue sein könne. Mackenzie und Wenckebach konstatierten kleine Wellen in den Phlebogrammen; doch Mackenzie betrachtete diese als Kunstprodukt. 1909 haben Rothberger und Winterberg das experimentelle Flimmern mit dem Saitengalvanometer näher untersucht. Sie sahen dabei typische Veränderungen auftreten: 1. Die P-Ausschläge verschwinden ganz. 2. Die Saite befindet sich stets in einer unruhigen Bewegung, wodurch während der Pausen und der Kammerelektrogramme unregelmässige Ausschläge entstehen. Diese beim Experiment gemachte Erfahrung konnten Rothberger und Winterberg bei zwei Patienten mit Pulsus irregularis perpetue bestätigen. In den Saitengalvanometeraufnahmen dieser Patienten mit Pulsus irregularis perpetue fanden diese Untersucher nämlich ebenso wie dies zuvor auch schon Hering und andere bemerkt hatten, keine P-Ausschläge, sondern stattdessen unregelmässige untereinander ungleiche Ausschläge. So wurde also auch für die Klinik bestätigt, was von Philips und Léon Frédéricq schon lange vorher durch das Experiment festgestellt war, nämlich, dass der Pulsus irregularis perpetue eine Folge von Vorhofflimmern ist. Von Hering wurden hiergegen verschiedene Einwände gemacht. Er hält es nicht für wahrscheinlich, dass das Vorhofflimmern so lange bestehen kann und wirft die Frage auf, warum nicht immer bei Patienten mit Pulsus irregularis perpetue die frequenten Ausschläge in der elektrischen Kurve vorkommen.

Rothberger und Winterberg führen an, dass Patienten mit Bulbärparalyse jahrelang Flimmern der Zungenmuskeln zeigen können. Sie wollen das Vorhofflimmern auch nicht als Ursache für alle Fälle von Pulsus irregularis perpetue betrachten. „Als wir das Flimmerphänomen als Ursache der Arhythmia perpetua ansprachen, haben wir vor allem an jene reinen Fälle gedacht, bei welchen wenigstens keine groben anatomischen Veränderungen des Herzens nachweisbar sind. Wir möchten deshalb vorderhand jene Fälle ausschliessen, bei welchen die Arhtyhmie im Anschluss an jahrelang bestehende Klappenläsionen auftritt und bei welchen es zu schweren Degenerationen der Vorhofmuskulatur gekommen ist."

Die klinischen Beobachtungen Rothbergers und Winterbergs wurden von Th. Lewis für eine grosse Anzahl Fälle von Pulsus irregularis perpetue bestätigt. Lewis stellte hierbei während des Vorhofflimmerns statt der P-Ausschläge auch die frequenten Wellenbewegungen der Saite fest.

Nun einmal festgestellt war, dass beim Menschen die Vorhöfe jahrelang flimmern können und dass dadurch somit der Pulsus irregularis perpetue erklärt war, erhielt das Flimmern für die Klinik eine grosse Bedeutung und wurde namentlich dem Flimmern der Vorhöfe Aufmerksamkeit geschenkt. Das Flimmern der Kammern hat für die Klinik keine Bedeutung; denn wenn die Kammern flimmern, wird das Blut nicht mehr in die Aorta getrieben und steht also der Blutkreislauf still. Flimmern der Kammern hat somit den akuten Herztod zur Folge. Nur dann, wenn das Flimmern der Kammern sehr kurz dauert und der normale Herzschlag bald wiederhergestellt wird, ist diese Erscheinung nicht tödlich. Dies kommt aber sehr selten vor (es wurde wahrgenommen von Hoffmann, Halsey und zugleich von Robinson und Bredeck). Obwohl Kammerflimmern nur selten registriert wurde, weil es den plötzlichen Herztod verursacht, ist es doch auch wohl sicher, dass das Flimmern der Kammern viel seltener vorkommt als dasjenige der Vorhöfe, welch letzteres nämlich äusserst frequent auftritt. Von den unregelmässigen Pulsen entfallen ca. 40 % auf den Pulsus irregularis perpetue. So häufig kommt der plötzliche Herztod längst nicht vor. Die Kammern besitzen also wesentlich geringere Disposition zum Flimmern als die Vorhöfe. Den Grund hierfür werde ich weiter unten näher darlegen (S. 115 u. 116).

Eine Affektion, welche viel seltener als das Vorhofflimmern vorkommt, ist das Flattern der Vorhöfe. Dieses wurde von Hertz und Goodhart 1908 und ebenfalls von Jolly und Ritchie 1910 beschrieben. Auch hierbei fehlt der P-Ausschlag des Elektrokardiogrammes und sind an dessen Stelle fortgesetzte Saitenbewegungen getreten, die aber beim Flattern regelmässiger und untereinander gleich sind. Die Kammerpulsationen sind hierbei regelmässig, in dem Sinne, dass meistens auf jede 2, 3, 4 Flatterausschläge ein Kammerelektrogramm vorkommt.

Verschiedene Untersucher haben auf den Zusammenhang hingewiesen, der zwischen Extrasystolie und Flimmern besteht. Bereits 1900 berichtet Hering, dass diese beiden Affektionen den Umstand miteinander gemein haben, dass sie ihr Entstehen anormaler Reizbildung verdanken. Flimmern stellt nach Hering den höchsten Grad heterotoper Reizbildung dar. Auch Winterberg gelangt durch seine Untersuchung über den Einfluss der Vagus- und der Acceleranswirkung auf das Flimmern zu derselben Ansicht. Im Anschluss hieran kommt er zu einer Erklärung des Flimmerphänomens: „Nach der entwickelten Auffassung könnte man das Flimmern des Herzens seinem

Wesen nach mit den durch Extrasystolen bedingten Störungen des Rhythmus und der Koordination in Parallele bringen. Von den letzteren würde es sich hauptsächlich durch die Multiplizität der Punkte, welche den Sitz der abnormen Reizentwicklung bilden und durch die davon abhängige, sehr weitgehende Auflösung der systolischen Kontraktionswelle in Partialkontraktionen unterscheiden." Eine grosse Anzahl Untersucher, u. a. Rothberger, Rihl, Hering und Th. Lewis schlossen sich dieser Hypothese der multiplen Reizbildung an. Hier darf nicht unerwähnt bleiben, dass Engelmann bereits in den folgenden Sätzen dieselbe Hypothese aufgestellt hatte: „Entstehen nun irgendwo in der Kammerwand dergleichen „spontane" lokale Reize, so werden sie Kontraktionswellen erregen, die mit den von anderen Stellen kommenden interferieren werden. Kontraktilität und Leitungsvermögen müssen dann an verschiedenen Stellen der Kammerwand gleichzeitig sehr verschiedene Änderungen erleiden, wodurch ein regelmässiges Zusammenwirken der einzelnen Herzabschnitte unmöglich wird. Allerhand „Koordinationsstörungen" wie Flimmern und Wühlen des Herzens, Delirium cordis u. dgl. werden wesentlich hierin begründet sein können." — Rothberger und Winterberg fanden für diese Theorie eine neue Stütze durch ihre kombinierte Vagus-Acceleransreizung. Infolge der Acceleranswirkung soll die Reizbildung begünstigt werden und sollen auf diese Weise Kontraktionsherde entstehen, die durch Zonen mit schlechtem Leitungsvermögen durch die Vaguswirkung voneinander getrennt werden. Nach ihren mittels des Differential-Elektrogrammes angestellten Untersuchungen kamen Rothberger und Winterberg auf ihre obenstehend genannte erste Theorie zurück. Diese letzte Untersuchung hatte ihnen verschiedene neue Data verschafft. Das Differential-Elektrogramm der Vorhöfe besteht in den verschiedenen Flimmerstadien aus sehr frequenten Oszillationen, die sich auf 3000—3500 per Minute belaufen können. Beim feinschlägigen Flimmern ist die Anzahl der Undulationen am grössten, beim grobschlägigen Flimmern (Flattern) am kleinsten. Die Form der Oszillationen ist meistens eine wechselnde und der Rhythmus unregelmässig, zu Anfang und gegen das Ende eines Flimmeranfalls oft gleichmässig und regelmässig. Im einzelnen, wenn auch seltenen Fällen sind aber die elektrischen Ausschläge während des ganzen Ablaufes eines Flimmeranfalles vollständig gleichartig, rhythmisch und nur durch die Frequenz verschieden. Die Schwankungen im Differential-Elektrogramm werden von einer gewissen Frequenz an, deren Maximum zwischen 800 und 900 liegt, von entsprechenden Erhebungen in der Suspensionskurve begleitet. Ferner wurde noch festgestellt, dass die Arhythmie der Kammern bei flatternden Vorhöfen, soweit überhaupt eine Analyse möglich ist, von Überleitungsstörungen herrührt und sich namentlich dort findet, wo das Verhältnis der blockierten zu den übergeleiteten Schlägen schwankt. Wichtig ist auch, dass das Flattern durch Vagusreizung sich in feinschlägiges Flimmern zurückbildet, wobei gleichzeitig die Zahl der Oszillationen sehr bedeutend, manchmal sogar bis zu dem erreichbaren Maximum zunimmt. Hieraus schliessen Rothberger und Winterberg, dass als letzte Ursache dem Flimmern eine hochgradige Verkürzung der Refraktärperiode, die bei gleichzeitiger Erregung der verschiedenen reizbildenden Apparate eine maximale Zahl von Kontraktionen ermöglicht, zugrunde liegt. Die oft vollkommene Gleichmässigkeit der Oszillationen spricht nach Rothberger und Winterberg gegen die Bedeutung der multiplen Reizbildung für die Pathogenese des Flimmerns. Die das Flimmern und Flattern begleitende Arhythmie der Kammern ist die Folge zu schwacher und gleichzeitig zu zahlreicher Leitungsreize, die zu verschiedenen und wechselnden Graden von Überleitungsstörung führen.

Das prinzipiell Neue in ihrer Flimmertheorie liegt darin, dass sie nicht mehr wie früher eine dissoziierte Tätigkeit der einzelnen Muskelfasern, sondern geordnete, wenn auch von abnormen Punkten ausgehende Gesamtkontraktionen annehmen. Die hohe Frequenz der einander folgenden Systolen reicht nach ihrer Meinung für sich allein zur Erklärung der wesentlichen Phänomene des Flimmerns vollständig aus. Auch darum ist nach Ansicht der Autoren eine polytope Erregung der Herzmuskulatur allein nicht als Ursache der dissoziierten Tätigkeit zu betrachten, weil auch die normale Erregung des Kammermuskels im gewissen Sinne polytop von den Einstrahlungen des Reizleitungssystemes aus stattfindet. Mit Nachdruck weisen dann Rothberger und Winterberg darauf hin, dass bis zu einer gewissen Frequenz (800—900 Vorhofsystolen pro Minute) die elektrischen und Suspensionsausschläge parallel verlaufen. Es geht aber nicht aus ihrer Mitteilung hervor, dass jede elektrische und mechanische Kurve eine Folge einer Kontraktion des ganzen Vorhofmuskels ist und von dieser hervorgerufen wird. Und hierauf kommt es bei ihrer Theorie an. Solange Rothberger und Winterberg den Beweis nicht geliefert haben, dass während jedes mechanischen und elektrischen Ausschlages der ganze Vorhofmuskel kontrahiert, schwebt ihre Theorie der Tachysystolie völlig in der Luft. Mit um so grösserem Nachdruck muss man diesen Nachweis fordern, da eine Frequenz von 3500 von einem heterotopen Punkt ausgehenden Impulsen und die Frequenz von 3500 Systolen pro Minute so höchst unwahrscheinlich klingt.

Dieselbe Theorie der Tachysystolie, welche Rothberger und Winterberg nach einer Untersuchung der Vorhöfe aufgestellt hatten, lassen sie nach einer fortgesetzten Untersuchung der Kammern auch hierfür gelten. Sie fanden, dass das Flimmern der Kammern im Differential-Elektrogramm stets von frequenten Oszillationen begleitet wird; deren Anzahl ist aber viel geringer als bei den Vorhöfen und beträgt höchstens 800—900 pro Minute. In einzelnen Fällen kommen auch beim Kammerflimmern während kürzerer oder längerer Zeit formgleiche und vollständig rhythmische Oszillationen vor. Nachdrücklich weisen Rothberger und Winterberg darauf hin,

dass weder die Polytopie noch die Arhythmie, sondern allein die Frequenz
der Reizbildung das Wesen des Flimmerns ausmacht.

Hering betrachtet das Flattern als eine rhythmische Tachysystolie,
das Flimmern als eine arhythmische Form, die durch verschiedene getrennte
Kontraktionsherde unterhalten wird. Ebenso wie Rihl und Lewis beobachtet
auch Hering Übergänge von Flattern und Flimmern ineinander. Letzterer
glaubt, dass das Vorhofflimmern vom Vorhofabschnitt des atrioventrikularen
Reizleitungssystemes bzw. vom Koronarvenensinus ausgehe. Da aber die
Frequenz der Oszillationen durch Vagusreizung nicht abnimmt, sondern
bei Vorhofflimmern sogar stark zunimmt, glauben Rothberger und Winterberg, dass diese Zentra, welche der Vagushemmung unterliegen, keinen
Anteil an der Bildung von Flimmerreizen haben. Hering unterscheidet
wieder zwei Koeffizienten, nämlich die Disposition und die Auslösung. Die
Dyspnöe und die Ausdehnung einer Herzabteilung, z. B. der Vorhöfe bei
Mitralfehlern, disponieren nach Hering zum Flimmern, wie auch Vagus-
erregung. Ebenso wie Lewis fand auch Hering Übergang von Flattern
in Flimmern durch Digitalis; seines Erachtens ist hierbei der Vagus im Spiele.
Das Kammerflimmern geht nach Hering von dem Kammerabschnitt des
Tawaraknotens bis zu den Verzweigungen der Tawaraschenkel aus. In dieser
Hinsicht schliesst Hering sich also der Ansicht Haberlandts an, der auf
Grund von Froschherzexperimenten meint, dass das den Reiz überdauernde
Wühlen von den atrioventrikularen Verbindungssystemen ausgeht. Hering
schliesst sich der Theorie der polytopen Reizbildung, der Dissoziationstheorie
von Engelmann-Winterberg an. Wenn er nämlich von flimmernden
Hundeherzkammern Stücke abschnitt, flimmerten diese weiter. Zwischen
diesen verschiedenen Kontraktionsherden nahm Hering Interferenzschwe-
bungen wahr. Diese las er sowohl aus den Elektrogrammen als auch aus den
Suspensionskurven ab. Interessant ist Herings Mitteilung über das nach
Langendorffscher Methode überlebende Menschenherz. Hierbei entstand
zweimal Flimmern der beiden Kammern, das beide Male durch das Abstellen
der Durchströmungsflüssigkeit bezwungen wurde.

Viele Untersuchungen wurden von Haberlandt ausgeführt. Dieser
benutzte hierfür meistens Präparate von herausgeschnittenen stillstehenden
Herzen, denen der Sinus venosus entnommen war, oder spontan klopfende
Froschherzen. Haberlandt schreibt dem Atrioventrikulartrichter eine
erhöhte Reizbarkeit und Automatie zu und untersuchte diesen Trichter eingehender. Wenn er den Atrioventrikulartrichter bei dem sinuslosen stillstehenden Herzen während kürzerer Zeit faradisierte, entstanden längere
automatische Pulsreihen. Lange dauernde Faradisationen des Atrioventrikulartrichters führen zu Wühlen und Wogen der Herzkammer, welches den Reiz
verschieden lange überdauern kann. Dieses kann entweder in eine Reihe
automatischer Einzelkontraktionen übergehen oder sich auch in einem auto-

matischen hochfrequenten Kammerrhythmus von grosser Regelmässigkeit fortsetzen. Diese Tatsachen führen nach Haberlandt zu der Schlussfolgerung, dass das überdauernde Wühlen durch starke, im Atrioventrikulartrichter statthabende, automatische Reizbildung entsteht. Haberlandt konnte nicht allein durch mechanische und elektrische Reizung, sondern auch durch lokale Erwärmung des Atrioventrikulartrichters spontane Kontraktions-reihen hervorrufen.

Bei dem intakten, spontan pulsierenden Herzen gelingt es selten, durch mechanische oder elektrische Reizung des Atrioventrikulartrichters den Atrioventrikularrhythmus zu erzeugen. Zwar entsteht durch starke faradische Reizung des Atrioventrikulartrichters ein verschieden lange anhaltendes Wühlen und Wogen, während dann die Vorhöfe, den Sinusimpulsen gehorchend, weiterklopfen. Auch konnte Haberlandt höchst ausnahmsweise durch einen starken einfachen Induktionsreiz des Atrioventrikulartrichters Kammer-wühlen erzeugen. „Nur in ganz wenigen Ausnahmefällen konnte endlich die Vorherrschaft der normalen Sinusreize durch die Einwirkung sehr starker Einzelinduktionsschläge auf die Gegend des Atrioventrikulartrichters für geraume Zeit dadurch unterdrückt werden, dass die daselbst ausgelöste Auto-matie zu länger andauerndem „Wühlen und Wogen" der Herzkammer führte. Dasselbe trat mehrmals nach einer verschieden langen Latenz ein und gab sich dann bald in einer sehr regelmässigen Kurvenform kund, indem der Kammer-Schreibhebel, noch nicht ganz zur Abszisse herabgesunken, eine vollkommen gleichmässige Kurve von kleinsten und hochfrequenten Pul-sationsschwankungen, teilweise in Alternansform, aufzeichnete; der Vorhof setzte dagegen seine vom Sinus abhängige Tätigkeit ungestört fort." Auch durch lokale Erwärmung des Atrioventrikulartrichters konnte zuweilen Kam-merwühlen herbeigeführt werden.

Wenn Haberlandt den Vagus reizte, konnte das Auftreten von über-dauerndem Kammerwühlen, wie es durch elektrische Reizung des Atrio-ventrikulartrichters entstehen kann, begünstigt werden. Dasselbe gilt zu-gleich für den hochfrequenten automatischen Kammerrhythmus, der statt des Wühlens entstehen kann.

Nach wiederholten faradischen Reizungen des Vagusstammes konnte danach auch spontan Kammerwühlen auftreten. Da Haberlandt auch nach Atropinisierung den automatieerhöhenden Einfluss von Vagusreizung zu konstatieren vermochte, schreibt er diesen teilweise den Acceleransfasern zu. — Die obengenannte Vaguswirkung fand Haberlandt auch bei dem spontan klopfenden Herzen und zugleich bei dem Scheidewandnervenpräparat (nach F. B. Hofmann).

Da nämlich beim Frosch im Vagusstamm auch Acceleransfasern ver-laufen, ist das Auftreten von Kammerwühlen nach Vagusreizung für das Froschherz eine Bestätigung der Experimente Rothbergers und Winter-

5*

bergs, die nach kombinierter Vagusacceleransreizung bei Säugern Flimmern auftreten sahen.

Die von Haberlandt mit Froschherzen ausgeführten Experimente wurden von ihm beim Schildkrötenherz bestätigt. Hierbei hat der Vagus sowohl für die Kammer als für die Vorhöfe einen fördernden Einfluss auf das Wühlen. Während des Vorhofwühlens pulsiert dann die Kammer unregelmässig.

Haberlandt wurde nach dieser grossen Reihe von Untersuchungen ein Anhänger der ersten Theorie Engelmann-Winterbergs, die er aber im Hinblick auf seine eigenen Untersuchungen über den Atrioventrikulärtrichter etwas modifizierte. Nach Haberlandt würde sich also das Flimmerphänomen als Ausdruck der Interferenz zahlreicher, dissoziierter extrasystolischer Kontraktionen der einzelnen Muskelbündel auffassen lassen, die bei spontanem Fortdauern der Erscheinung nach beendigter Reizung durch automatische Reize hervorgerufen werden, deren Entstehungsort im atrioventrikularen Verbindungssystem und seinen Verzweigungen gelegen sein dürfte.

Von Hering wurde noch der Einfluss von Kaliumsalzen auf das Flimmern verfolgt. Schon seit 1874 war es durch die Untersuchungen Auberts und Dehns bekannt, dass durch Injektion von Kalisalzen Kammerflimmern entstehen kann. Im Jahre 1903 teilte Hering mit, dass die Kaliumsalze, die eine lähmende Wirkung besitzen, das Flimmern des Herzens aufheben und es wieder zu koordinierter Tätigkeit zurückführen können. Da nun das Flimmern eine Reizungs- und keine Lähmungserscheinung ist, scheinen diese zwei Data einander völlig zu widersprechen. Welche Wirkung durch die Kaliumsalze ausgeübt wird, hängt von der verabfolgten Dosis ab. Hering fand, dass das Kammerflimmern, ganz einerlei, auf welche Weise es herbeigeführt wurde, durch KCl-Injektion direkt beseitigt werden kann. Hering benutzte diese sichere Wirkung der Kaliumsalze bei seinen Experimenten um das akzidentell auftretende Kammerflimmern aufzuheben, wenn es nicht erwünscht ist. Nach der Injektion tritt ein Stillstand der Kammer ein; das Aufheben des Flimmerns soll darauf beruhen, dass der Kammermuskel gelähmt wird und danach wieder rhythmisch zu pulsieren anfangen kann, sobald das Kalium weggespült ist.

Von Hering und auch schon von einer Anzahl anderer Untersucher vor ihm wurde darauf hingewiesen, dass das Flimmern eine Reizungserscheinung und keine Lähmungserscheinung ist. Hering nannte das Kammerflimmern eine myoerethische Unregelmässigkeit (1900). Er sah damals schon oft Kammerflimmern im Anschluss an Kammerextrasystolie entstehen. Unter bestimmten Verhältnissen können also die Kalisalze eine reizende Wirkung entfalten. Beim Entstehen des Flimmerns fand Hering, dass der Angriffspunkt der Kaliumwirkung in der Kammer, also in den heterotopen automatischen Zentren zu suchen ist. Er sah nämlich nach Vergiftung mit Kaliumsalzen Kammerflimmern auftreten. Diese Tatsache steht völlig mit der Beobachtung Herings im Einklange, dass nach Kaliumverabfolgung extrasystolische Tachykardien zum Vorschein kommen, die in Flimmern übergehen können. Auf die nomotope Reizbildungsstelle hat Kalium im allgemeinen eine andere Wirkung. Hering konstatierte, dass nach einer Injektion von Kaliumsalzen die Vorhöfe im allgemeinen in dem Augenblick, in welchem die Kammern zu flimmern anfangen, weniger frequent pulsieren als zuvor. Dies ist stärker ausgesprochen, wenn die Vagi intakt sind, kommt aber auch nach Durchschneidung der letzteren vor. In Anschluss an das Kammerflimmern können auch die Vorhöfe zum Flimmern übergehen. Ein begünstigender Faktor für das Auftreten des Kammerflimmerns ist nach Hering die kontraktionsschwächende Wirkung des Kaliums. Mit Sicherheit aber konnte Hering nicht entscheiden, ob diese kontraktionsschwächende Wirkung auf Vaguswirkung beruht.

IX. Zirkulierende Erregungen.

Verschiedene Forscher haben in mehr oder weniger vagen Ausdrücken die Meinung geäussert, dass eine Erregung, welche eine Herzabteilung zur Kontraktion bringt, aufs neue Muskelbündel, welche kurz zuvor kontrahiert haben, zu Aktivität anregen kann. Schon 1887 hat Mc William diese Ansicht ausgesprochen. Porter meinte, dass das Wesen des Flimmerns durch das Vorhandensein von sog. Blocks, d. h. lokale Abnahme der Leitfähigkeit innerhalb einer Herzabteilung, bestimmt werde. Diese sog. Blockhypothese wurde später in modifizierter Form von Garrey und Mines ausgearbeitet. Doch möge hier auch an eine Äusserung Wenckebachs im Jahre 1907 erinnert werden. Wenckebach publizierte damals eine Kurve eines Patienten mit kurzdauernder Häufung von Ventrikelsystolen. Wenckebach glaubt, dass es sich hierbei um teilweise Kontraktionen der Ventrikelmuskulatur handelt. Er sagt: „Der nicht an der Systole beteiligte Muskelabschnitt kann sich dann später kontrahieren und so zu einer scheinbaren Superposition von Systolen führen. Während der Systole dieses zweiten Herzteiles kann sich dann der erste Teil wieder kontrahieren und Systole 3 verursachen. Es ist sogar die Frage, ob, so wie Systole 1 Systole 2 hervorrief, Systole 2 nicht wieder Systole 3 verursachen könnte.“ Wenckebach meinte schon damals, dass eine Systole die andere erzeugen könnte.

Die Untersuchungen Garreys und Mines gehen direkt aus denjenigen A. G. Mayers hervor.

Mayer setzte die Untersuchungen, welche Romanes bezüglich der Fortpflanzung einer Erregung durch herausgeschnittene Muskelringe aus dem Mantel von Medusa ausführte, fort. Mayer komprimierte den Ring an der einen Seite einer Reizelektrode, mit der er einen Reiz verabfolgte. Auf diese Weise bewirkte er Block, wodurch die Erregung sich nur nach einer Seite fortpflanzen konnte. Ehe nun die Kontraktionswelle herumgekreist war, wurde die Kompression aufgehoben, so dass die Kontraktionswelle passieren und aufs neue kreisen konnte. Mayer schnitt auch Muskelringe aus dem Ventrikel einer Schildkröte. Es gelang ihm auf gleiche Weise, auch durch diese Muskelringe eine Kontraktionswelle viele Male nacheinander kreisen zu lassen. Dieses Experiment A. G. Mayers bildet die Grundlage, auf der Garrey und Mines später weitergebaut haben. Garrey wies darauf hin, dass Herzen grosser Tiere leicht flimmern und sich schwer davon erholen; kleine Herzen dagegen restaurieren sich schnell vom Flimmern. So erholen sich Hundeherzen, wenigstens diejenigen erwachsener Hunde, nicht leicht, während Erlanger darauf hinwies, dass Kälberherzen, welche flimmern, nicht oft durch zeitweise Perfusion mit KCl-Lösung zum Stillstand gebracht werden können. Garrey erinnert gleichzeitig daran, dass die dünnwandigen Vorhöfe leichter aufhören zu flimmern als die dickwandigen Kammern. Nach Garreys Meinung ist für das Erzeugen und das Aufhören des Flimmerns die Grösse der Herzgewebsmasse von Bedeutung. Schon Porter hat darauf hingewiesen, dass das Flimmern in Teilen des Herzens leichter zu unterdrücken ist als im ganzen Herzen. Nach Garrey steht die Leichtigkeit mit welcher der Flimmerprozess herbeizuführen ist, im direkt proportionalen Verhältnis und mit welcher spontane Erholung eintritt, im umgekehrt proportionalen Verhältnis zu der Masse des flimmernden Gewebes. Letzterer Forscher stellte hierüber schöne Experimente bei den Vorhöfen und Kammern von Katzen, Hunden und Kaninchen an. Wenn er die Vorhöfe zum Flimmern angeregt hatte, schnitt oder band er ein Herzohr ab. Dieses hörte dann sofort auf zu flimmern. Wurde nun die Klemme langsam gelöst, so begann das Herzohr koordiniert zu klopfen, jedoch in einem unregelmässigen Tempo. (Dies erinnert an den Pulsus irregularis perpetue.) Wenn die Klemme noch weiter gelöst wurde, dann entstand erst Flattern und danach Flimmern des Herzohres. Hierauf wies Garrey nach, dass das Flimmern nicht von der faradisierten Stelle, von der aus es entstanden war, unterhalten wird. Er tat dies folgendermassen: Die Spitze eines Herzohres wurde faradisiert, wodurch die ganzen Vorhöfe zu flimmern anfingen. Danach ward das Herzohr abgeschnitten. Dieses stand dann still und der Rest der Vorhöfe flimmerte weiter.

Das Flimmern hat zur Voraussetzung, dass ein grosser Teil der Gewebemasse intakt ist; wird diese Masse in kleinere Stücke zerteilt, so hat dies zur Folge, dass das Flimmern in allen diesen Teilen aufhört. Derartige Experimente verrichtete Garrey mit den Kammern, und zwar mit demselben Erfolge. Wenn kleinere Stücke von flimmernden Kammern abgeschnitten wurden, standen diese still; grössere flimmerten einige Sekunden bis zu einer halben Minute weiter. Dickere Stücke vom linken Ventrikel flimmerten noch länger. Wenn ein schmaler Ventrikelstreifen an einem Ende faradisiert wurde, dann entstand allein bei den Elektroden Flimmern; das andere Ende klopfte koordiniert, doch unregelmässig. Garrey machte solche Einschnitte in den Ventrikel, dass die verschiedenen Teile allein durch schmale Verbindungsbrückchen von Gewebe zusammenhingen. Dann wurde eines dieser Stückchen durch Faradisieren zum Flimmern gebracht. Die anderen Stücke pulsierten dann koordiniert, wodurch also bewiesen wurde, dass sich das Flimmern nicht längs einer schmalen Verbindungsbrücke fortpflanzt.

Des weiteren schnitt Garrey so tief zwischen den beiden Vorhöfen von Katzen ein, dass sie nur durch eine schmale Brücke miteinander verbunden blieben. Dann wurde der eine Vorhof zum Flimmern angeregt, während der andere koordiniert weiter klopfte (Pulsus irregularis perpetue). Derartige Experimente wurden ebenfalls mit den Kammern von Hundeherzen angestellt. Garrey folgert hieraus, dass die Kammern während des Vorhofflimmerns darum koordiniert weiterklopfen, weil die Verbindungsbrücke (Hissches Bündel) so schmal ist und nicht, weil diese aus spezifischem Gewebe besteht.

Garrey schnitt auch aus der Basis der flimmernden Kammern von Seeschildkröten Ringe von 1 cm Breite und einem Durchmesser von 6 bis 10 cm heraus. Über solch einen Ring lief dann eine Reihe aufeinander folgender Kontraktionswellen. Deren Anzahl nahm ab, bis schliesslich eine übrig blieb. Einmal dauerte dieses Rundkreisen 7 Stunden lang, während ein „circuit" 6—7 Sekunden dauerte (bei einem Durchmesser des Ringes von 10 cm). Sobald der Ring zur Ruhe gekommen war, konnte er durch einen Induktionsreiz wieder eine neue zirkulierende Kontraktionswelle hervorbringen. Garrey beschreibt seine Theorie über das Wesen des Flimmerns folgendermassen: „Normally the impulse to contract does not spread throughout the whole musculature from fibre to fibre, but is delivered simultaneously to many different parts of the musculature of the ventricle from the auriculoventricular conducting system. The probability of this condition was pointed out by Tawara and the electrocardiographic studies of Erfmann indicate the correctness of the surmise. The musculature of the ventricles thus beats apparently as a unit but in reality as a group of isolated segments each of which receives its impulse from a different branch of the conducting system. When, however, the stimuli are applied to the musculature directly as in the induction of fibrillation the transmission is from musclefibre to musclefibre and a distinct timeinterval elapses between the contractions of different portions of the structure. From the point stimulated the impulses can spread in any and all directions, their progress being limited only by the pre-existence or development of localized blocks within the tissue mass. Such blocks divert the impulse into other and more circuitous paths and the area so blocked off can participate in contraction only when an impulse which has passed to other portions of the ventricle approaches it from another direction; this area thus in turn becomes the centre from which the progress of contraction is continued, to be in its turn diverted by other blocks. The existence of such blocks and especially of blocks of transitory character and shifting location, has been noted in the experiments detailed above. The conditions make possible the propagation of the contraction wave in a series of ringlike circuits of shifting locations and multiply complexity. It is in these ,,circus contractions'' determined by the presence of blocks, that we see the essential phenomena of fibrillation. In small masses of tissue blocks may exist, but the time necessary for the impulse to traverse all available circuits is within the refractory period and the mass contracts as a unit and fibrillation is thus impossible. In larger masses this is not true, for the larger the mass the greater the possible number and length of the circuits and the greater the probability, that each impulse will circulate until it reaches tissue which has once contracted but has passed out of the refractory state; thus a continuous circulation of impulses is inaugurated, which is fibrillation. Such a mechanism would account for the greater liability of large hearts to fibrillate and for the greater persistence of the fibrillary state in large tissue masses.'' Ich habe diese wertvollen Untersuchungen Garreys ausführlich mitgeteilt, weil dieselben so gut wie gar nicht und dann nur noch beiläufig genannt werden, während Garrey doch schon eine eingehende Untersuchung über Flimmern angestellt und bereits zwei Mitteilungen darüber veröffentlicht hatte, ehe die kurzen Bemerkungen Mines' über das Flimmern erschienen. Es ist denn auch wohl sonderbar, dass Lewis und Rothberger bei ihren Besprechungen über diesen Gegenstand die Untersuchungen Garreys kaum erwähnen und ausserdem noch nach denjenigen Mines'. Nachdem also die ersten Untersuchungen über die ,,circus contractions'' in Amerika vorgenommen waren, erschien eine Mitteilung von Mines, in welcher er einige diesbezügliche Experimente kurz erwähnt. Er beschrieb zuerst eine Erscheinung, die er ,,reciprocating rhythm'' nannte. Bei seinen Experimenten benutzte er zwei Herzabteilungen und dabei beobachtete er in vier Experimenten den sog. ,,reciprocating rhythm''. In drei dieser Versuche verwandte er das Vorhof-Kammerpräparat vom Herzen des Zitterrochens und in einem Versuch das Kammer-Bulbuspräparat eines Frosches. Diese Präparate standen entweder still oder ergaben in langsamem Tempo spontane Kontraktionen. Nach dem Verabfolgen von rhythmischen Reizen folgte nach dem Aufhalten der Reizung ein schneller ,,reciprocating rhythm'' der beiden Herzabteilungen. ,,The appearence of the heart gave the impression that the beats of the ventricle were caused by those of the auricle or bulbus, while these in turn were caused by the ventricle. This was confirmed by observation of the effect of sending in a single shock either to the auricle or to the ventricle. This, if timed properly instantly arrested both chambers; its effect was not due to stimulation of the intracardiac vagus since in one of the experiments the heart was atropinised.'' Mines war der Ansicht, dass die Kontraktionswelle sich von der einen Herzabteilung nach der anderen fortpflanzte und von dort wieder längs einem anderen Teile der Atrioventrikularverbindung nach der ersten Herzabteilung zurückgehe. So solle die Erregung immer wieder herumkreisen. Objektive Data, aus welchen dieser Sachverhalt abzuleiten wäre, gibt Mines nicht. Die von ihm wiedergegebenen Kurven, die durch einfache Suspension erhalten wurden, vermögen keine nähere Auskunft hierüber zu verschaffen. Nur gibt er noch das folgende Experiment zur Erläuterung an. Von dem Herzen einer Schildkröte schneidet er den Sinus venosus ab und danach mitten aus diesem Vorhof-Kammerpräparat das Gewebe weg, so dass ein Ring übrig bleibt, der aus einem Muskelstreifen der Kammern und einem der Vorhöfe besteht, die an zwei Stellen verbunden sind. In diesem ringförmigen Herzpräparat konnte nun Mines eine Kontraktionswelle viele Male nacheinander rundkreisen lassen. Diese zirkulierende Kontraktionswelle vermochte er durch einen Reiz zum Stehen zu bringen. Die Umstände, unter welchen diese Erscheinung auftrat, waren langsame Leitung und kurzes Refraktärstadium. Mines glaubt, dass einige Fälle von paroxysmaler Tachykardie so erklärt werden können. Dieses letztere Experiment ist also nichts anderes als das bereits von Mayer und Garrey schon beschriebene Ringexperiment.

Die Meinung Mines' über das Wesen des Flimmerns ist dieselbe wie diejenige Garreys. Er gibt diese folgendermassen wieder: „The to-and-fro character of the movement in the cases of reciprocating rhythm, which I have described recalled in a curious way the appearances sometimes seen in fibrillation of the mammalian heart, with the difference that in fibrillation different portions of the muscle in a single chamber instead of separate chambers of the heart, appear to exhibit reciprocating rhythm" und weiter: „and thus that the wave being slow and short, more than one could exist at one time in a single chamber". Mines schnitt auch Ringe aus dem Vorhof von Rochen und liess durch diese eine Kontraktionswelle viele Male hindurchgehen. In „The transactions of the Royal Society of Canada" teilt Mines weitere Experimente über die „circus excitations" mit, die nichts Neues darbieten. Er wiederholt hier, dass einige Fälle von paroxysmaler Tachykardie beim Menschen dadurch erklärt werden können, dass die Erregung von den Vorhöfen die Kammern erreicht und von dort nach den Vorhöfen zurückgeht. Dies ist namentlich möglich, seitdem Stanley Kent einen zweiten Verbindungsweg zwischen den Vorhöfen und den Kammern (das rechte laterale Bündel) beschrieb. Wichtiger ist ein Experiment, das er am Schlusse kurz beschreibt. Er liess Kaninchenherzen nach Langendorffscher Methode überleben und mit einer Ringerschen Lösung durchströmen. Nun kühlte er diese Herzen ab. Wenn er dann einen Induktionsreiz direkt nach Ablauf des Refraktärstadiums applizierte, entstand in einem Teile der Experimente Kammerflimmern. Ein später verabfolgter Reiz ergab dann eine Extrasystole. Es

ist nun von Bedeutung, dass Mines durch das Ringexperiment zu diesem
Resultat gelangte. Er wusste, dass in dem Ringexperiment die Kontraktionswelle zirkulieren konnte, wenn das Refraktärstadium verkürzt und die Leitung
verzögert war. Daher reizte Mines die Kammer direkt nach Ablauf des
Refraktärstadiums und erhielt Flimmern. Von de Boer wurde das Kammerflimmern beim entbluteten Froschherzen während einer Untersuchung, die
zu anderen Zwecken angestellt wurde, nach einem Induktionsreiz oft erhalten.
Als de Boer später näher untersuchte, warum bald einmal nach einem Extrareiz Flimmern und bald wieder eine koordinierte Extrasystole entstand, fand
er, dass ein Reiz, der direkt nach Ablauf des Refraktärstadiums angewandt
wurde, Flimmern herbeiführte und ein späterer Reiz eine koordinierte Extrasystole. Er schloss hieraus, dass Flimmern unter Umständen entsteht, unter
welchen die Reizleitung verzögert und das Refraktärstadium verkürzt ist.
Während die Experimente Mines', die an einer sehr ungewöhnlichen Stelle
publiziert wurden, de Boer nicht bekannt waren, gelangte letzterer somit
auf einem anderen Wege zu übereinstimmenden Resultaten. Es ist wohl
sonderbar, dass die Theorie, zu welcher sowohl Mines als Garrey gelangten,
so sehr von derjenigen de Boers abweicht. Im Nachstehenden soll diese
letztere näher auseinandergesetzt und sollen zugleich weitere Schlüsse für
das Vorhofflimmern in der Klinik gezogen werden.

Die Hauptsache und das Neue in der Minesschen Untersuchung liegt
wohl in dem letzten Experiment dieses Forschers; jedoch hat letzterer dieses
nicht weiter verfolgt und infolgedessen für die Klinik keine neuen Gesichts-
punkte eröffnet.

Schon früher wurde bemerkt, dass William bereits 1887 sich in vagen
Ausdrücken geäussert hatte, dass das Flimmern dadurch entstehen könnte,
dass Muskelbündel, die schon zuvor kontrahiert hatten, wieder zur Kontraktion gelangten. 1919 erschien nochmals eine Mitteilung Williams. Er
unterscheidet hierin das Pseudoflimmern von dem wahren Flimmern.
Das erstere hält sofort oder bald an, wenn das Faradisieren aufhört. Echtes
Flimmern setzt sich aber bis zum Tode hin fort. Während des echten Flimmerns soll nach William „circulating excitation" bestehen und nicht während
Pseudoflimmern; hierbei sollen die Reize noch in schnellem Tempo von der
gereizten Stelle ausgehen. So hört Pseudoflimmern sofort auf, wenn die gereizte Stelle vom Rest getrennt ist. William unterscheidet verschiedene
Grade des Effektes, der nach faradischer Reizung auftritt. „Under gradually
increasing electrical fibrillation, the auricles like the ventricles show higher
and higher grades of disturbance: (1) extrasystoles, (2) regular tachycardia,
(3) irregular tachycardia, (4) pseudofibrillation and at least in certain conditions of the auricle-muscle (5) fibrillation."

William meint, dass durch Verkürzung des Refraktärstadiums und
Verlangsamung der Leitung die Erregungswelle Muskelfasern erreicht, die

wieder zur Kontraktion kommen, nachdem sie zuvor schon kontrahiert waren. So entstehen nichtkoordinierte fibrilläre Kontraktionen.

Schliesslich ist hier noch die Untersuchung Levys zu erwähnen. Dieser untersuchte mit dem Saitengalvanometer das Flimmern nach faradischer Reizung. Er erhielt ebenfalls Flimmern nach intravenöser Adrenalininjektion unter leichter Chloroformnarkose. Chloroform begünstigt aber nicht das Auftreten von Flimmern der Kammer nach Faradisierung. In seinen Folgerungen schliesst Levy sich der Theorie Garreys und Mines' an, die das Bestehen multipler circus excitations in einer Herzabteilung während des Flimmerns annehmen.

Während Garrey und Mines auf dem Ringexperiment Mayers ihre Theorie der multiplen circus excitations aufbauten, gelangte de Boer auf einem ganz anderen Wege zu der Ansicht, dass während des Flimmerns einer Herzabteilung nicht mehrere circus excitations nebeneinander bestehen, sondern dass ein Kreisen der Erregung vorliegt, und zwar ein ruckweises. Dies ist somit eine ganz neue Theorie, die sich prinzipiell von den vorhergehenden unterscheidet. Hier sei schon gleich bemerkt, dass de Boer durch nicht in seiner Macht liegende Umstände nicht imstande war, die einschlägige Literatur zu Rate zu ziehen, so dass er bei seinen ersten Publikationen die Arbeiten Garreys und Mines nicht kannte. Die Experimente Mines waren ihm auch dadurch unbekannt geblieben, weil dieser in ,,The Journal of Physiology" mitten in einer Herzpublikation mit einem anderen Titel nur ein paar Seiten dem Flimmern widmete und eine weitere kurze Mitteilung in der Royal Society of Canada gemacht hatte. De Boer gelangte also, unbekannt mit dem Ringexperiment, auf einem ganz anderen Wege zu der Ansicht, dass ein Reiz in einem geschlossenen Muskelsystem zirkulierend bleiben kann. Obwohl somit diese Auffassung nicht neu war, war die Flimmertheorie de Boers völlig neu.

Wenn Rothberger in einer Übersicht in der Klinischen Wochenschrift, die übrigens auch in vielen anderen Hinsichten zur Opposition anregt, sagt, dass die Theorie de Boers nichts Neues enthalte, dann erhellt hieraus, dass Rothberger die Arbeiten Mines' und de Boers nicht hinreichend kannte. Übrigens beginnt das Referat Rothbergers mit der Mitteilung, dass das Flimmern aus einer regelmässigen Tachysystolie bestehe und damit endigt es auch. Was dazwischen ausgeführt wird, dient nur dazu, deutlich zu machen, dass diese Tachysystolie vorhanden ist. Aus diesem Grunde wird denn auch die experimentelle Arbeit Lewis', die von Rothberger ohne jede Kritik akzeptiert wird, in den Vordergrund gestellt, weil Rothberger darin eine Stütze für seine Auffassung der Tachysystolie sucht.

Verschiedene Beobachtungen, die von de Boer während der letzten 8 Jahre bei seiner experimentellen Herzuntersuchung gemacht wurden, führten ihn zum Aufstellen seiner Theorie. Während einer Untersuchung, die er 1914 über die Elektrogramme der Kammerextrasystolen beim Froschherzen ausführte, sah er beim entbluteten Froschherzen wiederholt nach einem Induktionsreiz Kammerflimmern entstehen. Damals wurde diese Erscheinung von ihm nicht weiter untersucht. Eine zweite von ihm gemachte Beobachtung sollte später auch für seine Flimmeruntersuchung von Bedeutung werden. Er fand nämlich, dass in einem bestimmten Stadium der Vergiftung des Froschherzens mit Digitalis missbildete fraktionierte Kammersystolen entstehen. Der metabole Zustand des Kammermuskels hat dann stark gelitten, so dass neben der allgemeinen Verzögerung der Reizleitung durch die Kammer die Fortleitung der Erregung lokal gestört ist. Dann treten die missbildeten fraktionierten Kammersystolen zutage. Diese entstehen in der folgenden Weise: In dem Augenblicke, wo ein Sinusimpuls die Kammer erreicht, ist der metabole Zustand des Kammermuskels infolge der Einwirkung einer toxischen Dosis Digitalis noch schlecht. Daher kommt nur ein Teil des Kammermuskels zur Kontraktion und kann die Erregung nicht weiter in die Kammer durchdringen, weil der übrige Teil noch refraktär ist. Jedoch derjenige Teil des Kammermuskels, der in Kontraktion ist, kann, solange dieser Kontraktionszustand andauert, noch eine Erregung aussenden. Wenn dann der Kontraktionszustand in diesem ersten Teile einige Zeit gedauert hat, ist ein nächst benachbarter Teil des Kammermuskels reizbar geworden. Von dem kontrahierenden Teile aus wird dieser dann zur Kontraktion gebracht. So gelangt also mit einem verlängerten latenten Stadium ein zweiter Teil des Kammermuskels zur Kontraktion. Auf gleiche Weise kann auch ein dritter Teil des Kammermuskels nach einem verlängerten latenten Stadium zur Kontraktion kommen. In dieser Weise kann also die Erregung in dem Kammermuskel ruckweise einen Umlauf ausführen. Der Umlauf durch den Kammermuskel wird somit in Etappen zurückgelegt [1]).

Der Kammermuskel unterscheidet sich von den Skelettmuskeln dadurch, dass jeder Teil, der sich kontrahiert, während längerer Zeit im Kontraktionszustand verharrt. Beim Skelettmuskel bleibt jeder Muskelteil viel kürzere Zeit im Kontraktionszustand. Wenn nun der metabole Zustand des Kammermuskels verschlechtert ist, kann sich die Erregung verlangsamt und ruckweise fortpflanzen; denn wenn erst ein Teil der Kammer kontrahiert, kann sich die Erregung weiter fortpflanzen, solange dieses Stück kontrahiert st. Endigt nun das Refraktärstadium eines benachbarten Teiles, während das erste Stück noch im Kontraktionszustande verharrt, dann bringt die

---

[1]) Diese Erklärung wurde 1916 und 1917 von mir publiziert. (Siehe Literaturverzeichnis Nr. 45 und 47.

Erregung nach einem verlängerten latenten Stadium diesen zweiten Teil zur
Kontraktion. So kann also die Erregung in Etappen durch die Kammer kreisen[1]).

Die lokalen Leitungsstörungen haben in den aufsteigenden Kurven-

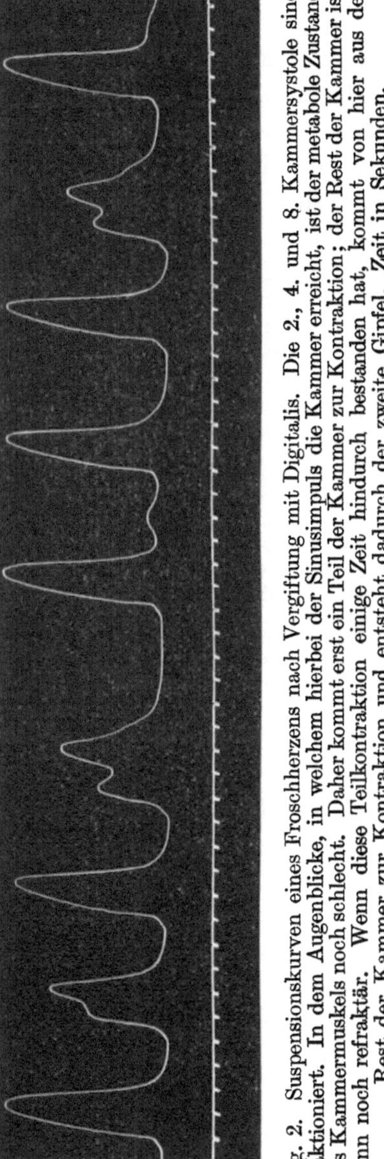

Fig. 2. Suspensionskurven eines Froschherzens nach Vergiftung mit Digitalis. Die 2., 4. und 8. Kammersystole sind fraktioniert. In dem Augenblicke, in welchem hierbei der Sinusimpuls die Kammer erreicht, ist der metabole Zustand des Kammermuskels noch schlecht. Daher kommt erst ein Teil der Kammer zur Kontraktion; der Rest der Kammer ist dann noch refraktär. Wenn diese Teilkontraktion einige Zeit hindurch bestanden hat, kommt von hier aus der Rest der Kammer zur Kontraktion und entsteht dadurch der zweite Gipfel. Zeit in Sekunden.

Fig. 3. Suspensionskurven eines Froschherzens nach Vergiftung mit Digitalis. Die 4., 6., 20. und 22. Kurve sind fraktioniert. Infolge des schlechten metabolen Zustandes durchläuft hierbei die Erregung die Kammer in Etappen. Dadurch entstehen Einknickungen in der aufsteigenden und neue Hebungen in der absteigenden Kurvenlinie. Zeit in Sekunden. (Siehe auch die Unterschrift von Fig. 2.)

linien Einknickungen, in den Dilatationslinien neue Steigungen zur
Folge, so dass in diesem letzteren Falle zweigipfelige Kurven entstehen.

Beispiele dieser missbildeten fraktionierten Systolen finden wir in Fig. 2
und 3 wiedergegeben.

---

[1]) Siehe auch Fig. 16.

Während dieser fraktionierten Systolen kann man mit dem blossen Auge wahrnehmen, dass sich die Kontraktionswelle schraubenförmig durch die Kammerwand fortpflanzt. Dies kann man daran feststellen, dass sich das Blut jedesmal von dem einen noch nicht kontrahierenden Teile des Ventrikels nach einem anderen fortbewegt. Diese mit Blut gefüllten schlaffen Ventrikelteile wölben sich hernienartig hervor und man sieht dann auch am besten die ebenfalls schraubenförmige Verlagerung dieser hernienartigen Hervorwölbung. Diese Auffassung über das Entstehen der missbildeten fraktionierten Kammersystolen wurde später durch die Registrierung der Elektrogramme durchaus bestätigt. In Fig. 4 sind die Elektrogramme von

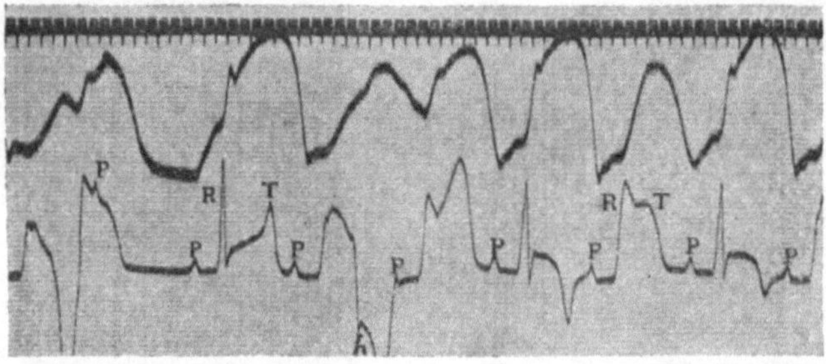

Fig. 4. Suspensionskurven und Elektrogramme eines Froschherzens nach Vergiftung mit Digitalis. Die 1. und 3. Kurve sind fraktioniert. Bei der ersten Kurve wird zunächst die Basis elektronegativ, dann die Spitze und schliesslich wieder die Basis. Bei der dritten Kurve wird erst die Basis elektronegativ und danach die Spitze. Die apikale Negativität ergibt einen Ausschlag nach unten, die basale nach oben. In dem dritten Elektrogramm dauert während der apikalen Negativität die basale noch fort. Hierdurch wird die Samojloffsche Hacke (h) aus der apikalen Negativität herausgeschnitten. Am Ende weist diese Aufnahme einen Kammeralternans auf. Während der kleinen Alternanskurven kontrahiert nur die Basis, während der grossen Alternanskurven ist die Reizleitung verzögert (verbreiterter R-Ausschlag, negativer T-Ausschlag). Zeit in ⅕ Sek.

solchen fraktionierten Kammersystolen wiedergegeben. Diese Kurvenreihe wurde 25 Minuten nach der Injektion von 14 Tropfen Digitalisdialysat unter die Schenkelhaut aufgenommen. Die erste Kammerkurve besteht aus zwei Teilen: erst steigt die Suspensionskurve bis zu einer gewissen Höhe an und zu Beginn der Dilatationslinie entsteht eine zweite Erhebung. Die Kontraktion des Kammermuskels erfolgt also in zwei Etappen. Die Elektrogrammkurve bestätigt diese Erklärung voll und ganz. Wir sehen diese nämlich beginnen mit einer Negativität der Basis; dann wird die Kammerspitze negativ und schliesslich die Basis der Kammer wieder negativ. Die dritte Kammerkurve kommt in zwei Etappen zustande. Wir sehen an dem Elektrogramm, dass die Kontraktion anfängt in der Basis. Während nun die Basis schon einige Zeit kontrahiert ist, pflanzt sich die Erregung plötzlich nach der Spitze fort. Namentlich das Elektrogramm dieser Kammerkurven liefert uns den Beweis, dass sich die Erregung, solange ein Teil des Kammermuskels kontrahiert ist, noch nach benachbarten Gebieten fortpflanzen kann. Wir sehen hier ja schon einige Zeit den Kontraktionszustand in der Kammerbasis fortdauern, und ehe die Basiskontraktion abgelaufen ist, dringt die Erregung in die Kammerspitze durch, so dass ein Teil der Basiskontraktion noch mit der Kontraktion der Spitze zusammenfällt. (Hierdurch entsteht die sog. Samojloffsche Hacke.)

Diese Beobachtungen sollten später die Grundlage bilden, auf welcher die Theorie des Flimmerns aufgebaut wurde. Dieses Problem wurde aber erst systematisch in Angriff genommen, als de Boer 1918 seine Alternansuntersuchungen bei dem entbluteten Froschherzen durch das Erzeugen einer Extrasystole der Kammer fortsetzte. Er sah hierbei so häufig nach einem Induktionsreiz Kammerflimmern auftreten, dass er sich entschloss, zu unter-

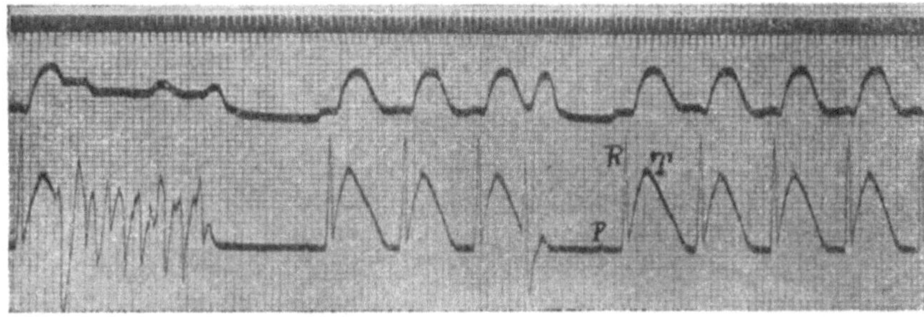

Fig. 5. Suspensionskurven und Elektrogramme (untere Kurve) eines Froschherzens nach der Entblutung (Ableitung Apex-Vorhöfe). Während der ersten Kurve wird eben über dem Gipfel des T-Ausschlages ein Extrareiz in der Atrioventrikularfurche verabfolgt, worauf die Kammer zu flimmern beginnt. Wenn während der dritten Kurve des wieder aufgenommenen normalen Rhythmus nach dem Flimmern der Extrareiz an derselben Stelle und mit gleicher Stärke gegen Ende des T-Ausschlages wiederholt wird, also später in der Kammerperiode, entsteht eine gewöhnliche Extrasystole der Kammer, worauf eine kompensatorische Pause folgt. Zeit in $^1/_5$ Sek.

suchen, warum bald nach einem Induktionsreiz eine koordinierte Extrasystole folgte und bald Kammerflimmern.

Hierbei stellte sich nun heraus, dass in einem gewissen Zeitraum nach dem Entbluten nach einem Induktionsreiz Kammerflimmern folgte, wenn dieser Reiz direkt nach Ablauf des Refraktärstadiums appliziert wurde. Dagegen folgte eine koordinierte Extrasystole, wenn der Induktionsreiz in einem späteren Zeitpunkt der Kammerperiode verabfolgt wurde. Ein Beispiel dieser Experimente finden wir in Fig. 5. Nach der ersten Kammersystole wurde der Kammer ein Induktionsreiz verabfolgt, oben in der Dilatationslinie. Nun entsteht Kammerflimmern, das in den Elektrogrammen in untereinander ungleichen Ausschlägen in einem unregelmässigen Tempo zum Ausdruck kommt.

Wenn nach der dritten Kammersystole, nach der postundulatorischen Pause, der gleich starke Induktionsreiz an derselben Stelle, doch viel später in der Kammerperiode, und zwar gegen das Ende der Dilatationslinie appliziert wird, so entsteht eine vollkommen koordinierte Systole der Kammer. Es ist nun merkwürdig, dass nur während eines bestimmten Zeitraumes nach der Entblutung dieses Experiment gelingt. Bald einmal konnte de Boer 10 Minuten nach dem Entbluten durch einen Induktionsreiz Kammerflimmern

hervorrufen, bald wieder dauerte es 1¹/₂ Stunden nach dem Entbluten, ehe
diese Erscheinung zu erzeugen war. Stets konnte er dann während einer
bestimmten Zeit, z. B. 15 Minuten lang, immer wieder durch einen Induktionsreiz Flimmern herbeiführen. Dann aber war es plötzlich aus und konnte
durch einen Induktionsreiz die Kammer nicht mehr zum Flimmern angeregt
werden.

Wir halten also fest, dass während einer bestimmten Zeit nach
dem Entbluten durch einen Induktionsreiz Kammerflimmern
hervorzurufen ist; nicht vorher, aber auch nicht nachher. Ferner
lehrte die Erfahrung de Boer, dass sich zu diesem Experiment am besten

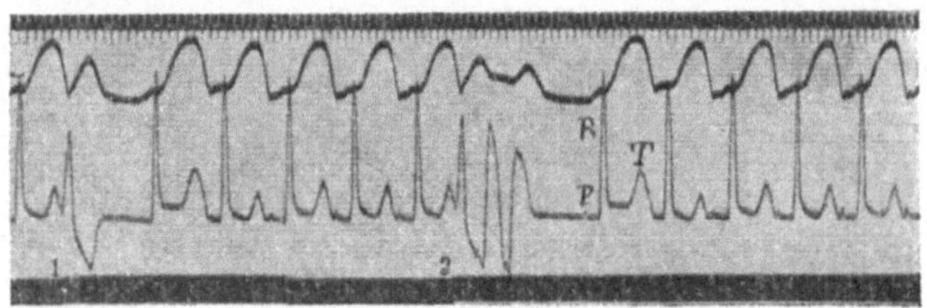

Fig. 6. Suspensionskurven und Elektrogramme (Ableitung Apex-Vorhöfe) eines Froschherzens
nach der Entblutung. Bei 1 wird ein Extrareiz in der Atrioventrikularfurche verabfolgt gegen
das Ende des T-Ausschlages, worauf eine Extrasystole der Kammer entsteht. Bei 2 wird der
Extrareiz an derselben Stelle wiederholt, doch etwas früher in der Kammerperiode. Nun
entsteht eine fraktionierte Kammersystole, die in der Suspensionskurve mit drei Ausschlägen
zum Ausdruck gelangt. Ihnen entsprechen drei positive und zwei negative Elektrogrammausschläge. Zeit in ¹/₅ Sekunden.

Frösche eignen, die nicht zu lange im Laboratorium bewahrt sind. Bei erst
frisch angekommenen Fröschen war das Kammerflimmern auf diese Weise
immer am besten zu erzeugen. Die Ursache dieses Umstandes wird uns deutlich, wenn wir das Wesen des Flimmerns besser kennen gelernt haben. Auch
für die Therapie des Vorhofflimmerns in der Klinik sind diese Tatsachen
von Bedeutung. Wir kommen hierauf also zurück, wenn wir die Therapie
näher besprechen. Zu einer Erklärung betreffs des Wesens des Flimmerns
führte die folgende Beobachtung. In einem Teil der Experimente entstand
nach einem Induktionsreiz ein kurzdauerndes Flimmern, welches aus zwei
bis drei Ausschlägen der Suspensionskurve bestand. Ein Beispiel solch eines
kurzdauernden Flimmerns sehen wir in Fig. 6. Bei 2 empfängt die Kammer
einen Induktionsreiz, worauf die Suspensionskurve 3 Ausschläge in einem
beschleunigten Tempo zeigt. In dem Elektrogramm sehen wir 3 Ausschläge
nach oben und 2 nach unten. Nach dem Induktionsreiz bei 1, der etwas später
in der Kammerperiode verabfolgt wurde, war eine vollständige Kammer-
extrasystole entstanden. Wenn wir nun das Elektrogramm des kurzdauernden
Flimmerns, welches nach dem Induktionsreiz bei 2 entstand, mit der missbildeten, fraktionierten Systole von Fig. 4 vergleichen, so ist die Form dieselbe (man beachte, dass die Fallgeschwindigkeit der Platte in Fig. 4 grösser

war als in Fig. 6). Das kurzdauernde Flimmern von Fig. 6 ist denn auch nichts anderes als eine missbildete, fraktionierte Extrasystole. Nach dem Induktionsreiz bei 2 hat deshalb die Erregung den Kammermuskel in drei Etappen durchlaufen, weil der Extrareiz die Kammer sofort nach Ablauf des Refraktärstadiums traf. In diesem Augenblick hat sich der Kammermuskel nach der vorangehenden Systole nur noch schlecht erholt. Dadurch ist in jenem Augenblick die Kontraktilität gering und wird die Erregung langsam und mangelhaft durch die Kammer fortgeleitet. Direkt nach dem Induktionsreiz gelangt ein Teil des Kammermuskels dicht bei der Reizelektrode zur Kontraktion; der Rest desselben ist dann noch refraktär. Nach einiger Zeit, während der erste Teil noch kontrahiert, endigt das Refraktärstadium eines angrenzenden Teiles des Kammermuskels und bringt die Erregung vom ersten Teile aus auch diesen zur Kontraktion. So kommt ein zweiter Teil des Kammermuskels mit einem verlängerten latenten Stadium zur Kontraktion. Auf gleiche Weise gelangt von dem zweiten Teil, ebenfalls mit einem verlängerten latenten Stadium, ein dritter Teil des Kammermuskels zur Kontraktion. So durchläuft also die Erregung den Kammermuskel stossweise in drei Etappen. Indem de Boer hiervon ausging und also indirekt von den deformierten, fraktionierten Kammersystolen, welche nach Vergiftung mit Digitalis auftreten, gelangte er zu einer neuen Erklärung des Flimmerns. Wenn nämlich nach einem Induktionsreiz die Erregung die Kammer in Etappen durchläuft, dauert ein solcher Umlauf lange. Wenn dann die Erregung wieder beim Ausgangspunkt zurückgelangt ist, so ist das Refraktärstadium der ersten Etappe schon beendigt. (Die Kontraktilität war ja in dem Augenblicke des Induktionsreizes gering, so dass eine kleine Kontraktion mit einem kurzdauernden Refraktärstadium entstand.) Daher kreist die Erregung zum zweiten Male herum und wieder wird der Weg durch den Kammermuskel in Etappen zurückgelegt. So geht dies weiter, bis die Erregung auf ein refraktäres Gebiet stösst und dann nicht weiter gelangen kann. Soll also Kammerflimmern entstehen, dann müssen **im Moment des Entstehens** zwei Bedingungen erfüllt werden: 1. das Refraktärstadium muss verkürzt sein; 2. die Reizleitung durch die Kammer muss mangelhaft sein.

Laut dieser Theorie besteht also jede kleine Kontraktion während des Flimmerns aus einer teilweisen Kontraktion (einer Etappe), die im Elektrogramm durch einen Ausschlag repräsentiert wird. Wir haben somit während des Flimmerns mit einer Aneinanderreihung von Teilkontraktionen durch die ruckweise zirkulierende Erregung zu tun. Dies ist eine völlig neue Theorie, die prinzipiell von den vorhergehenden Theorien abweicht. Ich betone dies ausdrücklich, weil Rothberger, offenbar infolge unzulänglichen Verständnisses dieser Theorie, konstatieren zu müssen glaubte, dass dieselbe nicht neu sei. Wer diese Theorie vorher mitgeteilt haben soll, darauf bleibt Rothberger die Antwort schuldig. Ich brauche hier nicht daran zu erinnern, dass die letzte Theorie von Rothberger und Winterberg, nämlich die Theorie der Tachysystolie, mit de Boers Theorie unvereinbar ist. Übrigens wird es wohl wenige geben, die glauben, dass ein und dasselbe Muskelgebiet 3500 mal pro Minute kontrahieren kann, wie Rothberger und Winterberg annehmen. Im Lichte der Theorie de Boers ist es auch deutlich, wann fein- und wann grobschlägiges Flimmern entsteht. Wenn die Anzahl Etappen während eines Umlaufes der Erregung gross ist, entsteht feinschlägiges Flimmern; wenn die Etappenzahl während eines Umlaufes klein ist, grobschlägiges Flimmern. Ausserdem wird feinschlägiges Flimmern wieder in grobschlägiges verändert, wenn der Reiz langsamer fortgeleitet wird, während die Anzahl Etappen eines Umlaufes gleich bleibt. De Boers Theorie unterscheidet sich also darin von der ersten Theorie Engelmann-Winterbergs, dass diese Forscher gesonderte Kontraktionsherde in einer flimmernden Herzabteilung annahmen, die gleichzeitig und unabhängig voneinander funktionieren, während nach de Boers Theorie während des Flimmerns teilweise Kontraktionen nacheinander entstehen und durch die ruckweise kreisende Erregung zusammenhängen. Mines und Garrey dagegen nahmen an, dass während des Flimmerns mehrere durch Block voneinander getrennte circus excitations in einer Herzabteilung bestehen.

Wir legen uns nun die Frage vor, warum auf einen direkt nach Ablauf des Refraktärstadiums angewandten Induktionsreiz allein während einer bestimmten Zeit nach der Verblutung Kammerflimmern entsteht. Die Ursache hiervon liegt in dem Umstande, dass der metabole Zustand des Kammermuskels erst bis zu einem bestimmten Grade verschlechtert sein muss, wenn ein, direkt nach Ablauf des Refraktärstadiums applizierter Induktionsreiz Kammerflimmern verursachen soll. In einem kürzeren Zeitraum nach der Entblutung ist der metabole Zustand des Kammermuskels noch nicht so weit verschlechtert, dass nach einem Induktionsreiz die Erregung ruckweise durch die Kammer kreist, sondern dann breitet sich die Erregung mehr nach allen Richtungen aus, so dass das Resultat eine koordinierte Extrasystole ist. In einem späteren Zeitpunkt nach der Entblutung aber ist der metabole Zustand nun so viel schlechter, dass kein Kammerflimmern mehr auftritt. Dann entsteht durch einen direkt nach Ablauf des Refraktärstadiums angewandten Induktionsreiz eine **teilweise Kontraktion.** Dann kommt nämlich allein derjenige Teil des Kammermuskels zur Kontraktion, der sich dicht bei der Reizelektrode befindet. Die Erregung pflanzt sich in diesem Falle nicht weiter fort. Für das Entstehen von Flimmern der Kammer infolge eines Induktionsreizes muss daher zuvor der metabole Zustand des Kammermuskels verschlechtert sein. Diese Verschlechterung muss nicht zu weit gegangen sein, aber andererseits auch nicht unterhalb eines gewissen Grades bleiben, so dass also allein ein vorangehender mittlerer Grad von Verschlechterung des Kammermuskels für das Entstehen von Kammerflimmern günstig ist. Dieser Umstand scheint mir für die Pathologie und Therapie des Flimmerns nicht ohne Bedeutung zu sein. Hierauf komme ich aber in einem folgenden Kapitel zurück. (Kapitel X b, Seite 114.)

In gleicher Weise wie bei der Kammer, kann man auch Vorhofflimmern beim Froschherzen erzeugen. Die Kammer pulsiert dann in einem unregelmässigen Tempo.

Nachdem de Boer das Wesen des Flimmerns studiert hatte, wurden weitere Experimente über die Ursache des Flimmerns ausgeführt. Es stellte sich nun bei dieser Fortsetzung der Untersuchung heraus, dass für das Zustandekommen von Kammerflimmern eine direkte Reizung dieser Herzabteilung nicht einmal erforderlich ist. Wenn nämlich gleich nach Ablauf des Refraktärstadiums eine Erregung die Kammer erreicht, entsteht das Kammerflimmern ebenfalls, vorausgesetzt, dass der metabole Zustand des Kammermuskels hinreichend verschlechtert ist. Wir können auf verschiedene Weise bewerkstelligen, dass eine Erregung die Kammer von den Vorhöfen aus direkt nach Ablauf des Refraktärstadiums erreicht. Zunächst können wir den Vorhöfen zu Beginn der reizbaren Periode einen Induktionsreiz applizieren. Nach der so erzeugten Extrasystole der Vorhöfe pflanzt sich die Erregung längs den atrioventrikulären Verbindungssystemen nach der Kammer fort. Diese Erregung kann allein dann die Kammer gleich nach Ablauf des Refraktärstadiums erreichen, wenn die Vorhöfe so früh wie möglich gereizt werden. Ein Beispiel möge dies näher erläutern. In Fig. 7 sind die Suspensionskurven der Kammer (V) und der Vorhöfe (A) eines Froschherzens abgebildet, 15 Minuten nach der Verblutung. Zwischen den Kurven von 7 a und 7 b sind zwei Herzperioden ausgefallen. Beim Ausschlage des Signals in 7 a empfangen die Vorhöfe einen Induktionsreiz nach Ablauf der Dilatation dieser Herzabteilungen. Dadurch wird eine Extrasystole der Vorhöfe herbeigeführt. Die Erregung erreicht hiernach die Kammer am Ende der Diastole (also in einem Augenblick, in welchem das Refraktärstadium der Kammer schon einige Zeit abgelaufen ist), so dass dadurch eine verfrühte Kammersystole entsteht. Danach nehmen die Vorhöfe und die Kammer ihren gewöhnlichen Rhythmus wieder auf. In Fig. 7 b dagegen werden die Vorhöfe im Anfange der reizbaren Periode bei dem ersten Signalausschlag gereizt, wodurch eine Extrasystole der Vorhöfe entsteht. Dann erreicht die Erregung die Kammer bereits in der Mitte der Diastole, also sofort nach Ablauf des Refraktärstadiums. Statt einer verfrühten Kammersystole entsteht nun ein unregelmässiges Flimmern dieser Herzabteilung, worauf eine postundulatorische Pause folgt. Während dieses Kammerflimmerns pulsieren die Vorhöfe regelmässig weiter; nach der Extrasystole der Vorhöfe entsteht die

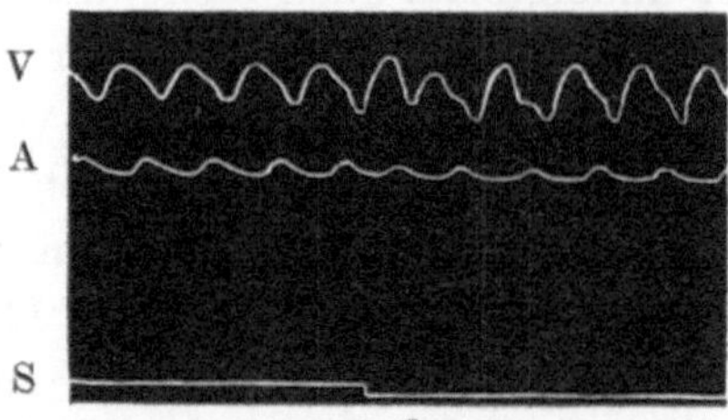

Fig. 7a. Suspensionskurven der Kammer (obere Kurven V) und der Vorhöfe (A) eines Froschherzens. Beim Ausschlage des Signals empfangen die Vorhöfe nach dem Ende der Diastole
einen Reiz, worauf eine Extrasystole der Vorhöfe entsteht. Die Erregung erreicht hierauf die
Kammer am Ende der Diastole (also in einem Augenblick, wo das Refraktärstadium der Kammer
schon einige Zeit abgelaufen ist), so dass dadurch eine verfrühte Kammersystole entsteht.

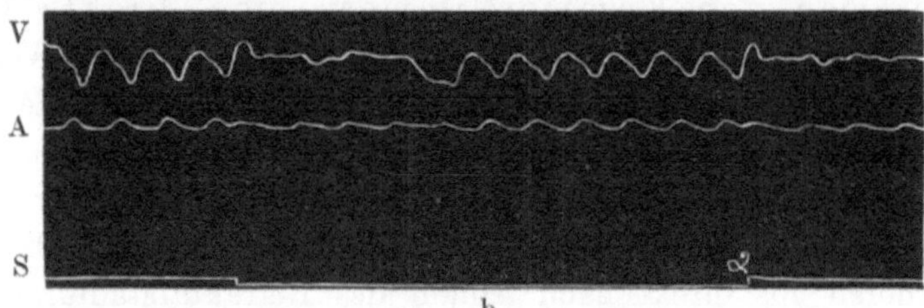

Fig. 7b. Bei dem ersten Signalausschlag werden die Vorhöfe zu Anfang der reizbaren Periode
gereizt, wodurch eine Extrasystole der Vorhöfe entsteht. Danach erreicht die Erregung die
Kammer schon in der Mitte der Diastole, direkt nach Ablauf des Refraktärstadiums. Statt
einer verfrühten Kammersystole entsteht nun ein unregelmässiges Flimmern. Während dieses
Flimmerns schlagen die Vorhöfe regelmässig weiter. Bei 2 werden die Vorhöfe aufs neue
im Beginne der reizbaren Periode gereizt. Durch diese indirekte Reizung entsteht wieder
Kammerflimmern.

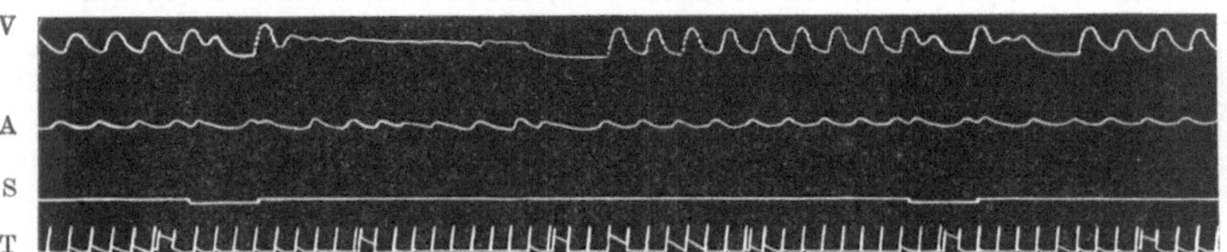

Fig. 8. Suspensionskurven vom Ventrikel (V) und von den Vorhöfen (A) eines entbluteten
Froschherzens. Beim ersten Ausschlage des Signals erhalten die Vorhöfe einen Induktionsreiz,
worauf eine Extrasystole dieser Herzabteilungen entsteht, der eine verfrühte Kammersystole
folgt. Nun wird der Reiz nach der folgenden Vorhofsystole wiederholt, und zwar so früh wie
möglich in der reizbaren Periode. Hierauf entsteht eine Extrasystole der Vorhöfe. Die Erregung,
welche dann nach der Kammer weitergeleitet wird, bringt die letztere eine Zeit lang zum Flimmern.
Während dieses Kammerflimmerns weisen die Vorhofkurven einige Unregelmässigkeiten auf,
die offenbar durch interkurrente, in retrograder Richtung von der Kammer nach den Vorhöfen
fortschreitende Erregungen verursacht werden. Hierdurch werden die Vorhöfe dann und wann
zu einer Extrasystole angeregt. Beim vierten Ausschlage des Signals werden die Vorhöfe aufs
neue während einer postkompensatorischen Systole gereizt; doch nun trifft der Reiz die Vorhöfe etwas später als das vorige Mal. Danach entsteht ein kurzdauerndes Kammerflimmern.
Zeit in Sekunden.

gewöhnliche kompensatorische Pause und danach nehmen die Vorhöfe wieder ihr regelmässiges Schlagtempo auf [1]).

Bei 2 werden die Vorhöfe nochmals zu Anfang der reizbaren Periode gereizt. Nach dieser Extrasystole der Vorhöfe geht die Kammer nach Ablauf des gewöhnlichen A-V-Intervalles wieder prompt zum Flimmern über. Wir haben es bei diesem Experiment mit viel verwickelteren Verhältnissen zu tun als bei den Experimenten mit direkter Reizung der Kammer. In diesem letzteren Falle ist nach einigem Suchen der Augenblick, der direkt nach Ablauf des Refraktärstadiums der Kammer folgt, leicht zu bestimmen. Bei den Experimenten, die wir jetzt beschreiben, gelingt dies nicht so leicht. Zunächst nämlich muss der Augenblick bestimmt werden, in welchem das Refraktär-stadium der Vorhöfe endigt; aber ferner hängt das Gelingen des Experiments noch von zwei anderen Faktoren ab:

1. Von der Geschwindigkeit, mit welcher die Erregung von der gereizten Stelle auf den Vorhöfen nach der Kammer fortschreitet;

2. Von der Dauer des Refraktärstadiums der Kammer. Allein dann, wenn die Verhältnisse derartig sind, dass die Erregung die Kammer unmittelbar nach Ablauf des Refraktärstadiums erreicht, geht letztere zum Flimmern über.

Im allgemeinen erreicht nach einer Extrasystole der Vorhöfe die Er-regung die Kammer zu spät für das Entstehen von Kammerflimmern. Nun kann man jedoch das Experiment mit besserem Erfolg ausführen. Es ist nämlich bekannt, dass die Dauer der postkompensatorischen Systole grösser ist als diejenige der periodischen Systolen. Mit dieser längeren Dauer geht ein länger dauerndes Refraktärstadium Hand in Hand. Wenn man also zu Anfang einer postkompensatorischen Systole den Vorhöfen so früh wie möglich in der reizbaren Periode einen Induktionsreiz verabfolgt, wird das Experiment besser gelingen. In der Tat kann man so durch indirekte Reizung die Kammer leichter zum Flimmern bringen. Ein Beispiel hiervon sehen wir in Fig. 8. Hier wird beim ersten Ausschlage des Signals durch einen Induktionsreiz eine Extrasystole der Vorhöfe erzeugt, worauf eine verfrühte Kammersystole folgt. Nun wird der Reiz beim zweiten Signalausschlag oben in der Dilatations-linie der folgenden Vorhofsystole wiederholt, wonach eine Extrasystole der Vorhöfe folgt. Die Erregung, welche danach die Kammer erreicht, bringt letztere eine Zeitlang zum Flimmern. Während dieses Kammerflimmerns pulsieren die Vorhöfe unregelmässig, offenbar verursacht durch interkurrente Erregungen, die sich in retrograder Richtung von der Kammer nach den Vorhöfen fortpflanzen. Hierdurch werden die letzteren in unregelmässigen Zeitpunkten zu Extrasystolen angeregt. Dass wirklich diese Vorhofsystolen durch in retrograder Richtung fortgeleitete Erregungen entstehen, ist aus

---

[1]) Die Vorhofkurven sind während des Kammerflimmerns kleiner geworden. Dies wird durch die infolge des Kammerflimmerns veränderten mechanischen Verhältnisse der Regi-strierung verursacht.

den Elektrogrammkurven von Fig. 9 ersichtlich. Bei dem vierten Ausschlag des Signals in Fig. 8 werden die Vorhöfe aufs neue während einer postkompensatorischen Systole gereizt; nun entsteht nach der Vorhofextrasystole ein kurzdauerndes Flimmern, das nichts anderes ist als eine fraktionierte Kammersystole. In Fig. 9 wurden gleichzeitig die Elektrogramme registriert und nun zeigte sich hierbei, dass die Vorhofsystolen, welche während des Flimmerns in einem unregelmässigen und beschleunigten Tempo auftreten, von der flimmernden Kammer aus durch Impulse verursacht werden, die in retrograder Richtung nach den Vorhöfen zurückgeleitet werden. Nach dem Induktionsreiz, der den Vorhöfen bei 2 verabfolgt wird, entsteht indirekt Kammerflimmern[1]). Während dieses Kammerflimmerns treten in beschleunigtem und unregelmässigem Tempo Systolen der Vorhöfe auf. Die Elektrogramme derselben gehen in denjenigen des Flimmerns verloren, ausser demjenigen der letzten Vorhofsystole, die sofort nach Ablauf des Kammerflimmerns entsteht. Wir sehen nun, dass dieser Vorhofsystole ein negativer P-Ausschlag (bei dem Pfeilchen ↗) vorangeht, der dadurch entsteht, dass die Erregung die Vorhöfe in retrograder Richtung durchläuft. Wir dürfen also wohl annehmen, dass auch einige der anderen Vorhofsystolen während des Kammerflimmerns derselben Ursache ihre Entstehung zu verdanken haben.

Merkwürdig sind auch die Kurven der mittleren und unteren Aufnahme, die einem anderen entbluteten Froschherzen entlehnt sind. Die Reizelektrode war auch hier an den Vorhöfen angebracht. In der mittleren Kurvenreihe wurde zu verschiedenen Zeitpunkten den Vorhöfen ein Induktionsreiz verabfolgt. Nach den derart erzeugten Extrasystolen der Vorhöfe erreichte somit die Erregung die Kammer an verschiedenen Zeitpunkten der Kammerperiode. Wenn die Erregung die Kammer in einem späteren Zeitpunkte der Kammerperiode erreichte, war der Kammermuskel besser erholt, als wenn die Kammer früher durch die Erregung getroffen wurde. Diese bessere Erholung hatte zur Folge, dass die Kammersystole, welche auf die Erregung folgte, grösser war und dass die Erregung sich während dieser Kammersystole schneller durch die Kammer fortpflanzte. Eine in einem früheren Zeitpunkt auftretende Kammersystole war also kleiner infolge der mangelhafteren Erholung, während die Erregung sich dann langsamer durch die Kammer fortpflanzte. Die Grösse der Kammersystolen können wir unmittelbar von den Suspensionskurven ablesen. Über die Geschwindigkeit der Reizleitung durch die Kammer geben uns die Kammerelektrogramme näher Auskunft. Aus einer früheren Mitteilung von de Boer wissen wir, dass durch eine Verlangsamung der Reizleitung durch die Kammer: 1. die Breite der R-Ausschläge zunimmt;

---

[1]) Den Augenblick, in welchem der Induktionsreiz die Vorhöfe trifft, kann man aus den Elektrogrammkurven ersehen, die dann eine Lücke aufweisen. Diese letztere entsteht infolge von sich einschleichenden Stromschleifen, wodurch die Saite während eines kurzen Augenblickes wegschlägt.

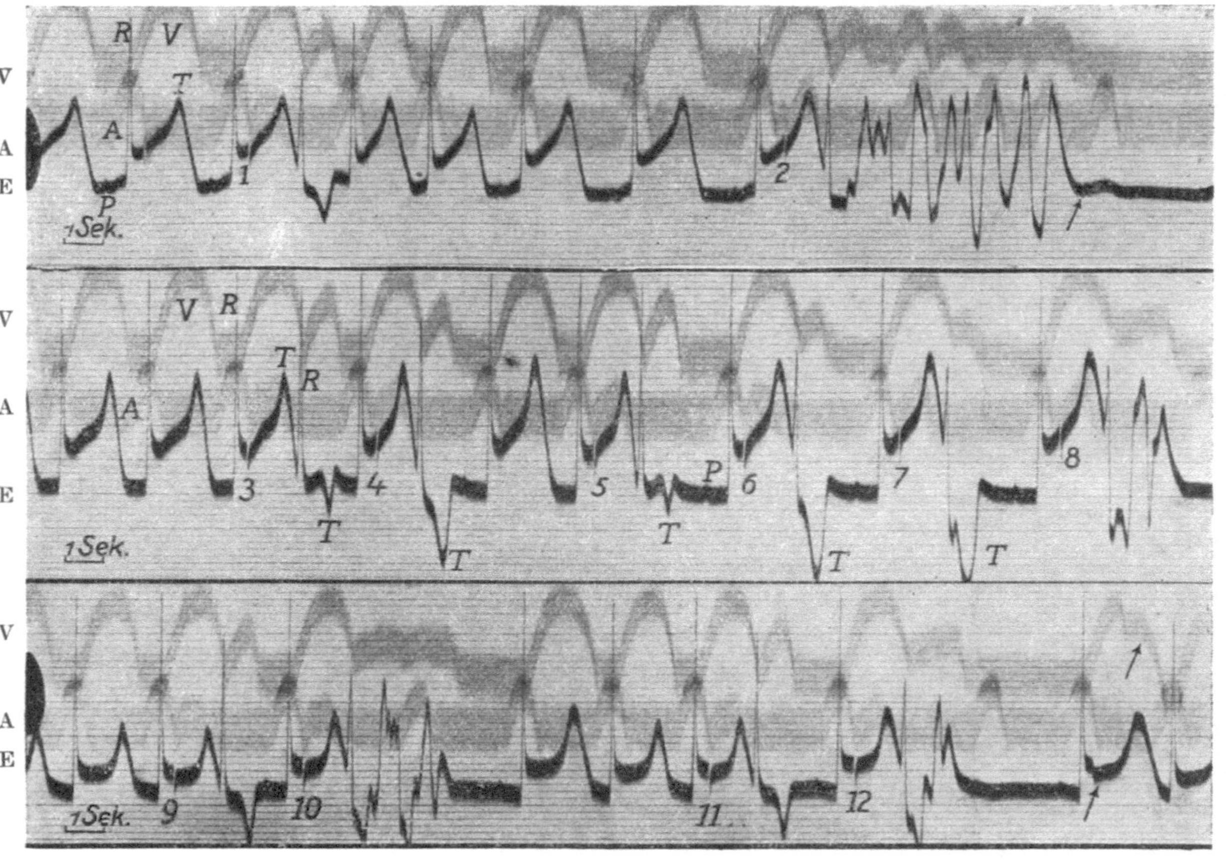

Fig. 9. Suspensionskurven der Kammer (oberste Reihe V), der Vorhöfe (2. Reihe A) und Elektrogramme (Ableitung Vorhöfe-Apex) eines entbluteten Froschherzens. Nach 2 wird die Kammer durch indirekte Reizung zum Flimmern angeregt. Während dieses Kammerflimmerns werden die Vorhöfe jedesmal durch Erregungen, die sich in retrograder Richtung von der flimmernden Kammer aus fortpflanzen, zu Extrasystolen angeregt. Dass hierbei die Erregung die Vorhöfe in retrograder Richtung durchläuft, ergibt sich aus dem negativen P-Ausschlag bei dem Pfeilchen (↑). In der zweiten Kurvenreihe wird die Kammer 6 mal indirekt gereizt. In der Reihenfolge von 5 über 3, 4, 6, 7 nach 8 erreicht die Erregung die Kammer immer etwas früher in der Kammerperiode. Daher wird in derselben Reihenfolge die Erregung immer langsamer durch die Kammer fortgeleitet (wie aus der Zunahme der Grösse der T-Ausschläge ersichtlich ist), bis nach 8 Kammerflimmern entsteht. In der untersten Kurvenreihe wird die Kammer 4 mal indirekt gereizt. Zweimal (nach 10 und 12) erreicht die Erregung die Kammer in der Mitte der Dilatationslinie (also direkt nach dem Refraktärstadium) und entsteht jedesmal Kammerflimmern; zweimal (nach 9 und 11) erreicht die Erregung die Kammer später (am Ende der Dilatationslinie) und entsteht jedesmal eine verfrühte Kammersystole.

2. die T-Ausschläge in negativem Sinne verändern, d. h. dass ein positiver T-Ausschlag kleiner wird oder in einen negativen Ausschlag umschlägt; 3. die Verbindungslinien zwischen den R- und T-Ausschlägen sich senken. Diese Veränderungen treten um so stärker in die Erscheinung, je mehr die Geschwindigkeit der Reizleitung abgenommen hat. Im vorliegenden Falle werden diese Veränderungen um so stärker auftreten, in einem je früheren Zeitpunkt der Kammerperiode die von den Vorhöfen kommende Erregung die Kammer erreicht.

Betrachten wir nun einmal die Kurven der mittleren Aufnahme näher. Den Vorhöfen wurde 6 mal ein Induktionsreiz verabfolgt, nach welchem jedesmal eine Extrasystole der Vorhöfe veranlasst wurde. Nach allen sechs Extrasystolen der Vorhöfe erreichte die Erregung die Kammer in der absteigenden Linie des T-Ausschlages. Nach dem bei 5 verabfolgten Reize erreichte die Erregung die Kammer an der tiefsten Stelle in der absteigenden Linie des T-Ausschlages, nach dem bei 3 gegebenen Reize etwas früher, nach 4 wieder früher, nach 6 noch wieder früher als nach 4, nach 7 wieder früher als nach 6 [1]). In dieser Reihenfolge muss also die Grösse der Kammersystole abnehmen. Und dies ist in der Tat der Fall. Auch die Geschwindigkeit der Reizleitung durch die Kammer nimmt in derselben Reihenfolge ab. Die Breite der R-Ausschläge können wir hier nicht als Massstab nehmen, da die R-Ausschläge auf verschiedener Höhe der absteigenden Linien der T-Ausschläge anfangen. Die R-Ausschläge kommen also unvollständig in den Kurven zum Ausdruck. Die T-Ausschläge, welche während der periodischen Kammersystolen positiv waren, sind während der verfrühten Kammersystolen negativ geworden, und zwar in einem um so stärkeren Grade, je verfrühter die Kammersystolen waren, je langsamer also die Erregung durch die Kammer fortgeleitet wurde. Je früher also in der Kammerperiode die Kammersystole entsteht, unter dem Einflusse einer von den Vorhöfen kommenden Erregung, desto geringer ist die Kontraktilität und desto langsamer wird die Erregung durch die Kammer fortgeleitet. Nun werden die Vorhöfe bei 8 abermals zu einer Extrasystole angeregt. Die Erregung erreicht hierauf die Kammer in einem noch höher in der absteigenden Linie des T-Ausschlages gelegenen Punkte als nach 7. Jetzt erreicht die Erregung die Kammer in einem Moment, in welchem die Kontraktilität der Kammer und das Leitungsvermögen durch dieselbe noch

---

[1]) Deutlichkeitshalber wird nachdrücklich darauf hingewiesen, dass es entscheidend ist, in welchem Zeitpunkt der Kammerperiode die Erregung nach einer Extrasystole der Vorhöfe die Kammer erreicht. Der Moment, in welchem die Vorhöfe gereizt werden, entscheidet nicht, nimmt doch unter dem Einflusse der jedesmal wiederholten kompensatorischen Pausen die Breite der Kammersystolen und zugleich die Höhe der T-Ausschläge zu. Nach einer etwas später in der Kammerperiode erzeugten Extrasystole der Vorhöfe kann während einer breiteren Kammersystole die Erregung die Kammer wohl früher erreichen als nach einer etwas früher erzeugten Vorhofextrasystole während einer schmaleren Systole der Kammer. Über die Zunahme in Grösse und Dauer der Kammersystolen unter dem Einflusse einer Reihe vergrösserter Kammerpausen ist in einer Mitteilung in The American Journ. of Physiol. Vol. 57, Nr. 2, 1921, S. 189 berichtet.

schlechter sind als nach 7. Infolgedessen entsteht nun ein kurzdauerndes Flimmern der Kammer. Diese Kurvenreihe erläutert also am deutlichsten, dass unter dem Einfluss der Erregung nach einer Extrasystole der Vorhöfe, nur dann Kammerflimmern entsteht, wenn diese Erregung die Kammer in einem Augenblicke erreicht, in welchem die Erholung der Kammer noch schlecht ist. Zugleich sehen wir in dieser Reihe Kurven zuerst den exakten Beweis vor uns, dass verlangsamte Reizleitung und Abnahme der Kontraktilität (des Refraktärstadiums) die Voraussetzungen sind, unter welchen Flimmern entsteht.

In der untersten Aufnahme wurde viermal den Vorhöfen ein Induktionsreiz verabfolgt. Die beiden Male, wo während einer postkompensatorischen Kammersystole in einem frühen Moment eine Extrasystole der Vorhöfe erzeugt wird (bei 10 und 12), erreicht danach die Erregung die Kammer früh genug, um Flimmern herbeizuführen. Die beiden anderen Male kommt die Erregung zu spät in der Kammer an und entsteht jedesmal eine gut koordinierte Kammersystole.

Es ist nun merkwürdig, dass auch nach einem normalen periodischen Sinusimpuls Kammerflimmern entstehen kann, wenn nur der Bedingung entsprochen wird, dass dieser Impuls die Kammer direkt nach Ablauf des Refraktärstadiums erreicht und der metabole Zustand des Kammermuskels hinreichend verschlechtert ist. Dies möge erhellen aus Fig. 10. In dieser Figur wurde bei 2 eine Extrasystole der Vorhöfe

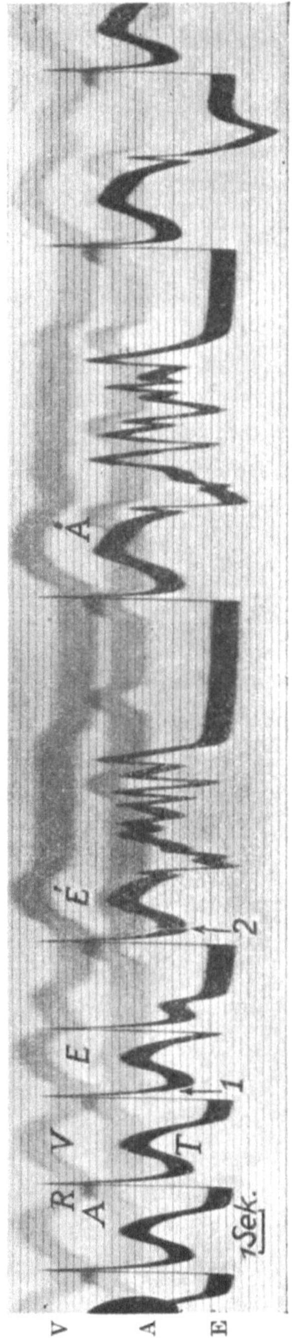

Fig. 10. Suspensionskurven der Kammer (V) und der Vorhöfe (A) eines entbluteten Froschherzens. Darunter die Elektrogramme (Ableitung Apex-Vorhöfe). Nach 2 wird durch indirekte Reizung Kammerflimmern erzeugt. Die Vorhöfe nehmen nach der postkompensatorischen Pause ihr regelmässiges Schlagtempo wieder auf. Nach diesem Kammerflimmern entsteht eine sehr lange postundulatorische Pause. Die erste Kammersystole nach der postundulatorischen Pause ist dadurch stark verbreitert. Deshalb erreicht die Erregung nach der Vorhofsystole A' die Kammer noch vor der Mitte der diastolischen Linie und löst Kammerflimmern aus. Hier entsteht also Kammerflimmern unter dem Einfluss eines Sinusimpulses. Nach diesem Kammerflimmern dauert die postundulatorische Pause viel kürzer. Die erste Kammersystolen nach dieser postundulatorischen Pause ist nun etwas weniger verbreitert. Der erstfolgende Sinusimpuls erreicht daher nun die Kammer etwas später und ruft eine kleine Kammersystole hervor.

(E') erzeugt im Beginn einer postkompensatorischen Kammersystole. Danach ruft die Erregung, welche die Kammer im Beginne der Diastole erreicht, Kammerflimmern hervor, wie oben schon dargelegt wurde. Nach der kompensatorischen Pause der Vorhöfe nehmen diese Herzabteilungen ihr regelmässiges Schlagtempo wieder auf. Nun dauert die postundulatorische Pause besonders lange, so dass sich der Kammermuskel gut erholen kann. Die nächste Kammersystole ist denn auch sehr stark verbreitert, wie am besten am Elektrogramm zu sehen ist. Nach der nächstfolgenden periodischen Vorhofsystole (A') erreicht die Erregung die Kammer oben in der absteigenden Linie des T-Ausschlages, also direkt nach Ablauf des Refraktärstadiums. Wir sehen nun auch nach dieser periodischen Vorhofsystole Kammerflimmern auftreten. Die postundulatorische Pause dauert hiernach viel kürzer. Dadurch ist die folgende Kammersystole weniger verbreitert, so dass nach der erstfolgenden Vorhofsystole eine kleine Kammersystole folgt.

Auch während des halbierten Kammerrhythmus sah de Boer Kammerflimmern dadurch auftreten, dass der zweite Sinusimpuls, dem sonst keine Kammersystole folgte, plötzlich etwas später die Kammer erreichte, und zwar sofort nach Ablauf des Refraktärstadiums. Ein Beispiel hierfür wurde in den Archives internationales de Physiologie, Vol. 18, 1921 (Jubiläumsnummer für Léon Frédéricq) publiziert.

Wir haben hiermit also den exakten Beweis geliefert, dass Kammerflimmern unter dem Einfluss einer Erregung entstehen kann, die entweder nach einer Extrasystole der Vorhöfe oder nach einer periodischen Vorhofsystole die Kammer unmittelbar nach Ablauf des Refraktärstadiums erreicht.

Auf Grund dieser Versuche können wir uns ein Urteil darüber bilden, wie beim Menschen plötzlich Flimmern der Vorhöfe oder der Kammern (plötzlicher Herztod) eintreten kann. Wenn nämlich infolge einer plötzlichen Muskelanstrengung oder aus einem anderen Grunde von dem Schrittmacher des Herzens (dem Keith-Flackschen Knoten) aus die Impulse in einem beschleunigten Tempo ausgesandt werden, können wir uns vorstellen, dass auf einmal ein Impuls die Vorhöfe oder die Kammer unmittelbar nach Ablauf des Refraktärstadiums erreicht. Es kann dann Vorhof- oder Kammerflimmern entstehen, und zwar dann, wenn sich zuvor der metabole Zustand der betreffenden Herzabteilung bis zu einem bestimmten Grade verschlechtert hat.

Mit Bezugnahme auf das Kammerflimmern, das in Fig. 10 nach A' entstand, können wir uns das Entstehen von Vorhof- oder Kammerflimmern beim Menschen auch noch auf andere Weise denken. Wenn nämlich beim Menschen eine lange Vorhof- oder Kammerpause entsteht, z. B. nach einer Extrasystole oder infolge Leitungsstörungen, wird danach die Dauer der

nächstfolgenden Systole zunehmen. Dann kann ebenso wie in Fig. 10 nach A'
der erstfolgende periodische Impuls die Vorhöfe oder die Kammern direkt
nach Ablauf des Refraktärstadiums erreichen, was zur Folge hat, dass Flimmern
der betreffenden Herzabteilung entstehen kann. Es ist klar, dass auf diese
Weise ohne Beschleunigung der periodischen Impulse nicht so leicht Vorhofflimmern auftreten wird, weil normalerweise die Dauer des Refraktärstadiums
der Vorhöfe soviel kürzer ist als die Dauer einer Sinusperiode.

Die Theorie über das Entstehen des Flimmerns, die ich im vorstehenden
auseinandersetzte, steht völlig mit der Erfahrung aus der Klinik im Einklange.
Es ist doch beachtenswert, dass die Patienten mit Vorhofflimmern oft genau
den Augenblick angeben können, in welchem ihre Beschwerden angefangen
haben.

Um die oben dargelegte Theorie zu stützen, hat de Boer noch nähere
Kontrollversuche angestellt. Wenn es nämlich richtig ist, dass beim
Menschen Vorhof- oder Kammerflimmern infolge einer Herzbeschleunigung entstehen kann, bei der also die periodischen
Impulse in einem stark beschleunigten Tempo von dem Schrittmacher ausgehen, dann müssen wir auch imstande sein, Kammerflimmern beim Froschherzen durch eine künstliche Beschleunigung des Herzschlages herbeizuführen. Letzteres gelang de Boer vollkommen durch einen einfachen Versuch. Er suspendierte Froschherzen von
grossen Fröschen an den Vorhöfen und an der Kammerspitze und registrierte
dann die Kurven auf einem berussten Zylinder. Dann liess er einen dünnen
Strahl Ringerscher Flüssigkeit auf den Sinus venosus fliessen und erwärmte
diese dabei. Je wärmer sie wurde, in einem desto schnelleren Tempo gingen
die Impulse vom Sinus venosus aus. In Fig. 11a sehen wir die Kurven vor
der Erwärmung, in Fig. 11b 10 Minuten danach. Wir bemerken nun,
dass infolge der Beschleunigung erst die Kammerkurven einen
Alternans aufweisen und dann entsteht plötzlich Kammerflimmern dadurch, dass ein Sinusimpuls die Kammer direkt nach
Ablauf des Refraktärstadiums erreicht. Bei dem Pfeilchen wird
die Erwärmung eingestellt. Ab und dann entsteht zwischen dem halbierten
Kammerrhythmus oder zwischen Alternanskurven Kammerflimmern. Diese
Kontrollversuche erbringen also die volle Bestätigung der oben dargelegten
Theorie über das Entstehen von Kammerflimmern beim Menschen.

Auch kann beim Froschherzen das Kammerwühlen spontan auftreten,
wenn der metabole Zustand des Kammermuskels hinreichend verschlechtert
ist. Dieses spontane Flimmern ist dann einem Sinusimpuls zu verdanken.
Das Flimmern, das während des halbierten Kammerrhythmus auftreten kann,
ist hiervon ein Beispiel. Dann ist also die Dauer des Refraktärstadiums der
Kammer fast gleich der Dauer einer Sinusperiode. Während de Boer seine
Untersuchungen über das Flimmern verrichtete, das er mittels eines Induktions-

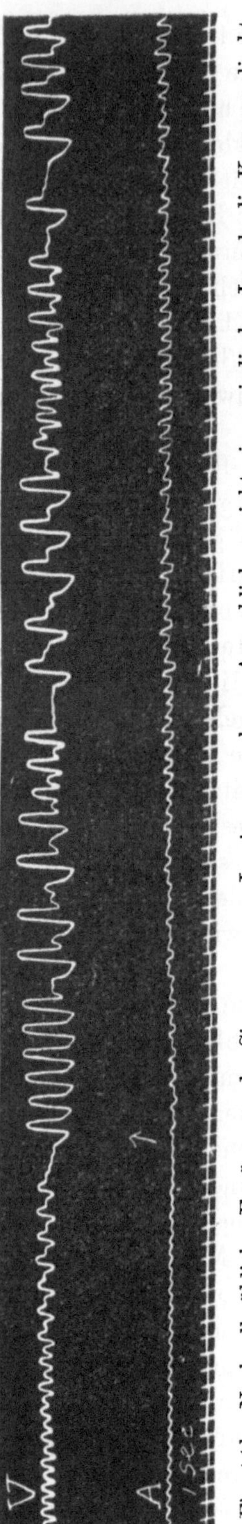

Fig. 11b. Nach allmählicher Erwärmung des Sinus venosus. In einem gegebenen Augenblick erreicht ein periodischer Impuls die Kammer direkt nach Ablauf des Refraktärstadiums und löst Kammerflimmern aus. Danach wird bei dem Pfeilchen (↑) die Erwärmung eingestellt. Hierauf pulsiert die Kammer bald einmal im halbierten Rhythmus, bald wieder ist Kammeralternans vorhanden und dann wieder Kammerflimmern. Der halbierte Rhythmus tritt ein, wenn jeder zweite Sinusimpuls die Kammer während des Refraktärstadiums erreicht. Kammerflimmern entsteht, wenn einer dieser Sinusimpulse die Kammer etwas später erreicht, und zwar direkt nach Ablauf des Refraktärstadiums. Kammeralternans ist vorhanden, wenn jeder zweite Impuls die Kammer noch etwas später nach dem Refraktärstadium erreicht. Zeit in Sekunden.

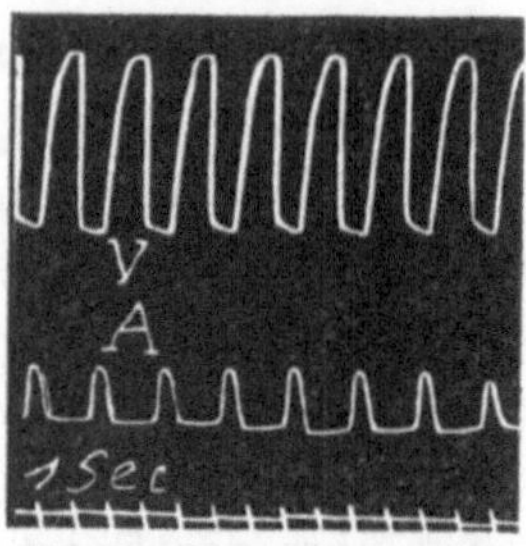

Fig. 11a. Suspensionskurven der Kammer und der Vorhöfe vor der Erwärmung des Sinus venosus.

reizes direkt nach Ablauf des Refraktärstadiums herbeiführte, erhielt er in einem Teile seiner Experimente statt Flimmern gehäufte Extrasystolie. Ein Beispiel solch eines Experimentes ist in Fig. 12 wiedergegeben. Bei 1 und 2 wurde gleich nach Ablauf des Refraktärstadiums der Kammer ein Induktionsreiz appliziert und beide Male entstand eine Häufung von Kammerextrasystolen. Die Elektrogramme dieser Extrasystolen sind vollständig und jedes derselben besteht aus einem R- und einem T-Ausschlag; jedoch weisen alle Kennzeichen einer verzögerten Reizleitung auf. Hieraus folgerte de Boer, dass während solch einer Häufung die Erregung zwar verlangsamt, aber nicht stossweise zirkuliert und immer wieder aufs neue kreist. Bei 3 empfängt der Ventrikel in einem viel späteren Zeitpunkt einen Reiz und jetzt folgt nur eine koordinierte Extrasystole. In gleicher Weise vermochte de Boer auch gehäufte Extrasystolie der Vorhöfe herbeizuführen, eine Erscheinung, die in der Klinik Flattern genannt wird. Auch hierbei zirkuliert die Erregung ebenso wie bei gehäuften Extrasystolen der Kammer viele Male hintereinander verlangsamt, aber nicht ruckweise.

Gleichzeitig fand de Boer, dass das Kammerflimmern und die gehäufte Extrasystolie ineinander übergehen können.

Dieser Übergang ist auch verständlich. Wenn nämlich während des Flimmerns der metabole Zustand des Kammermuskels sich etwas bessert, kann gehäufte Extrasystolie zutage treten und umgekehrt.

Hier sei noch bemerkt, dass de Boer auch durch indirekte Reizung von den Vorhöfen aus (also durch eine Erregung, die nach einer Extrasystole der Vorhöfe die Kammer erreicht) gehäufte Extrasystolie der Kammer erzeugen konnte. In dieser Übersicht über das Flimmern mögen diese kurzen Andeutungen genügen und sei nach den publizierten Mitteilungen über gehäufte Extrasystolie verwiesen. Am 12. November 1919 teilte de Boer seine neue Theorie über das Flimmern in der Gesellschaft zur Förderung der Natur- und Heilkunde in Amsterdam mit, im Dezember 1919 auf dem Physiologentage, eben daselbst, im Januar 1920 in Pflügers Archiv, im März und April 1920 in der königlichen Akademie der Wissenschaften in Amsterdam, im Juli 1920 auf dem Congrès de Physiologie in Paris. Seine neue Theorie über gehäufte Extrasystolie teilte er im März und April 1920 der königlichen Akademie der Wissenschaften (in Amsterdam) mit. Im Frühjahr 1919, als Wenckebach auf einer Durchreise nach England in Holland verweilte, hatte de Boer diesem seine neuen Theorien vorgelegt (siehe Pflügers Archiv, Bd. 178, 1920, S. 8). Beiden Theorien lag ein neuer Gedanke zugrunde, nämlich dieser, dass in **einer** Herzabteilung eine Erregung entweder verlangsamt und ruckweise (Flimmern) oder nur

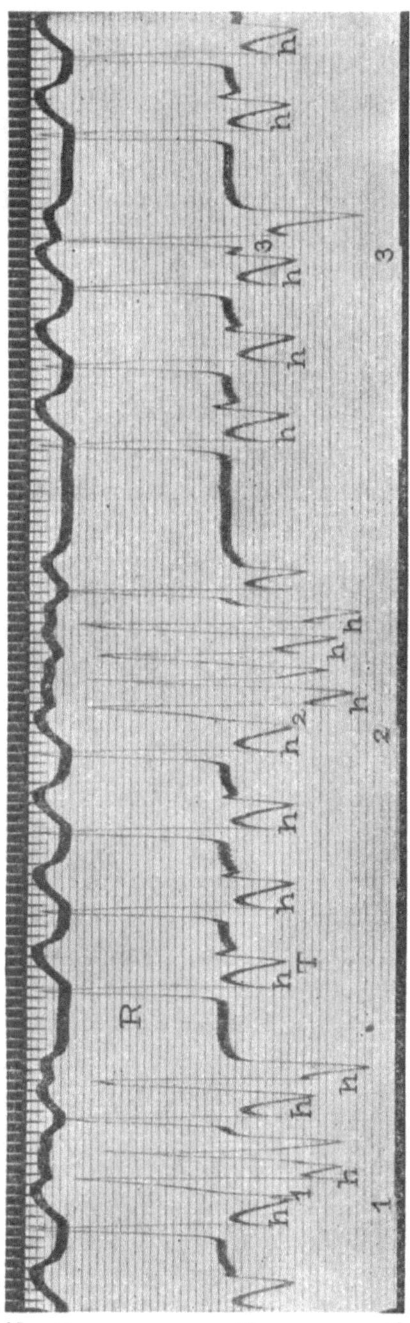

Fig. 12. Suspensionskurven und Elektrogramme (Ableitung Apex-Vorhöfe) eines entbluteten Froschherzens. Bei 1 empfängt die Kammer direkt nach Ablauf des Refraktärstadiums einen Induktionsreiz, worauf eine Häufung von 4 Kammersystolen entsteht. Nach dem Reiz bei 2 entstehen in gleicher Weise 5 gehäufte Extrasystolen. Bei 3 wird an derselben Stelle ein gleich starker Reiz, aber viel später in der Kammerperiode, verabfolgt; danach entsteht eine Extrasystole. Zeit in $^1/_5$ Sekunden

verlangsamt (gehäufte Extrasystolie) rundkreisen und solch ein
Umlauf jedesmal wiederholt werden kann.

Garrey und Mines glaubten, dass während des Flimmerns multiple
circus excitations beständen. Das Prinzip der de Boerschen Theorie, nämlich das Bestehen einer zirkulierenden Erregung in einer Herzabteilung,
wurde bald nach de Boers Mitteilungen von Lewis aufgenommen. Im August
1920 erschienen einige Mitteilungen von Lewis und seinen Mitarbeitern,
nachdem im Juni 1920 von Lewis ein Buch (The mechanism and graphic
registration of the heart beat) erschienen war. In diesem Buche bespricht
er die Theorie der circus movement und die alten Theorien. Hierbei gelangte
Lewis zu dem Schlusse, dass ein einfacher circus movement das Flimmern
nicht zu erklären vermag. In seinen Publikationen vom August 1920 teilt
Lewis mit, dass er die Hypothese Mines nicht begriffen habe, weil „both
Mines and Garrey were not postulating a simple circus movement, but
were fully alive to the possible presence of many such circuits in one mass
of muscle, circuits subject to change from time to time" und weiter „it was
recognised, that although the hypothesis of a solitary circus movement is
inapplicable as an explanation of fibrillation it might be applicable to auricular
flutter". In einer Fussnote sagt Lewis „such a theory was not actually put
forward" (nämlich für das Flimmern). Es ist durchaus richtig, was Lewis
hier sagt. Garrey und Mines glaubten, dass während des Flimmerns multiple
circus excitations bestehen und nicht eine einfache circus excitation. Lewis
hat also recht: nicht für das Flimmern war die Theorie eines einfachen circus
movement von Mines aufgestellt, doch wohl für gehäufte Extrasystolie
von de Boer[1]). Wenn man nun bedenkt, dass gehäufte Extrasystolie der
Vorhöfe nichts anderes ist als das Flattern der Vorhöfe in der Klinik, dann
ist es klar, dass die Möglichkeit, die Lewis hier äussert und durch Experimente näher untersucht, vorher schon von de Boer als Theorie für gehäufte
Extrasystolie publiziert war.

Wir werden aber erst über die experimentellen Ergebnisse Lewis be-
richten und danach eine nähere Besprechung der Lewisschen Auffassung
und der Experimentiermethode folgen lassen. Lewis brachte durch rhythmische Reizung bei Hunden die Vorhöfe zum Flattern und untersuchte danach
das Flattern, das nach Aufhören der Reizung bestehen blieb. Durch lokale
Ableitung bestimmte Lewis den von der Erregung zurückgelegten Weg und
fand dabei, dass dieser nicht von dem Reizpunkt abhängt. Er konstatierte
nun, dass während des Flatterns ein schmaler zentraler Muskelring
von der Erregung durchlaufen wird und dass von dieser zentralen zirkulierenden Erregung zentrifugale Wellen ausgehen. Die grosse Regelmässigkeit
der Flatterbewegung erklärt Lewis dadurch, dass der zentrale Weg konstant

---

[1]) Auch die Theorie über das Flimmern war schon von de Boer publiziert. Hierbei ist
nach de Boer eine einfache, sich in Etappen vollziehende Zirkulationsbewegung vorhanden.

bleibt. Es besteht keine wahre Diastole; wenigstens ist niemals der ganze Vorhofmuskel in Ruhe. Dann stellt Lewis fest, dass beim Steigen der Reizfrequenz bis zu einer gewissen Höhe die Leitungsgeschwindigkeit gleich bleibt, aber oberhalb einer gewissen Grenze plötzlich stark abnimmt. Er nimmt an, dass die Erregung dann nicht mehr einer geraden Linie folgt, sondern durch Blockstellen hiervon abweicht. Aber auch dann bleibt eine zirkulierende Erregung bestehen und entwickelt sich hieraus das Flimmern. Das Prinzip, das zuerst von de Boer in seiner Theorie über das Flimmern und die gehäufte Extrasystolie niedergelegt wurde, nämlich, dass **eine** zirkulierende Erregung **innerhalb einer Herzabteilung** immer wieder rundkreisen kann, wird also von Lewis für das Flattern und Flimmern akzeptiert. Danach hat Lewis mit seinen Mitarbeitern noch weitere Besonderheiten über ihre Untersuchungen, die mit mehreren Saitengalvanometern ausgeführt wurden, mitgeteilt. Beim Studieren des Nacheffektes nach faradischer Reizung fand Lewis, dass das Tempo der Kontraktionen in der Gegend der Reizelektroden viel grösser war (1500 bis 2400 pro Minute) als in der übrigen Masse der Vorhöfe (350 bis 500 pro Minute). Dies wird hierdurch erklärt, dass das Refraktärstadium infolge von Reizung der intra-aurikulären Vagusfasern in der Gegend der Reizelektroden stark verkürzt ist. In einer folgenden Mitteilung wird der Einfluss von Vagusreizung auf die Dauer des Refraktärstadiums verfolgt und gefunden, dass dieses durch Vagusreizung bis auf $^1/_5$—$^1/_6$ seiner Dauer reduziert wird.

Wenn die Vorhöfe in frequentem Tempo gereizt werden, nimmt die Dauer des Refraktärstadiums zu und die Geschwindigkeit der Reizleitung ab. Nach Lewis soll diese Abnahme eine Folge davon sein, dass die Erregung jedesmal auf refraktäre Gebiete stösst, dadurch Umwege macht und also einen längeren Weg zurücklegt. Er schliesst dies aus dem Unregelmässigwerden der Elektrogramme. Es ist nicht überflüssig, hier darauf hinzuweisen, dass wenigstens bei der Kammer des Froschherzens eine Zunahme des Residu-refraktärstadiums immer mit einer Verlangsamung der Reizleitung verbunden ist, ohne dass lokale Blockstellen vorhanden zu sein brauchen, da die Elektrogramme keine Unregelmässigkeiten zeigten. Dies wurde von de Boer nachgewiesen. Wird der Vagus gereizt bei einer Verlangsamung der Reizleitung (infolge frequenter Reizung), dann nimmt die Geschwindigkeit der Reizleitung wieder zu. Nach Lewis soll dies eine Folge der Beseitigung der Blockstellen infolge der Verkürzung des Refraktärstadiums sein.

Lewis ist der Meinung, dass das Flattern entsteht, wenn ein Reiz die Vorhöfe in einem kritischen Moment während des relativen Refraktärstadiums, erreicht. Dies ist vorher durch direkte Reizung für das Flimmern von Mines und de Boer und von dem letzteren auch durch indirekte Reizung nachgewiesen. Doch auch für die gehäufte Extrasystolie wies de Boer dies vorher nach, sowohl durch direkte als durch indirekte Reizung.

Danach verfolgt Lewis den Einfluss von Vagusreizung auf das Flattern. Das Flattern wird durch Vagusreizung nicht immer im gleichen Sinne beeinflusst. Bald wird das Flattern beschleunigt, was nach Lewis entweder durch die Verkürzung des Refraktärstadiums oder dadurch, dass die Erregung einen kürzeren Kreislauf macht, verursacht wird; bald wird das Flattern in Flimmern verwandelt; ein drittesmal verschwindet das Flattern und stellt sich das normale Schlagtempo wieder ein. Zuweilen auch hat starke Vagusreizung überhaupt keinen Effekt auf das Flattern.

Nach Lewis soll der Übergang zum Flimmern auch infolge Verkürzung des Refraktärstadiums und einer Verkürzung des Kreislaufes zustandekommen. Auch das Verschwinden des Flatterns durch Vagusreizung schreibt Lewis einer Verkürzung des Refraktärstadiums zu. Die fortschreitende Kontraktionswelle soll auf das Refraktärstadium, das sie von dem vorigen Umlauf her zurückgelassen hatte, stossen und erlöschen. Diese Erklärungen sind alle ein wenig gesucht. Solange wir übrigens das Wesen der Vaguswirkung noch nicht gut kennen, scheint es mir nicht erwünscht, die Verkürzung des absoluten Refraktärstadiums als die einzige und ausschliessliche Ursache der bezüglich des Flatterns durch die Vaguswirkung auftretenden Veränderungen zu betrachten, ist doch für das Fortpflanzen der Erregung die Dauer des relativen Refraktärstadiums von grösserer Bedeutung. Die Erklärung, welche Lewis für die Veränderung von Flattern in Flimmern gibt, kann uns nicht befriedigen. Er meint, dass die Verkürzung des Refraktärstadiums eine Beschleunigung des Fortschreitens der Kontraktionswelle zur Folge habe. Ausserdem soll die Bahn kleiner werden. Der Anstieg der Frequenz auf ein Vielfaches ist auf diese Weise schwer zu erklären. Hierauf hat auch Rothberger hingewiesen.

Drury und Iliescu untersuchten Vorhofflimmern bei Patienten, indem sie vom Brustkasten ableiteten. Sie fanden unregelmässige und stets wechselnde Ausschläge. Zuweilen verschwanden sie in einer bestimmten Ableitung fast gänzlich. Sie schreiben diese Erscheinungen einer zirkulierenden Erregung zu, welche einem buchtigen Wege folgt, der stets wechselt [1]).

In einer folgenden Mitteilung weist Lewis darauf hin, dass eine einfache Erregung während des aurikulären Flimmerns zirkuliert. Das Flimmern ist eine weiter fortgeschrittene Form von unreinem Flattern. In diesem Zusammenhange sei daran erinnert, dass Rothberger und Winterberg keine prinzipiellen Unterschiede zwischen Flimmern und Flattern annahmen und dass Lewis sich stets dieser letzteren Ansicht widersetzt hat. Letzterer ist der Meinung, dass das klinische Flimmern mit dem lange andauernden Flimmern aus dem Experiment zu vergleichen ist. Das schnell vorübergehende Flimmern des Experimentes besteht nicht in der Klinik; Lewis nennt das schnell vorübergehende Flimmern ,,rapid re-excitation''. Die wechselnden Formen der elek-

---

[1]) Dass der Weg, den die Erregung während des Flimmerns zurücklegt, jedesmal wechselt, war schon von de Boer auseinandergesetzt.

trischen Ausschläge beim Flimmern führt Lewis auf die Buchten der von der Erregung durchlaufenen Bahn zurück.

Der Zustand der „rapid re-excitation" konnte entweder bei Vagusreizung oder durch faradische Reizung der Vorhöfe, bei welcher die intra-aurikulären Vagusfasern gereizt werden, eintreten. Durch die Vagusreizung soll das Refraktärstadium viel kürzer werden. Lewis denkt, dass auf diese Weise eine Frequenz von 1500—3500 koordinierten Systolen pro Minute, welche regelmässige elektrische Kurven liefern, entstehen kann. Er vergleicht diese „rapid re-excitation" mit dem Flattern; die stärkere Frequenz verdankt erstere dem so stark verkürzten Refraktärstadium. Die Ursache dieser schnellen Vorhoftätigkeit wird nach Lewis durch eine kleine circus excitation in einem Muskelgebiet von wenigen Millimetern Durchmesser verursacht. Die Kontraktionswellen folgen hierbei einem buchtigen Wege, ebenso wie beim unreinen Flattern.

Diese „rapid re-excitation" wurde zuerst von Rothberger und Winterberg wahrgenommen. Diese Untersucher lenkten die Aufmerksamkeit auf diese sehr schnellen untereinander gleichen Ausschläge, die von ihnen durch direktes Faradisieren der Vorhöfe erhalten wurden, wobei also Vagusreizung nicht ausgeschlossen war. Gerade auf dieser Regelmässigkeit haben Rothberger und Winterberg ihre Theorie über das Flimmern aufgebaut. Daher glaubten gerade diese Autoren, dass das Flimmern nichts anderes sei als eine einfache Tachykardie. Wenn es also richtig ist, dass diese „rapid re-excitation" allein vorkommt, wenn der Vagus gereizt wird, und in der Klinik gänzlich fehlt, dann ist die Grundlage, auf der sich die Theorie Winterbergs und Rothbergers aufbaut, nicht tauglich, wenigstens nicht für das klinische Flimmern; doch auch das Flimmern des Experimentes kann dann nicht mehr so erklärt werden.

Lewis nimmt an, dass die „rapid re-excitation" unter Vagusreizung durch die Verkürzung des Refraktärstadiums entstehen kann. Es ist daher wohl sonderbar, dass Lewis das Flimmern, welches durch einen Induktionsreiz direkt nach Ablauf des Refraktärstadiums auftritt, ebenso wie Mines und de Boer dies taten, auch „rapid re-excitation" nennt. In erster Linie ist die Frequenz der elektrischen Ausschläge nicht gross; ferner sind die Ausschläge untereinander ungleich und schliesslich kann dieses stundenlang bestehen bleiben, sogar beim Froschherzen. Ausserdem verrichtete de Boer diese Experimente beim entbluteten Froschherzen und bei diesem hat die Dauer des Refraktärstadiums zu- und nicht abgenommen, wie dies (nach Lewis) nach Vagusreizung der Fall ist. Diese Zunahme des Refraktärstadiums wurde von de Boer in einer absichtlich zu diesem Zwecke angestellten Untersuchung nachgewiesen. Die Ansicht Lewis ist somit in allen Hinsichten unbegründet. Die Weise, in der Lewis zu dieser Ansicht gelangte, ist auch eigentümlich. Er bringt erst durch Vagusreizung die Vorhöfe zum Stillstand und verabfolgt dann zwei Induktionsreize schnell hintereinander. Wenn der Abstand der Reize richtig gewählt ist, entsteht „rapid re-excitation" mit regelmässigen elektrischen Kurven in frequentem Tempo. Während Lewis also ausschliesslich durch Vagusreizung diese Erscheinung hervorrufen kann, schreibt er die unregelmässigen Kurven von Mines und de Boer, bei denen der Vagus nicht gereizt wurde, auch einer „rapid re-excitation" zu. Eine seltsame Argumentierung! Danach untersuchte Lewis einen Fall von Flattern mittels direkter Ableitung vom Brustkasten. Er fand dabei, dass während eines Umlaufes der Erregung sich die elektrische Achse um 360° dreht. Er meint, dass die zirkulierende Erregung um die Mündungen der beiden Venae cavae herumgeht. Die Bewegung verläuft wahrscheinlich nach unten längs der Taenia terminalis und nach oben längs dem linken Ventrikel.

In der letzten Mitteilung wird über eine Untersuchung bei 2 Patienten berichtet, bei denen Ableitung vom Brustkasten stattfand. Hierbei konnte nicht so wie beim Flattern die Drehung der elektrischen Achse wahrgenommen werden. Dafür waren die Ausschläge zu unregelmässig und ungleich.

Wenn wir nun diese ausführlichen Publikationen mit sehr weitschweifigen Beschreibungen der Experimente zusammenfassen, dann zeigt sich, dass dadurch den schon bekannten Tatsachen sehr wenig Neues hinzugefügt ist. Wir wussten bereits durch das Experiment Mayers, dass in einem ausgeschnittenen Ring eine Erregung zirkulieren bleiben kann. Aus der Arbeit de Boers hatte sich zuerst schon gezeigt, dass eine Erregung in einer Herzabteilung rundkreisen bleiben kann. Diesen Gedankengang hat Lewis aufgenommen und kam zu dem Schlusse, dass während des Flimmerns und Flatterns dieser zirkulierende Prozess besteht, wie de Boer angegeben hatte. Der Vorstellung Lewis aber, in welcher Weise das Zirkulieren stattfindet, kann de Boer sich nicht anschliessen. Letzterer ist der Meinung, dass es physiologisch undenkbar ist, dass die Erregung sich längs einem schmalen Ringe um die Vorhöfe fortpflanzt, während von dort aus zentrifugale Erregungen ausgehen sollen. Es ist nicht plausibel —, und hierauf hat auch Rothberger schon hingewiesen —, dass die Erregung auf dieser schmalen Ringbahn bleibt, wo doch nach allen Seiten der Weg in das Vorhofgewebe offen steht. Übrigens ist es undenkbar, dass dieser schmale Ring elektrische Kurven von der Grösse ergibt, wie in den Kurven Lewis. Namentlich darum ist dies so sonderbar, weil doch die grosse Masse von Vorhofmuskelgewebe, die durch die zentrifugalen Wellen zur Kontraktion gebracht wird, doch gewiss auch Strom liefert. Indessen ist noch ein weiteres Moment zu beachten. Lewis leitet lokal ab; dagegen ist nichts einzuwenden; er täusche sich aber nicht mit dem Gedanken, dass allein die lokalen Veränderungen registriert werden. Wenn eine Erregung z. B. nicht unter den Elektroden entlang geht, sondern in kleinerer oder grösserer Entfernung längs denselben verläuft, wird doch auch ein Ausschlag entstehen. Ja, letzteres wird sogar geschehen können, wenn sich die Erregung in der

Richtung einer der Elektroden bewegt und unterwegs ausgelöscht wird oder auch wenn ein Teil des Vorhofmuskels an der einen Seite der Elektroden kontrahiert und dieser nach einiger Zeit zu kontrahieren aufhört. Es ist nämlich nicht die Richtung der Kontraktionswelle, wodurch ein Ausschlag bestimmt wird, sondern die Zustandsveränderung bei einem der Ableitungspole. Einthoven hat schon auf dem letzten Physiologentage in Amsterdam (Dezember 1921), wenn ich ihn recht verstanden habe, diese Meinung scharf formuliert.

So bin ich denn der Ansicht, dass von Lewis nicht nachgewiesen ist, dass sich die Erregung in einer schmalen Ringbahn während des Flatterns in einer geraden und während des Flimmerns mit einer buchtigen Bewegung fortpflanzt.

Es ist schade, dass von Lewis in dem Experiment weder für das Flimmern, noch für das Flattern der Beweis geliefert wurde, dass die Erregung in entgegengesetzter Richtung nach dem Ausgangspunkt zurückkehrt, so dass eine geschlossene Bahn zurückgelegt wird. So hat diese Untersuchung also für die Theorie des Flimmerns und Flatterns nichts Neues erbracht. Gerade die kreisende Bewegung, worauf es ankommt, konnte von Lewis nicht nachgewiesen werden. Es ist übrigens zu bedauern, dass von Lewis die Ringexperimente so buchstäblich auf die Erscheinungen während des Flatterns und Flimmerns übertragen sind. Dies ist gerade darum so schade, weil dadurch die Theorien der zirkulierenden Erregung in Misskredit gebracht werden können. Diese Möglichkeit ist gerade auch darum so gross, weil Lewis in seinen überaus ausgedehnten Publikationen stets so unphysiologisch argumentiert und aus groben Schätzungen feine Berechnungen macht. Ich werde hier nicht auf die grosse Anzahl falscher Argumente und den oft physiologisch unhaltbaren Gedankengang weiter eingehen und es bei den einzelnen Bemerkungen, die ich schon machte, bewenden lassen. Man muss aber Bewunderung hegen für die zähe Ausdauer, mit welcher Lewis diese Untersuchungen durchführte und für die technisch und photographisch wohlgelungenen Kurven. Wenn ich übrigens in den letzten Ausführungen immer den Namen Lewis allein nannte, geschah dies nur bequemlichkeitshalber. Die Namen seiner Mitarbeiter findet man in dem Literaturverzeichnis.

Im vorigen Jahre ist noch eine Arbeit von Bruno Kisch über das Kammerflimmern erschienen. Da verschiedene Theorien über das Wesen des Flimmern bestehen — die meisten Physiologen nehmen nämlich an, dass das Flimmern auf einer nicht koordinierten Kontraktion beruht, während andere das Flimmern für eine einfache Tachysystolie halten, — hat Kisch versucht, hierüber entscheidende Experimente zu verrichten. Mittels zweier Saitengalvanometer hat er durch lokale Ableitung die Elektrogramme von zwei Stellen der flimmernden Kammer registriert. Es ist nun schwerlich anzunehmen, dass bei einem Ventrikel durch derartige Ableitungen auch wirklich die lokalen Veränderungen registriert werden. In jedem Falle erhielt Kisch

7*

Elektrogramme, die nicht isorhythmische Ausschläge zeigten. Ausserdem fand Kisch, dass die Zackenzahl des Elektrogrammes in der Zeiteinheit viel grösser sein kann als die Kontraktionsfrequenz irgendeiner Stelle des Herzens zur gleichen Zeit. Für diejenigen, welche meinen, dass durch die lokale Ableitung allein die lokalen Veränderungen registriert werden, ist dieses Resultat wohl wichtig. Kisch schliesst hieraus, dass während des Flimmerns nichtkoordinierte Kontraktionen stattfinden. Wenn dies richtig ist, dann ist dies für die Theorie de Boers wohl von Bedeutung. Denn auch nach seiner Theorie besteht das Flimmern aus nichtkoordinierten Kontraktionen, die dadurch entstehen, dass die Erregung in Etappen durch den Kammermuskel zirkuliert. Ausserdem meint de Boer, dass jedesmal während des Flimmerns die Erregung längs einem anderen Wege zirkuliert, dass bald dieser, dann wieder jener Teil nicht zur Kontraktion gebracht wird. Die Befunde Kischs sind somit nicht im Widerspruch mit der Theorie de Boers, wie Kisch zu Unrecht meint, sondern passen durchaus in den Rahmen dieser Theorie.

Kisch ist der Ansicht, dass das Flimmern auf nichtkoordinierten Kontraktionen beruht, doch lässt sich nicht entscheiden, ob hierbei eine polytope Reizbildung stattfindet oder ob ein Reiz im Spiele ist. Für die letztere Auffassung würde der Umstand sprechen, dass das Flimmern plötzlich endigt, für die polytope Reizbildung der Umstand, dass nach dem Sperren der Durchströmung oder durch KCl-Injektion das Flimmern endigt und dann an einer kleinen Stelle bestehen bleiben kann.

X. Besprechung der verschiedenen Theorien.

a) Betreffs des Wesens des Flimmerns.

Über das Wesen des Flimmerns ist eine grosse Anzahl Theorien aufgestellt worden. Kronecker war wohl der erste, der versuchte, eine Erklärung für das Flimmern zu geben. Dieser nahm zuerst an, dass ein Zentrum für die Koordination besteht, durch dessen Zerstörung dann Flimmern auftrete. Er stellte diese Theorie für das Kammerflimmern auf, weil damals das Flimmern der Vorhöfe noch nicht bekannt war. Als sich diese Theorie als unhaltbar erwies, nahm er an, dass ein vasokonstriktorisches Zentrum in der Kammer vorhanden sei. Wenn dasselbe durch direkte Reizung oder reflektorisch angeregt werde, dann würde der Kammermuskel anämisch und dadurch das Kammerflimmern hervorgerufen werden. Namentlich Langendorff hat den Beweis erbracht, dass diese Theorie nicht richtig sein kann, da nämlich während des Flimmerns nicht weniger Blut durch die Koronargefässe strömt als unter normalen Umständen; ausserdem entsteht kein Kammerflimmern bei den Säugerherzen, die nach Langendorffscher Methode überleben und bei denen die Durchströmung der Koronargefässe gesperrt wird. Obwohl die beiden Theorien Kroneckers wohl nicht mehr akzeptiert werden, bleibt sein Experiment doch merkwürdig. Wenn Kronecker an einer bestimmten Stelle in der Scheidewand zwischen den beiden Kammern mit einer Nadel einstach, entstand Kammerflimmern. Beim Besprechen meiner Theorie über das Flimmern werde ich auf dieses Experiment zurückkommen. (Siehe Seite 110.)

Wohl die meisten Anhänger hat die Theorie Engelmann-Winterbergs gefunden. Während Engelmann diese Theorie schon als Ganzes aufstellte, hat Winterberg dieselbe weiter ausgearbeitet und experimentell erläutert. Nach dieser Theorie sollen während des Flimmerns durch polytope Reizbildung in einer Herzabteilung verschiedene Kontraktionsherde entstehen, die durch Zonen geringerer Leitungsfähigkeit getrennt sein sollen. Zu den zahlreichen Anhängern dieser Theorie gehören u. a.: Rothberger, Lewis, Rihl, Hering, Haberlandt u. a. m.

Rothberger und Winterberg haben diese Theorie zuerst aufgegeben, und waren danach der Meinung, dass das Flimmern aus einer einfachen Tachykardie bestehe. Lewis gewann in den letzten Jahren die Überzeugung, dass während des Flimmerns eine zirkulierende Erregung vorhanden ist. Hering ist der Theorie der polytopen Reizbildung treu geblieben. Rothberger und Winterberg liessen darum ihre erste Theorie im Stich, weil, obwohl vorübergehend, die Ausschläge des Differentialelektrogrammes regelmässig und untereinander gleich gross werden konnten. Mit der Dissoziationstheorie würde dies nicht in Übereinstimmung zu bringen sein. Nun liegt nach Lewis der Gleichmässigkeit dieser frequenten Oszillationen ein schnelles Flattern zugrunde. Lewis nennt dasselbe „rapid re-excitation", das ein experimentelles Kunstprodukt sein soll und beim klinischen Flimmern nicht vorkommt. Nach Lewis entsteht es dadurch, dass infolge der faradisierenden Reize die intra-aurikulären Vagusfasern gereizt werden. Hierdurch wird das Refraktärstadium stark verkürzt und kann die zirkulierende Erregung in einem sehr frequenten Tempo in einer geraden, buchtlosen Bahn rundkreisen. Nach Lewis soll dies mit Flimmern daher nichts zu tun haben. Wenn diese Ansicht Lewis' von Rothberger und Winterberg akzeptiert wird, dann ist damit die von letzteren auf ihre erste Theorie gegebene Kritik hinfällig geworden und zugleich die Notwendigkeit, eine neue Theorie aufzustellen. Ob Rothberger und Winterberg wohl die Auffassung Lewis' annehmen werden? Ich fürchte, dass eine Zustimmung an Verschiedenheit der Definition scheitern wird. Rothberger und Winterberg sehen hauptsächlich auf die Frequenz bei ihrer Definition und nennen die Erscheinung Flimmern, wenn frequente elektrische Oszillationen vorhanden sind; ist dagegen die Zahl der Oszillationen wenig frequent, dann nennen sie es Flattern. Lewis lässt die Regelmässigkeit entscheiden. Sind die Ausschläge regelmässig, dann bezeichnet er die Erscheinung als Flattern, sind sie unregelmässig und untereinander ungleich, so spricht er von Flimmern. Wenn ich es recht verstehe, teilt Hering den Standpunkt Lewis'. Die „rapid re-excitation" würde dann auch nach Lewis nichts anderes sein als ein frequentes Flattern.

Gegen die zweite Theorie Rothbergers und Winterbergs spricht auch das von Kisch bei seiner letzten Untersuchung erhaltene Resultat. Rothberger und Winterberg fanden, dass die Ausschläge des Differential-elektrogrammes oft auffallend rhythmisch und von gleicher Form sind und dass ihre Zahl mit der von einem entfernt gelegenen Punkte gewonnener mechanischer Kurven übereinstimmt. Kisch nun leitete von zwei verschiedenen Stellen der flimmernden Ventrikel die Elektrogramme nach zwei Saitengalvanometern ab und erhielt dabei nicht-isorhythmische Kurven. Dieses Resultat ist nun mit der zweiten Theorie Rothbergers und Winterbergs nicht in Einklang zu bringen. Wie man auch über die Möglichkeit des lokal Registrierens oder nicht lokal Registrierens der Potentialunterschiede denken möge, tut nichts zur Sache; wenn aber das Flimmern nichts anderes als eine einfache Tachysystolie ist, dann müssen die elektrischen Kurven, die von zwei Stellen einer flimmernden Herzabteilung abgeleitet werden, isorhythmisch sein. Mit den Resultaten dieser Untersuchung Kischs ist allein eine Theorie in Einklang zu bringen, die eine nichtkoordinierte Tätigkeit der flimmernden Herzabteilung annimmt. In Betracht kommen dann: die erste Theorie Winterbergs, die Theorie Garreys und Mines', die Theorie de Boers und vielleicht diejenige Lewis'. Gegen die erste Theorie Winterbergs, die der multiplen Reizbildung, spricht der Umstand, dass die postundulatorische Pause gewöhnlich für alle Unterteile der Herzabteilungen zugleich auftritt. Derselbe Einwand besteht auch gegen die Theorie Garreys und Mines', die Theorie der multiplen circus excitations. Dieser Einwand besteht aber nicht gegen die Theorie de Boers und diejenige Lewis'. Andererseits bleibt nach dem Beendigen des Flimmerns der Hundeherzen durch das Sperren der Durchströmung oder durch KCl-Injektion oft nach Kisch ein kleiner Teil der Kammern weiterflimmern. Dies soll nach Kisch im Sinne einer Polytopie der Reizbildung gedeutet werden können. Meines Erachtens spricht gegen die Polytopie der Reizbildung der Umstand, dass die Stelle, wo die Reize im schnellsten Tempo entstehen, dadurch die Leitung bekommt, dass die anderen Entstehungsstellen dann überstimmt werden. Man kann sich auch schwerlich vorstellen, warum sich zwischen diesen Kontraktionsherden Zonen geringeren Leitungsvermögens befinden sollen. Diese Zonen werden doch auch wohl einmal zur Kontraktion kommen müssen. Ferner spricht auch gegen die Theorie der multiplen Reizbildung das Experiment, welches Rothberger und Winterberg selbst ausführten. Wenn diese Experimentatoren verschiedene Stellen der Vorhöfe zugleich reizten, entstand nicht Flimmern, sondern eine kräftige Systole. Auch ist es nicht wahrscheinlich, dass an verschiedenen Stellen zugleich heterotope Reize in frequentem Tempo entstehen sollten. Schliesslich gibt diese Theorie keine definitive Erklärung, da nun die

Schwierigkeit entsteht, näheres über die Zentren zu erfahren, welche Reize aussenden sollen.

Gegen die zweite Theorie Rothbergers und Winterbergs spricht die Auffassung Lewis', laut welcher das schnelle regelmässige Tempo des Differentialelektrogrammes auf einem sehr schnellen Flattern [1]) beruhen und ein Kunstprodukt sein soll. Und gerade auf diese Regelmässigkeit verweisen Rothberger und Winterberg und gründen auf dieselbe ihre Theorie. Die gewaltige Frequenz von 3500 koordinierten Systolen pro Minute können wir auch schwerlich annehmen und noch weniger die Möglichkeit, dass 3500 heterotope Reize pro Minute entstehen sollten. Auch ist in dieser Theorie die Schwierigkeit auf ein Zentrum zurückgebracht. Gegen beide Theorien spricht das Experiment de Boers, in welchem er durch indirekte Reizung von den Vorhöfen aus die Kammer eines Froschherzens zum Flimmern bringen konnte. Wir können uns doch nicht vorstellen, dass nach einer Extrasystole der Vorhöfe die Erregung danach in der Kammer ein oder mehr Zentren zu Aktivität anregen wird, so dass von hier aus in frequentem Tempo Reize ausgesandt werden würden. Weder die Theorie der polytopen Reizbildung noch diejenige der Tachysystolie ist hiermit in Einklang zu bringen. Ebensowenig ist dies mit der Ansicht Garreys möglich. Letzterer meint nämlich, dass das Flimmern allein durch direkte Reizung von der Oberfläche einer Herzabteilung an herbeizuführen ist. In meinem Experiment hat sich aber gezeigt, dass auch eine Erregung, die von den Vorhöfen eines Froschherzens aus, die Kammer erreicht, diese zum Flimmern bringen konnte. Wahrscheinlich wird dann die Erregung, die Kammer direkt nach Ablauf des Refraktärstadiums erreichend, den Kammermuskel anfangs **an einer zirkumskripten** Stelle in Kontraktion bringen und von dort aus wird dann die Erregung ruckweise zirkulieren. Es ist doch sehr begreiflich, dass direkt nach Ablauf des Refraktärstadiums der Kammermuskel noch nicht längs des ganzen Atrioventrikulärringes reizbar ist und auch, dass das Flimmern dann Aussicht hat, zu entstehen, wenn die Kontraktionswelle an einer zirkumskripten Stelle des Atrioventrikulärringes beginnt.

Nach Haberlandt und Hering, welche Anhänger der Theorie der polytopen Reizbildung sind, soll das Flimmern von den atrioventrikulären Verbindungssystemen ausgehen. Da nun durch Unterbindung von Koronararterien Flimmern der Kammer zu erzeugen ist, hat Kahn das Reizleitungssystem isoliert anämisiert. Hierauf entstand kein Flimmern, so dass also das Flimmern der Kammer nach Unterbindung von Koronararterienäste nicht durch eine Anämisierung des Reizleitungssystemes bewirkt wird. Diese Data

---

[1]) Dass diese regelmässigen schnellen Ausschläge durch Prozesse in den Vorhöfen, die eine Folge der Vagusreizung sind, verursacht werden, ist wohl wahrscheinlich. Dies wird also wohl ein Kunstprodukt sein. Dass aber diese elektrischen Ausschläge durch Vorhofflattern bewirkt werden, scheint mir erst dann bewiesen zu sein, wenn diese Ausschläge auch regelmässig und untereinander gleich sind bei einer gewöhnlichen Ableitung mit den ganzen Vorhöfen zwischen den Ableitungselektroden.

sprechen also nicht für die Auffassung Herings und Haberlandts. Ferner konnte de Boer durch Anwenden eines Induktionsreizes an der Kammerspitze des entbluteten Froschherzens direkt nach Ablauf des Refraktärstadiums, Kammerflimmern herbeiführen. Dieses Flimmern ist denn doch wohl nicht in dem Reizleitungssystem entstanden.

Der plötzliche Eintritt der postundulatorischen Pause für die ganze Herzabteilung spricht auch gegen die Theorie der multiplen circus excitations Garreys und Mines'. Wir können uns auch schwerlich vorstellen, dass alle zirkulierenden Erregungen plötzlich zugleich ihre Zirkulation einstellen können. Auch kann das Flimmern spontan in gehäufte Extrasystolie oder bei den Vorhöfen in Flattern übergehen. Wie muss man sich diesen Übergang nach der Theorie Garreys und Mines' denken, da diese Forscher uns weder über das Wesen des Flatterns noch über die gehäufte Extrasystolie etwas auslegen? Obwohl die Theorie der multiplen circus excitations von Garrey und Mines nicht befriedigen kann, haben diese Untersucher das grosse Verdienst, die Aufmerksamkeit auf ein neues Prinzip hingelenkt zu haben, das für die pathologische Physiologie erspriessliche Folgen zeitigen wird. Schon William hatte 1887 in vagen Ausdrücken darauf hingewiesen, dass im Herzen eine Erregung mehrmals hintereinander dieselben Muskelfasern zur Kontraktion bringen kann. Mayer wies mit Ringpräparaten nach, dass eine Kontraktionswelle in einem Muskelring zirkulierend bleiben kann. De Boer, der diese Ringexperimente nicht kannte, gelangte längs einem ganz andern Wege zu der Auffassung, dass eine Kontraktionswelle in dem geschlossenen Muskelsystem einer Herzabteilung zirkulierend bleiben kann. Während Garrey und Mines glaubten, dass mehrere zirkulierende Erregungen in einer flimmernden Herzabteilung nebeneinander bestehen, gelangte de Boer zu dem Resultat, dass in einer flimmernden Herzabteilung **eine Erregung zirkuliert**[1]). Diese Erregung legt die Herzabteilung in Etappen zurück. Aus den folgenden Data möge erhellen, wie sich eine Erregung ruckweise durch eine Herzabteilung fortpflanzen kann. In früheren Mitteilungen wurde von de Boer der Beweis erbracht, dass während der kleinen Systolen von Kammeralternans die Erregung meistens allein die Kammerbasis zur Kontraktion bringt, indem sie an der noch refraktären Kammerspitze abprallt. In den Kammerelektrogrammen kam dann allein die basale Komponente (a, b, c, in Schema von Fig. 13) zum Ausdruck, von der die apikale Komponente (im Schema durch e, f, g, angegeben) nicht abgezogen war. Diese Alternanskurven wurden wahrgenommen nach Entblutung des Froschherzens und zugleich nach Vergiftung mit Digitalis oder Antiarin. Die in Fig. 4 wiedergegebene Beobachtung führte nun zu der Einsicht, dass die Erregung in Etappen durch

---

[1]) Wenn ich davon spreche, dass eine Erregung zirkuliert, dann meine ich damit, dass ein Kreislauf besteht. Es ist selbstverständlich, dass in diesem Kreislauf mehrere Erregungen nebeneinander zirkulieren.

den Kammermuskel zirkulieren kann. Die dritte Kammerkurve dieser Figur gebe ich hier wieder in dem Schema von Fig. 14. Wir sehen an der Suspensionskurve, dass die Kontraktion des Kammermuskels in zwei Teilen erfolgte. Wie diese Kontraktion des Kammermuskels in zwei Teilen zustandekommt, darüber gibt uns das Elektrogramm näheren Aufschluss. Wir sehen hierin anfangs die basale Komponente zum Ausdruck kommen. Die Basis der Kammer kommt also zuerst zur Kontraktion, indem die Erregung auf die noch refrak-

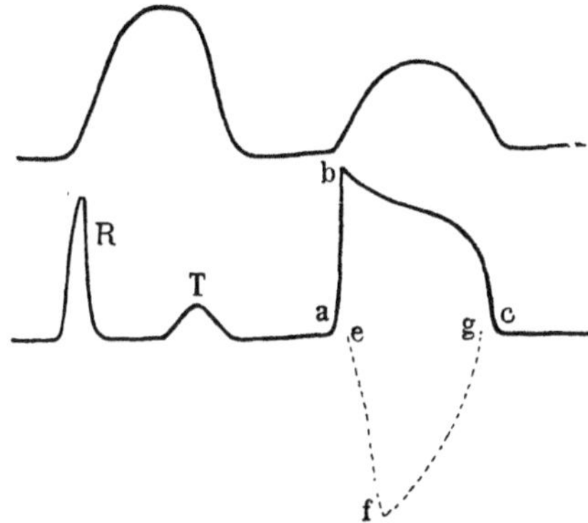

Fig. 13. Schema eines Kammeralternans, bei welchem während der kleinen Alternanssystole die Kammerspitze nicht kontrahiert. Die oberen Kurven geben die Suspensionskurven wieder, die unteren die Elektrogramme der Kammer. In den Elektrogrammen kommt während der kleinen Systole allein die basale Komponente des Kammerelektrogrammes a b c zum Ausdruck, von der die apikale Komponente e f g nicht abgezogen ist. Während der grossen Systole sehen wir einen R- und einen T-Ausschlag als Interferenzprodukt der basalen und apikalen Komponente. Während der kleinen Alternanssystole bleibt also die Kammerspitze refraktär, so lange die Basis kontrahiert, so dass die Erregung nicht in die Spitze durchdringen kann.

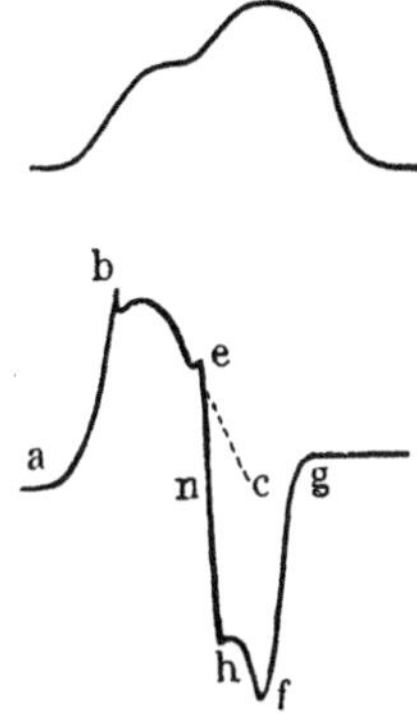

Fig. 14. Schema, gezeichnet nach der 3. Kurve von Fig. 4; oben die Suspensionskurve, unten das Elektrogramm. Hierin ist eine fraktionierte Systole wiedergegeben, die nach Vergiftung mit Digitalis erhalten wurde. Anfangs kommt die Basis zur Kontraktion und ist die Spitze refraktär, so dass die Erregung hieran abprallt. Wenn aber die Basis während einiger Zeit kontrahiert hat, wird die Spitze reizbar. Ist die basale Komponente des Kammerelektrogrammes bis e fortgeschritten, dann wird plötzlich die Kammerspitze elektronegativ und kommt die apikale Komponente n f g zum Vorschein. Hierin wird die Samojloffsche Hacke (h) ausgeschnitten als ein Zeichen der noch andauernden basalen Negativität. Diese Systole kommt also in zwei Etappen zustande, was in der Suspensionskurve in der Einknickung der ansteigenden Kurvenlinie zum Ausdruck gelangt.

täre Kammerspitze prallt. Solange jedoch die Kammerbasis noch kontrahiert, kann sich die Erregung noch weiter fortpflanzen. Wäre nun die Kammerspitze refraktär geblieben, dann würde die vollständige Basiskomponente a, b, c, wie in Schema Fig 13 zustande gekommen sein. Wenn nun die Basiskontraktion fast beendigt ist, wird plötzlich bei e (siehe Schema Fig. 14) die Kammerspitze reizbar und beginnt mit einer steil absteigenden Linie die apikale Komponente des Elektrogrammes (e, f, g). Die noch fortdauernde Negativität der Basis wird als die Samojloffsche Hacke (h) aus der apikalen Komponente ausgeschnitten. Diese Kurve lehrt uns also, dass es möglich ist, und zwar, wenn das Refraktärstadium der Kammerspitze stark verlängert ist, dass die Erregung nicht direkt von der Basis an nach der Spitze weitergehen kann. Erst wenn die letztere sich schon einige Zeit in Kontraktion befindet, kommt mit einem verlängerten latenten Stadium die Kammerspitze zur Kontraktion.

Auch die erste Kammerkurve von Fig. 4 lehrt uns deutlich, wie die Kammerkontraktion in Etappen zustande kommen kann. Die Suspensionskurve und das Elektrogramm hiervon ist in dem Schema von Fig. 15 wiedergegeben. Das Elektrogramm lehrt uns, dass anfangs ein kleiner Teil der Kammerbasis kontrahiert. Wenn die Kontraktion einige Zeit gedauert hat, pflanzt sich die Erregung mit einem verlängerten latenten Stadium nach der Spitze fort und von dort aus — während die Kontraktion der ersten Teile schon abnimmt — kommt der grösste Teil der Basis zur Kontraktion. Dieses Elektrogramm beginnt also mit einer kleinen und endigt mit einer grossen basalen Kurve. Dazwischen kommt die apikale Negativität zum Ausdruck. Es ist durch diese Kurven deutlich geworden, dass die Erregung den Kammermuskel ruckweise durchlaufen kann, so dass die Kammersystole in Etappen zustande kommt. Zugleich sehen wir hieraus, dass jeder Etappe der Kammerkurve **ein** Ausschlag des Elektrogrammes entspricht. Solche Systolen nannte de Boer deformierte, fraktionierte Kammersystolen.

Diese fraktionierten Kammersystolen wurden 1916 von de Boer beschrieben und erklärt, als er noch nicht das Flimmern näher untersucht hatte. Zwar hatte er schon 1914 nach einem der Kammer des entbluteten Froschherzens verabfolgten Induktionsreiz Kammerflimmern auftreten sehen; jedoch war er damals auf diese Wahrnehmung noch nicht weiter eingegangen. Erst als er dieselbe Erscheinung bei der Fortsetzung seiner Alternansuntersuchung beobachtete, verfolgte er näher, warum nach einem Induktionsreiz bald Flimmern und bald eine koordinierte Kammersystole folgte. Dabei fand er, dass ein Induktionsreiz, der nach einer bestimmten, streng umschriebenen Zeit nach dem Verbluten und direkt nach Ablauf des Refraktärstadiums der Kammer verabfolgt wird, Kammerflimmern herbeiführt. Wurde der Reiz später in der Kammerperiode an derselben Stelle und in gleicher Stärke appliziert, dann entstand ausnahmslos eine koordinierte Extrasystole. Nun entstand in einem Teile der Experimente ein kurzdauerndes Flimmern, das aus **einer** fraktionierten Extrasystole bestand (siehe Fig. 6). Die Elektrogrammkurven hiervon entsprachen denjenigen der fraktionierten Systolen, die nach Vergiftung mit Digitalis von ihm erhalten wurden (Schemata von Fig. 14 und 15). Hieraus folgt, dass das kurzdauernde Flimmern dadurch zustande kommt, dass die Erregung den Kammermuskel in Etappen durchläuft. Da nun solch eine Umlaufszeit lange dauert, ist das Anfangsgebiet schon wieder reizbar und kann die Erregung aufs neue rundkreisen und zwar ruckweise. So besteht das Flimmern aus einer Aneinanderreihung fraktionierter Systolen. Jede Etappe ergibt einen Ausschlag im

Elektrogramm, so dass während eines Umlaufes mehrere Ausschläge im Elektrogramm vorkommen.

Während des Flatterns der Kammer (gehäufte Extrasystolie) sind die Kammerelektrogramme normal und bestehen aus einem R- und einem T-Ausschlage. Diese Kammerelektrogramme tragen die Kennzeichen einer verzögerten Reizleitung. Das Flattern (gehäufte Extrasystolie) kommt dadurch zustande, dass die Erregung verzögert durch die Kammer kreist und diesen Umgang stets wiederholt. Hierbei entsteht also während jedes Um-

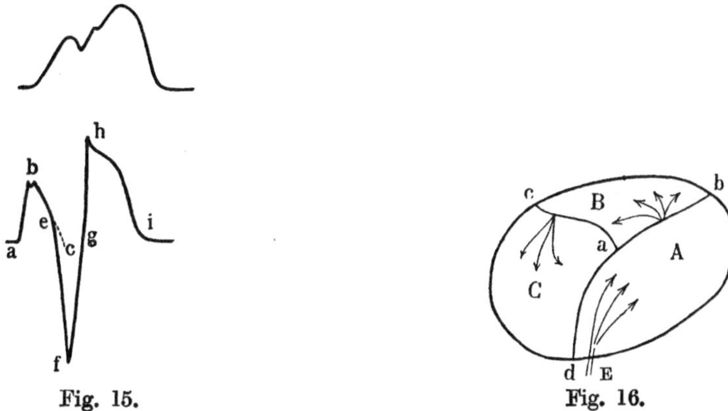

Fig. 15. Schema der ersten Systole von Fig. 4; oben die Suspensionskurve, unten das Elektrogramm. Wir sehen an dem Elektrogramm, dass erst ein Teil der Basis zur Kontraktion kommt. Wenn dieser Basisteil einige Zeit kontrahiert hat und die basale Kurve bis e fortgeschritten ist, wird die Spitze der Kammer reizbar und kommt der Ausschlag e f g zustande, der nach unten gerichtet ist. Schliesslich kontrahiert der grösste Teil der Basis, wodurch der Ausschlag g h i entsteht.

Fig. 16. Schema, in welchem wiedergegeben ist, wie die Erregung durch eine Herzabteilung in Etappen zirkulieren kann. Der Reiz geht aus von der Reizelektrode E. In demjenigen Augenblick, wo hier ein Induktionsausschlag appliziert wird, ist der metabole Zustand dieser Herzabteilung noch schlecht. Daher kommt erst der Teil A zur Kontraktion und ist der Rest noch refraktär. Wenn jedoch A einige Zeit hindurch kontrahiert hat, wird B reizbar. Dann breitet die Erregung sich über B aus, kann aber die Linie a c nicht passieren, weil C noch refraktär ist. Wenn nun B eine Zeitlang in Kontraktion gewesen ist, wird C reizbar und kann die Erregung sich auch hierüber ausbreiten. So durchläuft die Erregung die Herzabteilung ruckweise in Etappen.

laufes ein Elektrogramm. Wenn nun das Flattern in das Flimmern übergeht, nimmt die Frequenz der elektrischen Ausschläge stark zu und dies ist auch auf Grund meiner Theorien erklärlich. Denn nun kommen ja während eines Umlaufes mehrere Elektrogrammausschläge vor, weil der Rundgang in Etappen zerfällt. Damit ist also die starke Zunahme der elektrischen Ausschläge beim Übergang von Flattern in Flimmern vollkommen erklärt. In dem Schema von Fig. 16 ist das Entstehen der fraktionierten Systolen, aus welchen das Flimmern besteht, wiedergegeben. Bei E ist die Reizelektrode gegen eine Herzabteilung angebracht. Wenn nun im richtigen Moment der Induktionsreiz verabfolgt wird, ist das Gebiet hinter der Grenzlinie a—d noch refraktär. Die Erregungen breiten sich also aus in der Richtung von a—b und bringen den Muskelteil A zur Kontraktion. Im Anfange der Kontraktion von A ist das Gebiet hinter der Linie a—b noch refraktär. Wenn nun A während einiger Zeit kontrahiert hat, wird das Gebiet B reizbar und breitet sich die Erregung von einem oder mehr Punkten der Linie a—b über B aus (im Schema habe ich die Richtung der Erregungen von einem willkürlichen Punkt von Linie a—b angegeben; es ist selbstredend, dass die Erregungen ebensogut von einem anderen Punkt oder von anderen Punkten der Linie a—b ausgehen und sich über B verbreiten können). Wenn nun die Erregung die Linie a—c erreicht, ist das dahinter gelegene Gebiet noch refraktär. Dieses Gebiet C wird nun auch erst reizbar, wenn B schon einige Zeit in Kontraktion ist. So kommen die Gebiete B und C jedesmal mit einem verlängerten latenten Stadium zur Kontraktion und nach C auch das Gebiet A. Auf diese Weise kreist die Erregung ruckweise herum und wird der Kammermuskel in Etappen zerlegt. In diesem Schema habe ich die verschiedenen Muskelgebiete in einer Ebene wiedergegeben. In Wirklichkeit besteht jede Fraktion aus einem Stück Kammermuskel. Wenn nun die Erregung jedesmal während des Flimmerns in derselben Weise durch die Kammer kreiste und während jedes Umlaufes der ganze Kammermuskel zur Kontraktion käme, dann würden dieselben elektrischen Ausschläge nach jedem Umlauf jedesmal wiederholt werden. Es ist klar, dass die verschiedenen Fraktionen eines Umlaufes untereinander ungleiche Elektrogrammausschläge ergeben. Da nun diese Elektrogrammausschläge eines Umlaufes während eines folgenden nicht wiederholt werden, doch in Wirklichkeit alle Ausschläge untereinander ungleich sind, müssen wir schliessen, dass jedesmal die Erregung auf eine andere Weise zirkuliert; bald bleibt dieses Muskelgebiet inaktiv während eines Umlaufes, bald wieder ein anderes. So müssen wir uns auch vorstellen, dass während des Vorhofflimmerns bald das Gebiet beim Aschoff-Tawaraschen Knoten während eines Umlaufes inaktiv bleibt und dann wieder während einiger Umläufe jedesmal durch die Erregung erreicht wird; auch kann der Aschoff-Tawarasche Knoten während mehrerer Umläufe inaktiv bleiben. Dadurch erreicht also eine Erregung in unregelmässigen Zeitpunkten das Hissche Bündel und entsteht die Arhythmia perpetua.

Noch einen weiteren Punkt betreffs des Refraktärstadiums muss ich hier näher auseinandersetzen. Nach meiner vorstehenden Darlegung ist es klar, dass während jedes Umlaufes jedesmal mit Zwischenpausen der ganze Kammermuskel refraktär ist. Jedesmal, wenn sich die Erregung über eine folgende Muskelfraktion verbreitet, geht der Erregung eine reizbare Zone voran. Hat die Erregung diese ganze Fraktion zur Kontraktion gebracht, dann ist diese Fraktion refraktär geworden; dagegen ist die folgende Fraktion noch refraktär. Solange nun die folgende Fraktion refraktär bleibt, ist also der ganze Kammermuskel refraktär. Wird nun die folgende Fraktion reizbar, dann geht die Erregung weiter und geht der Erregung eine reizbare Zone voran. So ist also während jedes Umlaufes der refraktäre Ring intermittierend geschlossen und geöffnet. Angesichts dieser Sachlage ist es auch klar, warum es de Boer niemals gelungen ist, durch einen Induktionsreiz die zirkulierende Erregung zum Stillstand zu bringen [1]). Zunächst weiss man nicht, wo sich in einem gegebenen Augenblick die Erregung befindet — oder lieber, welcher Teil des Kammermuskels in einem gegebenen Augenblick in Erregung ist — und ferner wissen wir nicht, in welchem Zeitpunkt ein Teil der refraktären Kammer reizbar geworden ist. Infolgedessen kann man nicht mittels eines Induktionsreizes das Flimmern beendigen.

Es ist von Bedeutung, zu verfolgen, welcher Zusammenhang zwischen dem Auftreten von Kammeralternans und der Fähigkeit besteht, die der Kammermuskel dann besitzt, zum Flimmern überzugehen. Der Kammeralternans erscheint bei dem entbluteten Froschherzen. Für das Entstehen des Kammeralternans muss also erst der metabole Zustand des Kammermuskels verschlechtert sein. Es ist nun merkwürdig, dass wir in demselben Augenblick, wo bei dem entbluteten Froschherzen sich Kammeralternans einstellt, gerade leicht durch einen Induktionsreiz Kammerflimmern hervorrufen können. Diese Erfahrung machte de Boer bei seinen vielen Flimmeruntersuchungen. Es ist auch sehr plausibel, dass der Kammermuskel in demselben Augenblicke nach der Entblutung die Fähigkeit besitzt, Kammeralternans und Kammerflimmern zu zeigen. Denn bei dem Kammeralternans, der nach der Entblutung auftritt, bleibt während der kleinen Alternanssystolen ein Teil des Kammermuskels, und zwar meistens die Kammerspitze asystolisch, indem das Refraktärstadium der Kammerspitze verlängert ist oder jedenfalls mehr verlängert ist als das des übrigen Teiles. Eine Verlängerung des Refraktärstadiums eines Teiles des Kammermuskels liegt also dem Entstehen von Kammeralternans zugrunde. Will man durch einen Induktionsreiz Kammerflimmern erzeugen, dann muss der metabole Zustand des Kammermuskels erst soweit verschlechtert sein, dass das Refraktärstadium eines Teiles des Kammermuskels verlängert ist, oder jedenfalls mehr verlängert ist als das des übrigen Teiles. Für das Entstehen von Kammeralternans und Kammerflimmern muss daher der Kammermuskel denselben Bedingungen genügen.

Wir wollen nunmehr noch einmal zu Fig. 4 zurückkehren. Die erste und die dritte Kammerkurve hiervon sind fraktioniert. Dies ist also ein kurz dauerndes Flimmern, das nur während eines Umlaufes dauert. Der Kammermuskel besitzt hier also die Fähigkeit zum Flimmern. In Zusammenhang

---

[1]) Wenn wir nämlich im Herzen einer Kontraktionswelle durch einen Induktionsreiz eine zweite Welle entgegensenden, dann stossen beide zusammen und erlöschen (siehe Koninklijke Akademie der Wetenschappen in Amsterdam, Proceedings. Vol. 23, S. 542 und The American Journal of Physiol. Vol. 57, S. 179).

mit unserem Gegenstand ist es nun von Bedeutung, dass in derselben Figur die Kammer auch Alternanskurven aufweist. Bei diesem Kammeralternans bleibt während der kleinen Alternanssystolen die Kammerspitze inaktiv, wie sich aus den Elektrogrammkurven zeigt.

Fig. 4 demonstriert also deutlich die Tatsache, dass sich der Kammermuskel für das Entstehen von Kammerflimmern und Kammeralternans in ungefähr demselben (verschlechterten) metabolen Zustande berinden muss. In diesem Zusammenhange weise ich noch darauf hin, dass nach Erwärmung des Sinus venosus Kammeralternans (siehe Pflügers Archiv, Bd. 192, S. 183) doch auch Kammerflimmern entstehen kann (siehe S. 91 u. 92), wie von de Boer nachgewiesen wurde. Auch dann verschlechtert sich der metabole Zustand des Kammermuskels infolge des beschleunigten Schlagtempos.

Wir legen uns nun die Frage vor, wie wir das sog. Stichexperiment Kroneckers erklären können. Kronecker stach mit einer Nadel in die Scheidewand zwischen den beiden Kammern von Hundeherzen in Höhe der untersten Grenze des obersten Drittels dieser Wand und dann entstand Kammerflimmern. Wir können uns nun denken, dass Kronecker eine Verzweigung eines Schenkels des Hisschen Bündels getroffen hat. Diese Verzweigung wurde dadurch gereizt, so dass eine Erregung den Kammermuskel an einer zirkumskripten Stelle erreichte. Hierdurch kann dann Kammerflimmern hervorgebracht werden.

Nachdem de Boer seine Flimmeruntersuchung und -theorie im November 1919 mitgeteilt hatte, folgte von August 1920 an eine Reihe Publikationen von Lewis und seinen Mitarbeitern. Die Untersuchung Lewis' hatte zum Ziele, zu kontrollieren, ob wirklich während des Flatterns und Flimmerns eine Erregung durch die betreffende Herzabteilung zirkuliert, wie allein de Boer bis zu jener Zeit gehäufte Extrasystolie (Flattern) und Flimmern erklärt hatte.

Lewis leitete hierbei mittels zweier Saitengalvanometer die Aktionsströme von flatternden oder flimmernden Vorhöfen ab. Dabei vermochte er nachzuweisen, dass die Erregungen während des Flatterns meistens längs der Vorderseite aufsteigen. Das Absteigen längs der Hinterseite nach dem Ausgangspunkt zurück konnte er nicht nachweisen. So gelang es Lewis noch nicht, das Rundkreisen während des Flatterns zu beweisen. Das Flimmern bot noch mehr Schwierigkeiten dar.

Lewis glaubt nun, dass sich die Erregung während des Flatterns in einer geradlinigen Bewegung längs einem schmalen Bande um die Vorhöfe fortpflanzt. Von diesem ringförmigen Bande sollen zentrifugale Erregungen ausgehen. Er gibt diese Fortpflanzungsweise durch das in Fig. 17 wiedergegebene Schema an. Während des Flimmerns soll dagegen nach Lewis' Ansicht die Erregung längs einer buchtigen Linie um die Vorhöfe zirkulieren, ebenfalls über ein schmales, ringförmiges Band. Von diesem Ring sollen dann in zentrifugaler Richtung längs buchtigen Bahnen Erregungen ausgehen. In dem Schema von Fig. 18 ist wiedergegeben, wie Lewis sich den Verlauf der Erregungen während des Flimmerns vorstellt. Diese Theorie Lewis' kann nicht befriedigen; denn man fragt sich — und auch Rothberger machte diese Bemerkung — wie kann die Erregung, die sich doch auch in andere Richtungen fortzupflanzen vermag, nun gerade in dieser Ringbahn bleiben. Warum bevorzugt die Erregung nun gerade diesen Ring? Dafür ist doch kein anatomisches Substrat vorhanden. Zwar gibt Lewis an, dass während des Flimmerns der Weg sich jedesmal ändere, wie übrigens de Boer dies schon angegeben hatte; jedoch weist er mit Nachdruck darauf hin, dass während

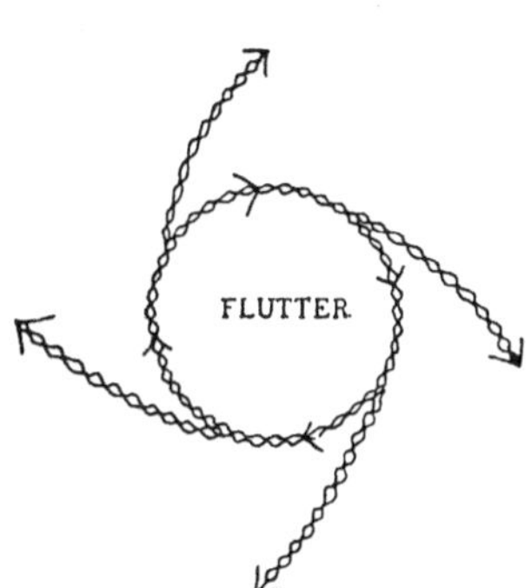

Fig. 17. Schema der Ringbahn, längs welcher sich zufolge Lewis die Erregung während des Flatterns fortpflanzt. Von hier sollen zentrifugale Erregungen ausgehen.

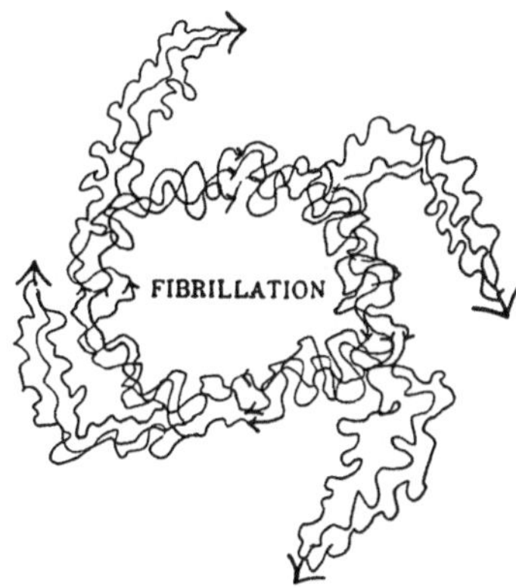

Fig. 18. Schema der Ringbahn, längs welcher sich nach Lewis die Erregung während des Flimmerns in buchtigen Linien fortpflanzt. Von hier sollen ebenfalls in buchtigen Linien zentrifugale Erregungen ausgehen.

des Flatterns jedesmal dieselbe Ringbahn von der Erregung durchlaufen werde. Wenn schon dies undenkbar scheint, so ist es noch sonderbarer, dass die Elektrogrammkurven allein durch diese Ringbahnerregung entstehen sollen, während sich von den zentrifugalen Erregungen dann nichts in den Elektrogrammkurven zeigen soll. Eine derartige Vorstellung von dem Verlauf der Erregungen in einer Herzabteilung wird hoffentlich wohl ein Unikum in der allgemeinen Physiologie des Herzens bleiben. Da liegt die Frage nahe, ob während gehäufter Extrasystolie und während des Flimmerns der Kammer auch solch eine Ringbahn von der Erregung durchlaufen wird. Man kann doch schwerlich denken, dass der Mechanismus dabei wieder anders ist. Wenn dies wahr wäre, dann würde sich auch während einer Extrasystole die Erregung längs solcher Ringbahn fortpflanzen; denn die Kammerelektrogramme der gehäuften Kammersystolen unterscheiden sich nicht von denjenigen einer einzelnen Extrasystole. Noch sonderbarer ist es, dass ein Experimentator, der die Reizelektrode an einer willkürlichen Stelle der Kammer (oder der Vorhöfe) anbringt, dann gehäufte Extrasystolie oder Flimmern durch einen

Induktionsreiz herbeiführen kann. Es müsste doch ein Zufall sein, dass die Reizelektrode immer auf die Ringbahn gelangte. Aber auch indirekt von den Vorhöfen aus kann man Kammerflimmern oder gehäufte Extrasystolie der Kammer hervorbringen. Wie gelangt dann die Erregung auf solch eine Ringbahn? Wenn Lewis aber versuchen will, deutlich zu machen, wodurch das Flimmern solche frequente Ausschläge in der Elektrogrammkurve ergibt, und zwar ein Vielfaches der Flatterfrequenz, dann werden seine Erklärungen so gesucht, dass wir uns schwerlich vorstellen können, es hier noch mit der Wirklichkeit zu tun zu haben. Nach Lewis legt die Erregung während des Flimmerns eine stark buchtige Bahn zurück, so dass ihr Weg viel länger wird. Nun nimmt Lewis hierbei an, dass die Ringbahn bei dem Flimmern kleiner wird und dadurch die Flimmerfrequenz doch noch diejenige des Flatterns bis zu einem Vielfachen übertreffen kann. Bei der „rapid re-excitation" spricht Lewis sogar von einer Ringbahn von 8—12 mm Umfang. Die Zunahme der Frequenz der Ausschläge bei dem Übergang von Flattern in Flimmern ist also nach der Theorie Lewis wohl sehr schwer zu erklären. Bei der Theorie de Boers stossen wir hier nicht auf Schwierigkeiten. Denn wenn das Flattern in Flimmern übergeht, entstehen nach de Boer Kontraktionen verschiedener Fraktionen, deren jede für sich einen elektrischen Ausschlag ergibt.

Lewis ist zu seiner Ansicht gelangt auf Grund von Untersuchungen, bei denen er die Ableitungselektroden lokal anwandte. Nun ist er der Meinung, dass er hierdurch ausschliesslich die lokalen Veränderungen registriere. Dies glaube ich aber bezweifeln zu dürfen. Von Wertheim Salomonson wurden nämlich noch Elektrokardiogramm-Ausschläge von dem Vorderfuss eines Hundes aus registriert. Hierbei war eine unpolarisierbare Elektrode auf der enthaarten Haut über dem distalen Muskelende des linken Trizeps und die andere auf zwei Drittel des Muskelbauches angebracht. Die Empfindlichkeit der Saite war die gewöhnliche (10 mm pro Millivolt) (Pflügers Archiv Bd. 176, S. 205).

Es scheint mir denn auch, dass man mittels dieser Ableitung wohl nicht mit Exaktheit feststellen kann, dass sich die Erregung längs einer schmalen Ringbahn fortpflanzt. Noch verwickelter werden diese Verhältnisse, wenn Lewis annimmt, dass sich die Erregung während des Flimmerns buchtig längs der Ringbahn fortpflanzt.

Lewis behauptet, dass während des Flatterns die Erregung stets in derselben Kreisbahn zirkulieren bleibt, während beim Flimmern diese Bahn jedesmal wechselt. Es ist nun wohl sehr sonderbar, dass während des Flatterns, wobei der Zustand des Vorhofmuskels besser ist, die Erregung sich nun nicht von der Ringbahn an fortpflanzen soll; denn der Vorhofmuskel ist nun doch in besserer Verfassung als während des Flimmerns. Und gerade bei dieser letzteren Affektion, bei welcher der Zustand des Vorhofmuskels viel schlechter ist, bleibt die Erregung nach Lewis nicht in der Kreisbahn, sondern weicht davon ab. Man könnte erwarten, dass nun auch der Zustand des Vorhofmuskels ausserhalb der Kreisbahn zu schlecht und für die Erregung nicht passierbar sein werde.

Es scheint mir denn auch nach diesem allen, dass die Einwände, die sich gegen die Vorstellung Lewis' erheben lassen, schwer zu beseitigen sind. Wenn Rothberger aus diesen Untersuchungen folgert, dass es vor allem feststeht, dass während des Flimmerns die Vorhöfe koordiniert klopfen und keine Auflösung in Partialkontraktionen zeigen, dann ist diese Folgerung voreilig. Rothberger folgert dies gerne darum, weil er glaubt, dass also in jedem Falle eine Tachykardie vorhanden ist.

b) Betreffs der Ursache des Flimmerns.

In dem vorhergehenden Kapitel haben wir das Wesen des Flimmerns und die darüber aufgestellten Theorien näher besprochen. Wir legen uns nun die Frage vor, wie es kommt, dass eine Herzabteilung, z. B. die Vorhöfe, beim normalen Pulsieren plötzlich zu Flimmern übergeht. In der Literatur finden wir hierüber wenige Anweisungen. Die Untersuchungen, welche mittels Unterbindung eines oder mehrerer Äste der Kranzarterien angestellt wurden, berücksichtigten wohl am meisten das Entstehen des Flimmerns in der Klinik.

Wenn nämlich durch eine Zunahme der Sklerose der Kranzarterien die Blutversorgung des Herzmuskels beeinträchtigt wird, dann kann man sich vorstellen, dass solche Erscheinungen von Kammerflimmern auftreten, wie im Experiment nach Unterbindung von Ästen der Kranzarterien. Die Ergebnisse dieser Untersuchungen werde ich im Nachstehenden in meine Betrachtungen einbeziehen. Zwar zählt Hering noch die verschiedenen „Koeffizienten" auf, die Flimmern veranlassen können; aber zu einem systematischen Studieren und Experimentieren betreffs der Ursachen des Flimmerns kommt er nicht. Erst als es gelang, mittels eines Reizes Flimmern zu erzeugen, konnten auch die Bedingungen studiert werden, denen entsprochen werden muss, ehe ein Reiz Flimmern herbeiführt.

In den früheren Untersuchungen, wobei faradisch gereizt wurde, unterhielt man nämlich künstlich einige Zeit hindurch das Flimmern und veränderte dadurch den Zustand des Herzmuskels. Von einem Studieren der Voraussetzungen für das Entstehen des Flimmerns konnte dann keine Rede mehr sein. Nun wir aber durch einen Induktionsreiz das Flimmern hervorrufen können, vermögen wir zugleich die Bedingungen zu ermitteln, unter welchen durch einen Reiz das Flimmern zu erzeugen ist. Es ist nun von Wichtigkeit, dass allein dann nach einem Induktionsreiz Flimmern folgt, wenn dieser Reiz direkt nach Ablauf des Refraktärstadiums verabfolgt wird, also in einem Augenblick, wo der metabole Zustand des Kammermuskels noch schlecht ist. Die Kontraktion der Kammer ist dann gerade eben abgelaufen, so dass die Restitutionsprozesse nur noch teilweise stattgefunden haben. Der Kammermuskel reagiert dann zwar auf einen Reiz; doch die Kontraktilität ist noch gering und das Leitungsvermögen mangelhaft. Hierdurch können die Bedingungen für das Entstehen von Kammerflimmern vorhanden sein. Wenn aber das Herz mit Blut durchströmt ist und es sich in einem guten Ernährungszustande befindet, dann gelingt das Erzeugen von Flimmern auf diese Weise nicht. Dafür verlaufen die Restitutionsprozesse dann zu schnell. Wir müssen also erst das Herz entbluten. Aber auch dann muss erst einige Zeit (10 Minuten bis $1^1/_2$ Stunden) nach dem Entbluten verlaufen sein und muss sich der metabole Zustand des Kammermuskels erst bis zu einem bestimmten Grade verschlechtert haben, wenn das Experiment gelingen soll. Wenn nun eine bestimmte Zeit nach dem Entbluten, z. B. eine halbe Stunde danach, das Flimmern durch einen Induktionsreiz einmal herbeigeführt worden ist, dann kann man dies während z. B. einer Viertelstunde jedesmal wiederholen. Immer wieder gelingt dann das Experiment leicht; jedoch nach diesen 15 Minuten ist es plötzlich aus und können wir das Flimmern in dieser Weise nicht wieder zurückerhalten. Es zeigt sich also, dass für das Entstehen des Flimmerns erst der metabole Zustand der Kammer bis zu einem bestimmten Grade verschlechtert sein muss. Geht diese Verschlechterung zu weit, dann gelingt es nicht mehr, die Erscheinung hervorzurufen. Wenn nämlich der metabole Zustand des Kammermuskels zuviel verschlechtert ist, entsteht nach einem Reize eine partielle Systole und kreist die Erregung nicht mehr herum. Der Muskel einer Herzabteilung ist also flimmerfähig, wenn sich der metabole Zustand desselben bis zu einem bestimmten Grade verschlechtert hat. Dann ist der allgemeine Zustand des Kammermuskels ein solcher, dass eine Erregung während einiger Zeit ruckweise zirkulieren bleiben kann.

Für das Entstehen des Flimmerns in der Klinik ist es von Bedeutung, dass nicht allein durch direkte, sondern auch durch indirekte Reizung eine Herzabteilung zum Flimmern angeregt werden kann. Wenn nämlich z. B. nach einer Extrasystole der Vorhöfe oder nach Erwärmung des Sinus venosus eine Erregung die Kammer eines Froschherzens, die flimmerfähig ist, direkt nach Ablauf des Refraktärstadiums erreicht, dann entsteht Kammerflimmern. Diese und noch weitere Experimente in derselben Richtung sind für das Entstehen des Flimmerns in der Klinik von grosser Bedeutung. Denn wir können uns nun vorstellen, dass das Vorhof- oder Kammerflimmern entstehen kann, wenn infolge einer Beschleunigung der normalen Impulse (infolge körperlicher oder geistiger Anstrengungen) plötzlich ein Impuls die Vorhöfe oder die Kammern sofort nach Ablauf des Refraktärstadiums erreicht. Auch hier muss dann vorher der metabole Zustand der betreffenden Herzabteilung verschlechtert sein. Diese Auffassung über die Entstehungsweise des klinischen Flimmerns steht völlig im Einklange mit der Erfahrung aus der Klinik, wissen wir doch, dass die Patienten meistens genau den Augen-

blick angeben können, in welchem ihre Beschwerden angefangen haben. Auch
die Verschlechterung des metabolen Zustandes der Vorhöfe als Voraussetzung
für das Entstehen des Vorhofflimmerns ist wohl sehr wahrscheinlich; denn
das Vorhofflimmern entsteht oft bei Patienten mit Mitralstenose. Hierbei
haben die Vorhöfe das Blut immerhin durch eine enge Öffnung gesandt und
erleiden sie hierdurch die Folgen der Überanstrengung. Infolgedessen wird
der metabole Zustand des Vorhofmuskels schlechter. In anderen Fällen entsteht das Flimmern auf dem Boden eines degenerierten Vorhofmuskels oder
aber vielleicht infolge Sklerose der Kranzarterien.

Es ist bekannt, dass das Vorhofflimmern in der Klinik sehr viel vorkommt. Etwa 40% der Patienten mit einem unregelmässigen Puls leiden
an Vorhofflimmern. Kammerflimmern wird nur selten beobachtet; die Folgen
desselben sind auch viel ernster. Wenn die Kammern flimmern, wird kein
oder wenig Blut in die Aorta entsandt und entsteht der Zustand von Pulslosigkeit, der mit dem Leben nicht zu vereinigen ist. Kammerflimmern verursacht also den akuten Herztod. Allein ein vorübergehendes Flimmern
der Kammern ist einige Male beobachtet. Obwohl Kammerflimmern viel
häufiger vorkommt, als es wahrgenommen werden kann, dürfen wir doch
wohl aus dem ziemlich seltenen Vorkommen von akutem Herztod folgern,
dass es viel weniger auftritt als Vorhofflimmern. Wodurch wird dies verursacht? Meines Erachtens liegt dies an den anatomischen Verhältnissen.
Die Erregung erreicht die Kammern ja längs dem Hisschen Bündel und
regt daher fast synchron verschiedene Stellen der Kammern zur Kontraktion
an. Diese verschiedenen Kontraktionswellen verbreiten sich über die Kammer,
stossen gegeneinander an und erlöschen dann. Kammerflimmern kann
also niemals entstehen, wenn die Erregung längs allen Verzweigungen des Hisschen Bündels die Kammern erreicht und zur
Kontraktion anspornt. Allein dann, wenn die Erregung längs
einer der Verzweigungen die Kammern an einer zirkumskripten
Stelle zur Kontraktion anregt, kann Kammerflimmern entstehen.
Nur dann, wenn die Kontraktionswelle an einer zirkumskripten Stelle in
der Kammer beginnt, kann von einem ruckweisen Zirkulieren durch den
Kammermuskel die Rede sein. Daher ist es auch verständlich, dass Patienten
mit rechts- oder linksseitigen Kammerelektrogrammen, wobei
also der linke oder der rechte Schenkel des Hisschen Bündels
blockiert ist, eher Kammerflimmern bekommen werden, als die
meisten Menschen, bei denen das ganze Hissche Bündel den Reiz
ungestört fortleitet. Es scheint also wohl sicher zu sein, dass der besondere Bau des Hisschen Bündels mit seinen baumförmigen
Verästelungen die Kammer vor dem Entstehen von Flimmern
schützt.

Dieser Schutz ist nicht bei den Vorhöfen vorhanden. Bei

ihnen tritt ja die Erregung an einer zirkumskripten Stelle ein und kann also leicht Flimmern der Vorhöfe herbeiführen.

Das Refraktärstadium der Kammern dauert viel länger als das der Vorhöfe. Bei einer Beschleunigung des Herzschlages wird also leicht ein rhythmischer Impuls die Kammern direkt nach Ablauf des Refraktärstadiums erreichen. Der Schutz der baumförmigen Verästelung des Hisschen Bündels kommt also den Kammern wohl zustatten. Wenn die Dauer des Refraktärstadiums der Vorhöfe nicht zugenommen hat, muss das Schlagtempo wohl enorm zunehmen, ehe ein Impuls die Vorhöfe direkt nach Ablauf des Refraktärstadiums erreicht. Allein dann, wenn der metabole Zustand der Vorhöfe verschlechtert ist und dadurch die Dauer des Refraktärstadiums zugenommen hat, kann auch ohne oder bei mässiger Beschleunigung ein Impuls die Vorhöfe direkt nach Ablauf des Refraktärstadiums erreichen.

Es ist also für das Entstehen des Flimmerns von Wichtigkeit, dass der **Reiz an einer zirkumskripten Stelle** in die Herzabteilung eintritt; aber auch in diesem Falle entsteht nur dann Flimmern, wenn der metabole Zustand der Herzabteilung bis zu einem bestimmten Grade verschlechtert ist. Bei meinen Experimenten mit Froschherzen konnte ich diesen Grad von Verschlechterung am besten erreichen bei frisch gefangenen Fröschen. Die Herzen derselben befinden sich in gutem Ernährungszustande, so dass nach dem Entbluten der metabole Zustand langsam verschlechtert. Der mässige Grad von Verschlechterung, bei welchem das Kammerflimmern hervorzurufen ist, bleibt dann ziemlich lange auf ungefähr derselben Höhe, so dass eine Zeitlang die Erscheinung leicht hervorzurufen ist. Benutzt man aber Frösche, die lange Zeit im Laboratorium aufbewahrt wurden, deren Ernährungszustand also erheblich ungünstiger geworden ist, dann gelingen die Experimente entweder gar nicht oder wenigstens viel schwerer. Nach dem Entbluten wird dann der metabole Zustand des Herzens schnell ungünstiger und dauert der Grad von Verschlechterung des metabolen Zustandes, bei welchem das Kammerflimmern zu erzeugen ist, zu kurze Zeit für ein ruhiges Experimentieren. Auch wenn man bei zu hoher Temperatur arbeitet, verschlechtert sich der metabole Zustand des Herzens nach dem Entbluten zu schnell. Ebenfalls muss man das Froschherz nicht herausschneiden, sondern in situ suspendieren und das Herz durch Einschneiden der Aorta entbluten. Bei herausgeschnittenen entbluteten Froschherzen verschlechtert sich der metabole Zustand viel zu schnell. Erst nach langem Experimentieren und vielem Versagen wurde es mir klar, dass alle diese Vorsichtsmassnahmen notwendig waren und dass allein eine Verschlechterung des metabolen Zustandes bis zu einem bestimmten Grade das Herz in einen Zustand der Flimmerfähigkeit bringt.

Nach dieser Erfahrung können wir auch frühere Untersuchungen, deren Bedeutung uns nicht deutlich war, besser verstehen. Ich meine die grosse Reihe von Untersuchungen über das Unterbinden eines oder mehrerer Äste der Kranzarterien. Das Flimmern entsteht hierbei nicht, wenn die ganze Koronarzirkulation gesperrt wird. Langendorff sperrte nämlich die Durchströmung bei seinen Säugerherzen bei Überlebungsexperimenten völlig ab und dann entstand kein Flimmern; ja, Langendorff konnte sogar dadurch ein bestehendes Flimmern beendigen. Wenn man aber einen oder mehrere Äste der Kranzarterien abklemmt, entsteht das Flimmern. Hering hielt es für möglich, dass das Anämisieren bestimmter Gebiete des Kammermuskels das Kammerflimmern verursachen werde. Auch glaubte er, dass das Kammerflimmern von den atrioventrikulären Verbindungssystemen ausginge. Kahn unterband nun den Arterienast, der das Septum des Hundeherzens vaskularisiert. Es zeigte sich hierbei, dass nach Anämisierung eines grossen Teiles des Reizleitungssystemes weder besonders oft noch besonders schnell Herzflimmern auftrat. Es scheint mir auch, dass das Kammerflimmern in den Anämisierungsexperimenten nicht dadurch entsteht, dass bestimmte Gebiete blutlos gemacht werden und von dort aus das Flimmern einen Anfang nehmen soll. Mir sind wenigstens keine Experimente oder Beobachtungen bekannt, aus denen man schliessen müsste, dass von bestimmten Teilen des Kammermuskels aus vorzugsweise das Flimmern entsteht. Meines Erachtens führen alle die Experimente über das Anämisieren des Herzmuskels zu einer ganz anderen Auffassung.

Wir wissen nämlich, dass Unterbinden eines Teiles der Kranzarterienäste Flimmern hervorrufen kann. Totales Anämisieren des Herzens aber bewirkt kein Flimmern. Dies bedeutet, dass das Flimmern nicht entsteht, wenn wir das ganze Herz oder einen Teil desselben völlig anämisch machen. Denn wenn wir einen oder mehrere Äste der Kranzarterie unterbinden oder abklemmen, dann wird das Gebiet, welches von diesen Ästen vaskularisiert wird, nicht völlig anämisch. Die Arterien des Herzens bilden reichlich Anastomosen, so dass das betreffende Gebiet nicht ganz, sondern nur teilweise anämisch wird. Der metabole Zustand des betreffenden Gebietes wird dann allmählich schlechter, bis derjenige Grad von Verschlechterung erreicht ist, bei welchem Flimmern entsteht. Sperrt man die Durchströmung des Herzens ganz, dann verschlechtert sich der metabole Zustand des Herzens zu schnell und entsteht das Flimmern nicht. Die Erfahrung der Untersucher, die sich mit diesen Experimenten beschäftigten, stimmt mit dieser Interpretation durchaus überein. Denn das Flimmern entsteht durchweg nicht gleich nach dem Unterbinden, sondern erst einige Zeit später; dann hat sich nämlich der metabole Zustand bis zum Flimmerniveau verschlechtert. Auch die Beobachtung Langendorffs, der ein bestehendes Flimmern durch das Sperren der Durchströmung aufheben konnte, steht mit dieser Auffassung völlig im Einklange. Wenn nämlich der metabole Zustand bis zu einem bestimmten Grade verschlechtert ist, kann Flimmern entstehen; gestaltet man dann den metabolen Zustand noch ungünstiger, dann wird dieser zu schlecht für das Fortdauern des Flimmerns. Die völlige Erstickung einer flimmernden Herzabteilung wirkt also ebenso wie Chinidin. In beiden Fällen wird der metabole Zustand verschlechtert und nimmt dadurch die Dauer des Refraktärstadiums zu. An diesem prallt dann die ruckweise zirkulierende Erregung ab. Die Flimmerfähigkeit der Kammern nach Unterbindung eines Teiles der Kranzarterienäste wird nicht allein durch die allgemeine Verschlechterung des metabolen Zustandes bedingt, sondern auch dadurch, dass der metabole Zustand eines Teiles der Kammern mehr verschlechtert wird als des übrigen Teiles der Kammern. Dadurch nimmt die Dauer des Refraktärstadiums des ersten Teiles mehr zu als diejenige des letzteren. Das Entstehen von fraktionierten Systolen und Flimmern wird dadurch gefördert. Im Lichte von de Boers neueren Untersuchungen können wir also die Experimente, die früher über das Unterbinden von Ästen der Kranzarterien ausgeführt wurden und die bisher nicht verstanden worden waren, besser erklären.

XI. Die Klinik und die Therapie des Vorhofflimmerns.

In der Klinik kommt das Vorhofflimmern recht häufig vor: etwa 40 % der Patienten mit einem unregelmässigen Puls leiden an Vorhofflimmern. Die unregelmässige Tätigkeit der Kammern findet ihre Ursache in den flimmernden Vorhöfen, so dass das Tempo der Kammerschläge nicht mehr durch die regelmässigen Impulse von dem Schrittmacher des Herzens (dem Keith-Flackschen Knoten) bedingt wird. Der Grundrhythmus ist daher nicht mehr in der Kammer- und Pulsarhythmie wiederzuerkennen. Von den flimmernden Vorhöfen aus regen in einem unregelmässigen Tempo Impulse die Kammern zu Systolen an. Wir kennen nun zwei Formen dieses unregelmässigen Kammertempos, nämlich die langsame Form mit etwa 50—70 Systolen pro Minute und die schnelle Form mit ca. 130 Kammersystolen in der Minute. Dazwischen bestehen Übergangsformen.

Anfangs glaubte Mackenzie, dass das Vorhofflimmern beim Menschen durch Dilatation der Vorhöfe verursacht werde, weil diese Dilatation fast stets bei den flimmernden Vorhöfen vorhanden war. Auch Gerhardt ist noch dieser Meinung. Nach Frey aber weisen 8 % der Patienten mit Vorhofflimmern keine Dilatation der Vorhöfe auf, so dass die Dilatation schwerlich als eine allgemein gültige Ursache des Flimmerns betrachtet werden kann. Wo das Flimmern mit einer Stenose der Mitralklappen verbunden ist, wird die Vorhofdilatation eine Folge der Stenose sein. In den anderen Fällen scheint es mir eher wahrscheinlich, dass die Vorhofdilatation eine Folge des Flimmerns der Vorhöfe ist, als umgekehrt. Denn wenn die Vorhöfe flimmern, ist der Kontraktionsgrad der gesamten Vorhofmuskelelemente gering, die Vorhöfe füllen sich mit Blut und die Wand wird ausgedehnt. Nach meiner Meinung müssen wir die Ursache des Flimmerns in den metabolen Verhältnissen suchen, in welchen sich der Vorhofmuskel befindet. Im Experiment nämlich kommt das Flimmern zustande, wenn der metabole Zustand des Vorhofmuskels verschlechtert ist. Wie wir oben auseinandergesetzt haben, können wir uns hierüber am besten orientieren in denjenigen Experimenten, wo durch einen Reiz oder eine Erregung das Flimmern einer Herzabteilung herbeigeführt wird. Denn wenn wir durch faradische Reizung das Flimmern erzwingen, dann ändert sich während des Faradisierens der metabole Zustand der faradisierten Herzabteilung. Wir können dann nicht mehr ein Urteil über den metabolen Zustand am Ende des Faradisierens fällen und auch nicht entscheiden, wie der metabole Zustand denn für das Fortdauern des Flimmerns nach dem Aufhalten des Faradisierens sein muss.

Wenn wir das Flimmern durch einen Reiz oder eine Erregung hervorrufen wollen, dann muss zuvor der metabole Zustand des Kammermuskels bis zu einem bestimmten Grade verschlechtert sein.

Wir können annehmen, dass dies für das Entstehen des Vorhofflimmerns in der Klinik auch so sein muss. Die Verschlechterung des metabolen Zustandes ist hier eine Folge von Überanstrengung. Dass diese Überanstrengung bei Patienten mit Mitralstenose vorliegt, ist klar; denn die Vorhöfe pressen das Blut jedesmal durch eine enge Öffnung nach den Kammern. Doch auch in den anderen Fällen können wir Überanstrengung der Vorhöfe annehmen. Denn wenn der Vorhofmuskel degeneriert ist, entsteht bei diesem degenerierten Vorhofmuskel schon die Überanstrengung infolge der normalen rhythmischen Kontraktionen. Der degenerierte Vorhofmuskel ist in der normalen Pause nicht imstande, sich völlig zu erholen. Vielleicht ist auch Sklerose der Kranzarterien an sich schon hinreichend für das Entstehen von Überanstrengung des Vorhofmuskels während der normalen rhythmischen Kontraktionen. Durch eine starke Arteriosklerose kann die Blutzufuhr nach dem Vorhofmuskel eine beschränkte werden und dadurch allein schon die Disposition zum Flimmern zum Vorschein kommen. Nach Wenckebach kann ein völlig normaler Vorhofmuskel zu flimmern anfangen. Damit wird natürlich ein anatomisch normaler Vorhofmuskel gemeint. Dies besagt aber nichts betreffs der funktionellen Verhältnisse; der metabole Zustand kann auch in einem Vorhofmuskel gestört sein, bei welchem sowohl makro- als mikroskopisch nichts Anormales zu bemerken ist. Wenn denn auch der metabole Zustand eines Vorhofmuskels sich so sehr verschlechtert hat, dass letzterer flimmerfähig geworden ist, dann kann das Flimmern infolge eines normalen, vom Keith-Flackschen Knoten ausgehenden Impulses entstehen. Diese Verschlechterung des metabolen Zustandes kann z. B. infolge lange dauernder Beschleunigungen oder oft wiederholter Beschleunigung eintreten. Dadurch kann eine Erschöpfung des Vorhofmuskels und eine hinreichende Verschlechterung des metabolen Zustandes für das Entstehen von Flimmern herbeigeführt werden. Da nämlich infolge der Verschlechterung des metabolen Zustandes die Dauer des Refraktärstadiums der Vorhöfe zugenommen hat, wird bei einer Beschleunigung der normalen Impulse (z. B. infolge muskulärer oder geistiger Anstrengung, Fieber u. a. m.). in einem gegebenen Augenblick ein Impuls die Vorhöfe direkt nach Ablauf des Refraktärstadiums erreichen können und das Flimmern hervorrufen. Je mehr sich der metabole Zustand verschlechtert hat, je länger die Dauer des Refraktärstadiums geworden ist, desto geringer braucht die Beschleunigung zu sein, welche Flimmern hervorruft. Wenn nun der metabole Zustand so schlecht geworden ist, dass die Dauer des Refraktärstadiums fast so lang ist wie die Dauer einer Sinusperiode, dann wird jeder normale Impuls Vorhofflimmern erzeugen und ist die rhythmische Tätigkeit unmöglich geworden. Dann bleiben die Vorhöfe also flimmernd und dieses Flimmern ist unheilbar geworden. Wenn z. B. durch Chinidin das Flimmern bei solch einem Herzen beendet wird, dann tritt die postundulatorische Pause ein; der erste normale Impuls nach dieser Pause erzeugt dann aber schon wieder Vorhofflimmern. Die Erfahrung in der Klinik hat uns auch gelehrt, dass das Vorhofflimmern anfangs noch zu heilen ist. Dann ist der metabole Zustand des Vorhofmuskels noch nicht hinreichend verschlechtert. Das Flimmern ist dann noch zu beseitigen. Später ist das Flimmern, wie Wenckebach es nennt, eingenistet. Wir müssen dies nun so verstehen, dass später der metabole Zustand des Vorhofmuskels soweit verschlechtert ist, dass das Flimmern direkt wieder zurückkehrt, sobald die ruckweise zirkulierende Erregung in ihrem Umlauf durch Chinidin gehemmt ist. Eine nähere Besprechung der Wirkung des Chinidins wird weiter unten folgen.

Wie schon im vorstehenden dargelegt wurde, entsteht Vorhofflimmern leichter als Flimmern der Kammern, weil die Erregung in die Vorhöfe an einer zirkumskripten Stelle eintritt. In den Kammern erreicht die Erregung den Kammermuskel an verschiedenen Stellen, so dass Kammerflimmern nicht so leicht entsteht. Die Folgen des Vorhofflimmerns machen sich auf verschiedene Weisen geltend, in erster Linie für den Blutkreislauf und zweitens entstehen durch das Vorhofflimmern subjektive Beschwerden. Wenigstens die Patienten, die durch Chinidin vom Vorhofflimmern genesen, geben nach meiner Erfahrung an, dass plötzlich ein Gefühl der Erleichterung entstanden ist; ein beklommenes und unangenehmes Gefühl auf der Brust ist verschwunden, sobald das Herz wieder die normale rhythmische Tätigkeit aufnimmt. Die Zirkulationsbeschwerden entstehen:

1. Dadurch, dass die Vorhöfe nicht pulsieren. Obwohl bei langsamem Schlagtempo die Kammern während der Perisystole fast ganz gefüllt werden und durch die Systole der Vorhöfe wenig Blut hinzugefügt wird, ist dies natürlich ganz anders bei grösseren Beschleunigungen der Herzaktion. Meines Erachtens hat bei Mitralstenose die Vorhofsystole auch mehr Bedeutung für das vollkommene Entleeren der Vorhöfe.

Wenn daher die Vorhöfe zu flimmern anfangen, dann werden diese

Herzabteilungen minder vollkommen entleert. Die Vorhöfe füllen sich mit Blut und dehnen sich aus. Die schlechte Entleerung der Vorhöfe macht sich auch für die Kammern fühlbar, die jetzt nicht so wie unter normalen Umständen gefüllt werden. Wenn nun bei einer Mitralstenose Vorhofflimmern entsteht, verschwindet begreiflicherweise das präsystolische Geräusch, worauf zuerst Mackenzie aufmerksam machte. Zugleich verschwindet aus dem Elektrogramm der vergrösserte P-Ausschlag, an dessen Stelle die ununterbrochene Saitenbewegung tritt.

2. Von grösserer Bedeutung ist die unregelmässige Tätigkeit der Kammern, bei denen das Schlagtempo sowohl normal als auch stark beschleunigt sein kann. Die starke Beschleunigung der Kammersystolen hat ungünstige Folgen, so dass dieselbe meistens bekämpft wird, und zwar durch Digitalis, worüber gleich noch näheres gesagt werden wird.

3. Infolge des Vorhofflimmerns entsteht eine Störung in der normalen nervösen Regulierung der Herztätigkeit, da ja die Kammern nicht mehr die Impulse vom Keith-Flackschen Knoten empfangen, auf den der Vagus und Accelerantes regulierende Wirkung ausüben. Doch ist der verzögernde oder beschleunigende Einfluss der Vagi auf die Kammern während des Flimmerns nicht ganz ausgeschlossen, wie sich z. B. daraus zeigt, dass während des Flimmerns der Vorhöfe Vagusreizung (vorzugsweise des linken) und beim Menschen Druck auf den Vagus (besonders links) Verzögerung des Schlagtempos der Kammern herbeiführt. Nach Erlanger und Hirschfelder und ebenfalls nach Cushny und Edmunds ist diese Verzögerung eine Folge einer schlechteren Leitung längs des Hisschen Bündels, wodurch die Anzahl der von den Vorhöfen nach den Kammern fortgeleiteten Reize vermindert wird. Von dieser Eigenschaft wird in der Therapie Gebrauch gemacht, wenn in solchem Falle Digitalis verabfolgt wird. Bekanntlich wirkt Digitalis reizend auf das Vaguszentrum, wodurch das Tempo der Kammersystolen während des Kammerflimmerns verlangsamt wird. Dies kann zu totalem Herzblock führen.

Eine Beschleunigung der Kammerschläge kann während des Vorhofflimmerns auftreten durch muskuläre Anstrengung. Die Beschleunigung ist dann auch eine Folge einer verbesserten Leitung längs des Hisschen Bündels, so dass die Anzahl der nach der Kammer fortgeleiteten Reize zunimmt. Somit können wir also von einer normalen Regulierung der Kammertätigkeit während des Vorhofflimmerns nicht sprechen und durch diese anormale Regulierung erleidet der Blutkreislauf Nachteil.

Für nähere Besonderheiten über das klinische Vorhofflimmern verweise ich auf die Übersicht Semeraus sowie die Arbeiten Wenckebachs und Mackenzies. Für unseren Gegenstand ist es von grösserer Bedeutung, die Art und Weise zu beleuchten, wie das Flimmern bekämpft werden kann. In den vorhergehenden Kapiteln wurde schon vermeldet, auf welche verschiedene Weisen das experimentell herbeigeführte Flimmern beseitigt werden kann. Wir werden uns hier daher auf das Besprechen derjenigen Pharmaka beschränken, die in der Klinik gebräuchlich sind und dabei gleichzeitig den theoretischen Untergrund darlegen.

a) Digitalis.

Digitalis greift an drei Stellen an, die alle für den Blutkreislauf von Bedeutung sind.

1. Es wirkt reizend auf das Zentrum des Vagus. Hierdurch entstehen dieselbe Folgen für das Herz, die sich auch durch einfache Vagusreizung einstellen. Das Schlagtempo des Herzens erfährt eine starke Verlangsamung, die nicht eintritt, wenn das Tier zugleich mit Atropin vergiftet wird. Im Experiment mit Säugern kommt diese Verlangsamung des Schlagtempos nur dann voll zum Ausdruck, wenn der Blutdruck infolge der Digitaliswirkung erhöht ist. Nach Kochmann wie auch nach Gottlieb und Magnus kommt eine gewisse Verlangsamung auch ohne Blutdruckerhöhung zustande. Wenn bei Säugern die Vagi durchschnitten sind, entsteht nämlich auch noch infolge der Digitaliswirkung eine geringe Pulsverlangsamung, die sich nicht einstellt, wenn zugleich mit Atropin vergiftet wird. Diese geringe Verlangsamung kommt also dadurch zustande, dass Digitalis auch reizend auf die Vagusendigungen wirkt. Beim Froschherzen bewirkt Digitalis allein eine geringe Verlangsamung des Schlagtempos, die auch nach Durchschneidung der Vagi oder nach Behandlung mit Atropin eintritt. Die Digitaliswirkung auf den Vagus ist also bei den Fröschen eine ganz andere und weniger starke als bei den Säugern.

2. Digitalis wirkt direkt auf das Herz ein. Die systolische Verkürzung der Muskelfasern wird verstärkt und beschleunigt durch nichttoxische Dosen Digitalis, während die diastolische Ausdehnung ebenfalls verstärkt wird. Infolgedessen nimmt das Schlagvolumen zu, auch dann, wenn die Frequenz dieselbe bleibt.

3. Digitalis wirkt auf die Blutgefässe ein und erzeugt eine Vasokonstriktion, die als direkte Folge eine Erhöhung des Blutdrucks bewirkt.

Es ist nun merkwürdig, dass beim Menschen durch Digitalis eine starke Verlangsamung des Herzschlages auftritt, die nicht verursacht wird durch eine Blutdruckerhöhung. Beim Menschen tritt nämlich nach Digitalisbehandlung keine Blutdruckerhöhung ein.

Obwohl Digitalis in einzelnen Fällen das Vorhofflimmern selbst beseitigen kann, verdankt sie ihre günstige Wirkung auf das Herz und den Blutkreislauf bei Vorhofflimmern einer Einwirkung auf die übrigen Symptome. Die Erfahrung hatte den Praktiker gelehrt, Digitalis bei einem kleinen frequenten unregelmässigen Puls vorzuschreiben, wie dieser bei Vorhofflimmern vorkommt, welch letzteres erst später als die Ursache dieser ungünstigen Herzaktion erkannt wurde. Mackenzie ging selbst so weit, zu erklären, dass Digitalis allein dort eine günstige Wirkung ausüben werde, wo Vorhofflimmern vorhanden sei. Hier übertreibt Mackenzie, da Digitalis doch auch bei einer regelmässigen Herzwirkung und bei anderen Arhythmien eine günstige Wirkung ausüben kann.

Beim Vorhofflimmern hat Digitalis zumal dann eine günstige Wirkung, wenn die unregelmässige Kammertätigkeit zugleich stark beschleunigt ist. Durch Digitalis wird dann das Kammertempo verzögert. Es ist klar, dass diese Verzögerung nicht auf die gewöhnliche Weise, nämlich durch eine Hemmungswirkung des Vagus auf den Sinusknoten zustande kommt. (Digitalis wirkt reizend auf das Zentrum des Vagus und kann so infolge von Vagushemmung das Tempo des Schrittmachers verlangsamen.) Die arhythmische Tätigkeit der Kammern während des Vorhofflimmerns wird aber nicht durch Impulse vom Schrittmacher, sondern von den flimmernden Vorhöfen aus unterhalten. Erlanger und Hirschfelder, wie auch Cushny und Edmonds, haben in diesem Falle die verzögernde Wirkung der Digitalis auf das Kammertempo auf eine andere Weise erklärt. Diese Verzögerung nun ist wohl eine Folge von Vaguswirkung infolge der Reizung der Vaguszentra durch die Digitalis. Unter dem Einflusse der Vaguswirkung wird das Leitungsvermögen längs dem Hisschen Bündel erschwert, so dass eine geringere Anzahl Impulse die Kammern erreicht. Mackenzie folgt hierbei der alten Vorschrift Witherings und verabfolgt die Digitalis in sehr grosser Dosis bis zum Erbrechen. Sobald bei flimmernden Vorhöfen die Frequenz der Kammerschläge abgenommen hat, kommt die Kammer in eine bessere Verfassung. Die Kammerbeschleunigung war hier die Ursache der Insuffizienz. Wenn der Mechanismus des Herzens nicht verändert ist, sind die Verhältnisse just umgekehrt. Die Insuffizienz des Herzmuskels ist dann die Ursache der Beschleunigung des Schlagtempos. Wird hier das Schlagtempo verlangsamt, dann wird der Blutkreislauf wiederhergestellt und kommt das Herz in eine bessere Verfassung. Bleibt aber bei Arhythmia perpetua das Vorhofflimmern bestehen, dann kehrt die schnelle Kammertätigkeit wieder zurück, sobald die Vaguswirkung aufhört. Die Impulse, welche von den flimmernden Vorhöfen ausgehen, bleiben nämlich in frequentem Tempo und spornen die Kammern wieder zu einer frequenten Tätigkeit an, sobald die Vaguswirkung aufhört, sobald also die Digitalis weggelassen wird.

Wenn die Kammerfrequenz gering ist, dann bestehen für die Digitalisbehandlung ungünstigere Verhältnisse als bei Vorhofflimmern mit einer hohen Kammerfrequenz, da es ja nicht erwünscht ist, das Schlagtempo der Kammer zu viel zu vermindern.

Der Flimmerprozess selbst wird auch durch die Digitalis beeinflusst. Die Frequenz der Flimmerausschläge nimmt nämlich dadurch zu. So kann auch das Flattern durch Digitaliswirkung in Flimmern verwandelt werden. Nun sind von Wenckebach und von Edens einige Beobachtungen gemacht, woraus hervorgehen würde, dass das Flimmern durch Digitalis beseitigt werden und der normalen rhythmischen Tätigkeit Platz machen kann. Obwohl dies nur selten vorkommt, ist es von einem theoretischen Gesichtspunkt aus wohl von Bedeutung, dass die Möglichkeit vorhanden ist, das Vorhofflimmern durch Digitalis zu beendigen; jedoch kann das Flimmern auch durch die Digitaliswirkung in Flattern übergehen. Auch dies geschieht selten.

Die Wirkung der Digitalis bei Vorhofflimmern ist also zur Hauptsache eine Vaguswirkung, obwohl doch auch die Kammer selbst direkt durch die Digitalis beeinflusst werden wird. Ob in einem bestimmten Falle die günstige Wirkung der Digitalis erwartet werden kann, können wir vorher bestimmen. Wenn nämlich Druck auf den Vagus das Schlagtempo der Kammern verlangsamt, können wir erwarten, dass auch die Digitalis diese verlangsamende Wirkung ausüben wird.

So können wir auch die latente Digitalisintoxikation durch Druck auf den Vagus erkennbar machen (Weil).

b) Chininpräparate.

Seitdem Wenckebach entdeckte, dass durch Chinin das Vorhofflimmern geheilt werden kann, ist das Interesse der Pharmakologen und Kliniker für die Wirkung der Chininpräparate auf das Zentralorgan des Blutkreislaufes lebhaft erregt worden. Ein Kaufmann aus den Tropen wandte sich als Patient an Wenckebach; er hatte seit geraumer Zeit Anfälle von Unwohlsein, die er erfolgreich durch tägliches Einnehmen von 1 g Chinin bekämpfte. (In Niederländisch-Ostindien, wo die Malaria heimisch ist, besteht nun einmal die Gewohnheit, Chinin einzunehmen, wenn man sich nicht wohl fühlt.) Als Wenckebach den Patienten näher untersuchte, stellte sich heraus, dass dieser an Vorhofflimmern litt und in der Tat hörte das Flimmern nach Verabfolgung einer täglichen Dosis von 1 g Chinin auf. Seit jener Zeit hat Wenckebach dieses Mittel wiederholt angewandt und in seinem Buche beschrieb er 1914 noch einen Fall von Vorhofflimmern, der durch Chinin geheilt wurde. Da nun später von Frey ein anderes Chininpräparat, das Chinidin (Conchinin) mit noch besserem Erfolge als Chinin bei Vorhofflimmern angewandt wurde, ist es wohl empfehlenswert, erst die pharmakologische Wirkung dieser Herzpräparate zu behandeln und dann die Brauchbarkeit für die Klinik näher darzulegen.

1. Experimenteller Teil.

Nur einige der Chininpräparate sind bisher betreffs ihrer pharmakologischen Wirkung auf das Herz näher untersucht. Wir verfügen aber über eine eingehende vergleichende Untersuchung über die Wirkung von Chinin, Conchinin (Chinidin), Cinchonin und Cinchonidin auf das isolierte Froschherz. Schon Eulenburg hatte gefunden, dass das Herz nach Verabfolgung einer grossen Dosis Chinin stark dilatiert, was von Santesson und anderen

Untersuchern bestätigt wurde. Auch in einer von de Boer angestellten Untersuchung trat dies deutlich zutage. Nach Ausspülen mit chininloser Ernährungsflüssigkeit war dies wieder ganz aufzuheben. Santesson fand, dass die Pulsfrequenz und das Pulsvolumen nach einer grossen Dosis abnahmen (wie Briquet dies schon 1847 konstatiert hatte) und gleichzeitig fand er eine sprungweise Abnahme der Frequenz (Rhythmushalbierung). Er konnte nicht entscheiden, ob diese Rhythmushalbierungen eine Folge einer Abnahme der Reizbarkeit oder von Reizleitungsstörungen waren. Auch stellte er eine Abnahme der absoluten Herzkraft fest.

De Boer untersuchte die Wirkung von grossen Dosen Hydrochloras chinini auf das Froschherz in situ nach subkutaner Injektion. Er konstatierte eine starke Dilatation des Herzens, eine starke Abnahme der Systolengrösse und zugleich eine sehr starke Abnahme der Frequenz. Diese Abnahme der Frequenz war viel grösser als nach Vergiftung mit Digitalis, Veratrin oder Antiarin. Zugleich sah er Halbierung des Kammerrhythmus, den er durch einen Induktionsreiz wieder in den normalen Rhythmus zurückführen konnte. Diese Halbierung des Kammerrhythmus war eine Folge einer bedeutenden Verlängerung des Refraktärstadiums der Kammer. Diese Verlängerung des Refraktärstadiums war darum so stark, weil zugleich durch das Chinin die Frequenz so stark abgenommen und also die Dauer der Sinusperioden so stark zugenommen hatte. Ehe die Halbierung des Kammerrhythmus zustande kommt, muss erst die Dauer des Refraktärstadiums der Kammer die Dauer einer Sinusperiode übertreffen.

Conchinin (Chinidin). Nach einer grossen Dosis fand Santesson sowohl eine Abnahme der Pulsfrequenz als der Pulsvolumina. Während aber Chinin das Pulsvolumen stärker vermindert als die Frequenz, ist dies bei Conchinin umgekehrt und nimmt dadurch die Frequenz mehr ab als das Pulsvolumen. Letzteres wird zuweilen sogar vergrössert.

Die Wirkung von Conchinin ist schwächer als von Chinin (ungefähr 3 : 5 oder 1 : 2). Das Herz wird dilatiert, aber weniger als durch Chinin. Der Rhythmus fängt an zu halbieren.

Cinchonin. Die Wirkung von Cinchonin ist ungefähr ebenso stark wie diejenige von Conchinin. Die beiden Präparate zeigen auch in ihrer Wirkung viel Ähnlichkeit; jedoch weicht das Cinchonin in seiner Wirkung noch weiter vom Chinin ab als das Conchinin.

Durch eine grosse Dosis Cinchonin entsteht eine Abnahme der Pulsfrequenz. Das Pulsvolumen dagegen wird dadurch entweder gar nicht beeinflusst oder verstärkt. Es entsteht eine langsame Dilatation des Herzmuskels, aber nicht so stark als durch Chinin.

Cinchonidin. Die Wirkung grosser Dosen Cinchonidin ist wieder anders. Die Pulsfrequenz wird wenig dadurch beeinflusst; das Pulsvolumen nimmt stark ab.

Alle diese Chininpräparate entfalten ihre volle Wirkung auch bei gleichzeitiger Vergiftung mit Atropin. Auf die isolierte Kammer wirken Chinin und Conchinin ebenso wie auf das ganze Herz. Durch Cinchonin vermindert das Pulsvolumen bei der isolierten Kammer.

Bei der isolierten Kammer führt Cinchonidin sowohl eine Abnahme der Frequenz als des Pulsvolumens herbei. In bezug auf die Frequenz ist die Wirkung des Cinchonidins auf die isolierte Kammer daher anders als auf das ganze Herz.

Bei Hunden und Katzen fand Santesson namentlich nach intravenöser Injektion von kleinen Chininmengen ein Steigen des Blutdrucks und der Pulsfrequenz und ein Sinken von beiden nach grossen Dosen, und zwar verminderte sich der Druck dann schneller und stärker als die Frequenz.

Hedbom untersuchte die Wirkung grösserer Chinindosen auf das isolierte Kaninchenherz. Er fand eine Abnahme der Schlagfrequenz und Verkleinerung der Ausschläge, oft auch anfangs eine starke Vergrösserung der letzteren, Gruppenbildung und Frequenzsprünge. Die Koronarzirkulation nahm stark zu trotz abgeschwächter Herztätigkeit.

F. B. Hofmann untersuchte die Wirkung von Chinin auf Säugerherzen, die er nach der Langendorffschen Methode überleben liess. Um nun allein die Wirkung auf die Kammer zu verfolgen, durchschnitt er das Hissche Bündel. Er fand dann eine Abnahme der Kontraktionsgrösse, der Reizbarkeit und zugleich der Schlagfrequenz. Die Erscheinungen verminderten nach einer Durchspülung des Herzens mit einer Lockeschen Lösung.

1920 untersuchte Hofmann, ebenfalls beim überlebenden Säugerherzen, die Wirkung von Chinidin. Dadurch nahm die Schlagfrequenz wenig ab, während die Kraft der Vorhofkontraktionen ebenfalls abnahm. Durch das Chinidin stieg für die Vorhöfe die Reizschwelle für das Erzeugen von Extrasystolen und zugleich von Flimmern mehr und mehr. Schliesslich war auch mit den stärksten Reizen kein Vorhofflimmern mehr zu erzeugen. Die Durchströmung mit Lockescher Solution führte wieder ein Sinken der Reizschwelle herbei. Von Bedeutung ist es auch, dass Hofmann bei einer starken Vergiftung mit Chinidin Kontraktionswellen sich peristaltisch, „wurmförmig" über die Vorhöfe fortpflanzen sah. Zuweilen kam es zu einer Dissoziation der Vorhofsystole.

Hecht und Rothberger haben die Wirkung von Chinin auf das Flimmern der Vorhöfe bei Säugerherzen (von Hunden und Katzen) untersucht. Wenn sie Chinin intravenös injizierten, etwa entsprechend der beim Menschen angewandten Dosis (1 g) bei überdauerndem Vorhofflattern, so wurde dieses nicht sofort aufgehoben, aber die Bewegungen wurden langsamer. Vorhofflimmern wird deutlich grobschlägiger, besteht aber fort. Erst grössere Dosen führen die normale Schlagfolge wieder herbei.

Nach Chinin ist überdauerndes Flimmern bzw. Flattern erst bei Reizung mit stärkeren Strömen, eventuell gar nicht mehr zu erzielen. Wenn sie Chinin bei fortdauernder faradischer Reizung des Vorhofs injizierten, entstand eine deutliche Herabsetzung der Frequenz der Flimmerbewegungen; wenn eine hinreichend grosse Dosis angewandt wurde, dann begann trotz der fortdauernden Faradisation die normale Schlagfolge wieder. Wenn Chinidin injiziert ist, müssen immer stärkere Ströme gebraucht werden, um Vorhofflattern oder -flimmern hervorzurufen.

Wenn Chinin intravenös oder lokal auf den Keith-Flackschen Knoten verabfolgt wurde, dann nahm die Frequenz des Herzschlages immer ab, dagegen die Dauer der Kammersystolen und der Überleitungszeit stets zu.

Hecht und Rothberger meinen, dass die von ihnen beschriebene Chininwirkung einer Verminderung der Reizbarkeit zugeschrieben werden kann. Schott untersuchte die Herzen von Meerschweinchen nach Chinidinvergiftung mittels des Saitengalvanometers. Er nahm hierbei wahr: eine progressive Herabsetzung der Vorhofschlagzahl, Abstumpfung und Verbreiterung der P-Zacke, die Spaltungen zeigt und diphasisch werden kann; weiter eine Entwicklung einer tiefen S-Zacke, eine starke Vergrösserung der T-Zacke, der gelegentlich eine kurzdauernde Abflachung vorausgeht. Eine Verlängerung der Überleitungszeit, Ventrikelsystolenausfall bis zu einer Fünftelung ohne Einsetzen von Ventrikelautomatie sind also im Elektrokardiogramm die Kennzeichen der Chinidinvergiftung bei den Untersuchungen Schotts.

Mit Frey, Bergmann und F. B. Hofmann stimmt er darin überein, dass eine Abnahme der Reizbarkeit nach Chinidin die Dämpfung des Flimmerns ergibt. Während Schott die Herzen in situ liess und die Elektrokardiogramme durch indirekte Ableitung (Anus-Halsmuskel) erhielt, stellten Boden und Neukirch ihre Untersuchungen mit Kaninchenherzen an, die nach Langendorffscher Methode überlebten. Sie liessen das Herz in Tyrodelösung hängen und leiteten die Aktionsströme nach dem Saitengalvanometer mittels Platin-Blech-Elektroden von dieser Flüssigkeit aus ab. In allen Fällen entstand eine Bradykardie. Die Frequenz sank z. B. von 150 auf 100; weiter eine Beseitigung von künstlich erzeugter Sinustachykardie (bewirkt durch Verstärkung der Durchströmung oder Zusetzen eines Tropfens Adrenalin). Die Reizbarkeit des Herzens nahm ab, so dass das mit Chinidin durchströmte Herz nicht mehr zum Flimmern gebracht werden konnte, und zugleich wurde ein bestehendes Flimmern durch Chinidin aufgehoben. Ebenso wie die früheren Untersucher fanden Boden und Neukirch auch eine Abnahme der Kontraktionsgrösse für die Vorhöfe und die Kammern.

Im Gegensatz zu Schott fanden diese Forscher, dass die tiefer in den Ventrikeln gelegenen Zentren nach dem Chinidin die Führung übernehmen. In dem Hisschen Bündel entstanden Störungen der Überleitung, wodurch eine Verlängerung des P-R-Intervalles herbeigeführt wurde und Störungen in der Koordination der Leitung der Tawaraschen Schenkel, die sich in einer Auflösung des normalen Kammerelektrogramms in grosse diphasische Schwankungen dokumentieren. Gleichzeitig fanden diese Untersucher, dass anfänglich bei Durchströmung mit Chinidin sich die Koronargefässe erweitern.

Von de Boer wurde die Wirkung von Hydrochloras chinini auf das Froschherz verfolgt. Ebenso wie die früheren Untersucher fand er eine Abnahme der Systolengrösse. Die Frequenzabnahme war viel stärker als in seinen früheren Untersuchungen mit Digitalis, Antiarin und Veratrin. Nach der Vergiftung mit Chinin nahm die Dauer des Refraktärstadiums stark zu. Vor der Vergiftung wurde die eben ausreichende Reizstärke jedesmal bestimmt, durch welche in der Diastole eine Extrasystole herbeigeführt werden konnte. Nach der Vergiftung musste dann der gleich starke Reiz in einem späteren Zeitpunkt der Diastole angewandt werden, um dieselbe Wirkung zu zeitigen. Die Dauer des Refraktärstadiums der Kammer hatte also zugenommen; doch dem Zustandekommen der Halbierung des Kammerrhythmus wirkte die starke Verlangsamung des Schlagtempos, die mit eine Folge der Vergiftung war, entgegen. Indessen kam in einem guten Teile der Experimente die Halbierung des Kammerrhythmus noch zustande. So sind in Fig. 19 die Suspensionskurven eines Froschherzens wiedergegeben, die $1^1/_2$ Stunden nach der subkutanen Injektion von 40 Tropfen $1^0/_0$igem Hydrochloras chinini registriert wurden. Zu Beginn der Figur pulsiert die Kammer im halbierten Rhythmus, so dass auf je 2 Vorhofsystolen 1 Kammersystole kommt. Bei dem ersten Ausschlage des Signals nach oben empfangen die Vorhöfe gegen das Ende der Pause einen Induktionsreiz. Hierdurch entsteht eine verfrühte Vorhofextrasystole, der eine Systole der Kammer folgt. Da diese Kammersystole auch verfrüht auftritt, erreicht der nächste Sinusimpuls die Kammer nach Ablauf des Refraktärstadiums und ruft eine kleine Kammersystole mit einem kurzdauernden Refraktärstadium hervor; daher kann auch hierauf der erstfolgende Sinusimpuls wieder eine kleine Kammersystole erzeugen. So wird durch einen Reiz der halbierte Kammerrhythmus in den doppelt so schnellen normalen verwandelt. Nun wird beim zweiten Ausschlag des Signals nach oben den Vorhöfen nochmals ein Induktionsreiz appliziert. Wieder entsteht, aber nun zu Anfang der Diastole, eine Extrasystole der Vorhöfe, welcher jetzt nicht eine Systole der Kammer folgt. Diese Kammersystole bleibt aus, weil nach der Extrasystole der Vorhöfe der Impuls die Kammer noch während des Refraktärstadiums erreicht und daran abprallt. Daher entsteht eine verlängerte Pause der Kammer. Nach der verlängerten Pause ist die nächste Kammersystole stark vergrössert und verbreitert und wird von einem verlängerten Refraktärstadium begleitet. An diesem prallt der nächste Sinusimpuls ab, so dass wieder eine verlängerte Kammerpause folgt mit allen Folgen derselben. So wurde also durch einen Induktionsreiz wieder der halbierte Rhythmus der Kammer aus dem normalen erzeugt. Diese Experimente nun können wir allein dann beim Froschherzen anstellen, wenn die Dauer des Refraktärstadiums der Kammer verlängert ist, wie bei früheren Untersuchungen gezeigt wurde. Wir haben also auch in diesen Experimenten den Beweis, dass nach Chininvergiftung beim Froschherzen die Dauer des Refraktär-

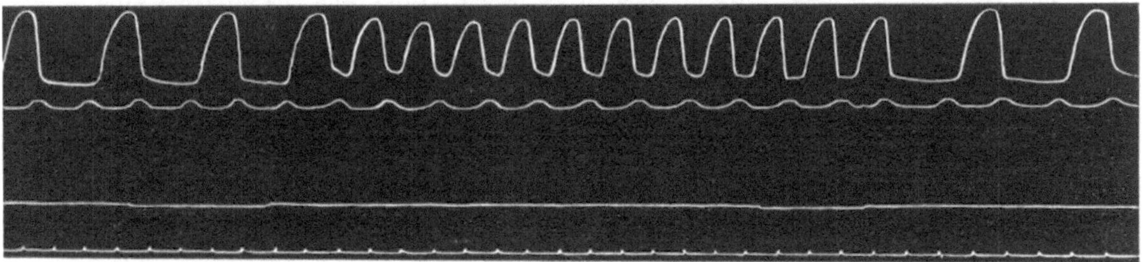

Fig. 19. Suspensionskurven der Kammer und der Vorhöfe eines Froschherzens nach Vergiftung mit Hydrochloras chinini. Im Anfang pulsiert die Kammer im halbierten Rhythmus, so dass auf eine Kammerkurve zwei Kurven der Vorhöfe entfallen. Beim ersten Ausschlage des Signals nach oben wird am Ende der Pause eine Extrasystole der Vorhöfe hervorgerufen, der eine verfrühte Systole der Kammer folgt. Nach dieser verfrühten Kammersystole erreicht der erstfolgende Sinusimpuls die Kammer nach dem Ende der Diastole, so dass eine kleine Kammersystole mit einem kurzdauernden Refraktärstadium folgt. Da dieses Refraktärstadium kurz dauert, kann der danach folgende Sinusimpuls wieder eine Kammersystole bewirken. So wird durch einen Induktionsreiz der halbierte Rhythmus der Kammer in den doppelt so schnellen normalen verwandelt. Bei dem zweiten Ausschlag des Signals nach oben wird wieder eine Extrasystole der Vorhöfe erzeugt, nun jedoch während der Kammersystole. Nach dieser Extrasystole der Vorhöfe erreicht die Erregung die Kammer noch während des Refraktärstadiums, so dass eine verlängerte Pause (Extrapause) der Kammer folgt. Nach dieser verlängerten Kammerpause ist die erstfolgende Kammersystole vergrössert und verbreitert. Das Refraktärstadium derselben ist vergrössert. Darum prallt der nächste Sinusimpuls an diesem ab, so dass wieder eine vergrösserte Kammerpause folgt und danach wieder eine vergrösserte Kammersystole. So wird hier nach einem Induktionsreiz der normale in den halbierten Kammerrhythmus umgewandelt. — Zeit in Sekunden.

stadiums der Kammer zunimmt. Die therapeutische Wirkung nun des Chinins oder Chinidins beim Vorhofflimmern in der Klinik beruht darauf, dass die ruckweise zirkulierende Kontraktionswelle nach der Verabfolgung von Chinin oder Chinidin sich an dem verlängerten Refraktärstadium bricht und erlöscht. — Nachdem de Boer dies gefunden und mitgeteilt hatte, teilte auch Lewis mit, dass er eine Verlängerung des Refraktärstadiums nach Vergiftung mit Chinidin gefunden habe.

Wir werden im folgenden Kapitel diese Wirkung näher erläutern und zugleich auseinandersetzen, warum das Chinidin oder Chinin nur bei einem Teile der Patienten mit Vorhofflimmern eine günstige Wirkung entfaltet.

2. Anwendung in der Klinik.

Wie oben schon mitgeteilt wurde, gelangte Wenckebach zu der Entdeckung, dass Chinin bei dem Vorhofflimmern eine therapeutische Wirkung besitzt. Schon 1914 teilt er in seinem Buche zwei Fälle von Vorhofflimmern mit, die durch Chinin zur Genesung gebracht wurden.

1918 hat Frey verschiedene Chininpräparate bei Vorhofflimmern probiert. Er fand hierbei Chinin wirksam in zwei Fällen, während in zahlreichen anderen Fällen Chinin keine Wirkung hatte. Das Cinchonin übte überhaupt keinerlei Einfluss auf das Vorhofflimmern aus, während Chinidin (Conchinin) die besten Resultate ergab. Von den 50 behandelten Fällen wurde bei 21 der Herzschlag wieder normal, also in 42% der Fälle. Bei 6 Patienten ging das Flimmern in Flattern über, also in 12% der Fälle. Unbeeinflusst blieben 23 Patienten (46% der behandelten Patienten). Bei der Dosierung ging Frey bis zu 1,2 g Chinidin täglich. Zuweilen sah Frey nach der Genesung durch Chinidin Extrasystolen auftreten, und zwar namentlich der Vorhöfe. Bei einem Teile der Patienten, die durch Chinidin nicht vollkommen zu heilen waren, trat Flattern zutage. Auch wenn das Flimmern wieder zurückkehrte, entstand als Übergang Flattern. Das Flattern ist also eine Zwischenform zwischen dem normalen Rhythmus und dem Flimmern.

Bezüglich der Faktoren, die für die Aussicht auf Heilung in Betracht kommen, teilt Frey das Folgende mit: Das Alter ist für die Therapie von keinem Einfluss. Die tachykardischen und bradykardischen Formen von Pulsus irregularis perpetue werden in gleicher Weise durch Chinidin beeinflusst. Die Genesungsaussicht wird namentlich bedingt durch die Dauer, während welcher das Flimmern bestanden hat; je länger das Flimmern besteht, desto geringer ist die Aussicht auf Heilung. Hierauf hatte übrigens schon Wenckebach 1914 hingewiesen. Dieser betonte schon damals, dass das Flimmern nicht mehr durch Chinin zu heilen ist, wenn es nach längerem Bestehen sich gleichsam „eingenistet" hat. Frey sagt: Der Sinusknoten verlernt die automatische Tätigkeit. Auch weist Frey darauf hin, dass die Veränderungen in dem atrioventrikulären Verbindungssystem von Bedeutung für das Entstehen des Flimmerns sind und diese Veränderungen sollen fortschreiten. — Wir werden im Nachstehenden näher auseinandersetzen, warum ältere Fälle von Flimmern eine ungünstigere Aussicht auf Heilung haben.

Wenn Dekompensation besteht, dann ist die Wirksamkeit des Chinidins schlechter als in den kompensierten Fällen (bei Dekompensation genasen $^2/_3$, bei Kompensation $^1/_3$ der Patienten nicht.)

Bei nicht erweiterten Vorhöfen ist die Aussicht auf Heilung grösser als bei erweiterten Vorhöfen (80% und 29%). Die stark dilatierten Vorhöfe sind nicht oder nur für kurze Zeit zur Genesung zu bringen. Die Dilatation betrachtet Frey nicht als die Ursache des Flimmerns, weil in 8% der Fälle von Vorhofflimmern die Vorhofdilatation gänzlich fehlt.

Hinsichtlich des Entstehens meint Frey, dass zwei Formen zu unterscheiden sind, nämlich diejenige, welche neurogen entsteht und das myogene Flimmern. Zu der ersteren Form gehören diejenigen Fälle, wo das Flimmern infolge körperlicher Anstrengung, Furcht, Schreck, Apoplexie u. dgl. entsteht. Hier sollen die anormalen nervösen Einflüsse Ursache des Flimmerns sein. Diese Art Patienten ist sehr empfänglich für die Therapie mit Chinidin. Dagegen ist die zweite Form, das myogene Flimmern, nach Freys Ansicht ungünstiger für die Therapie. Hierzu rechnet Frey die Fälle mit intrakardialer Druckzunahme oder Schädigung des Myokards (Arteriosklerose, Lues, akut entzündliche Prozesse); diese haben einen progredienten Charakter. Hier sind nicht die starke Anstrengung, Schreck usw., sondern die fortschreitenden Schädigungen die Ursache. Wie in verschiedenen seiner Fälle das funktionelle Herzleiden entstand, gibt Frey folgendermassen an: „Ein Patient berichtet ausdrücklich von Herzflattern, welches sich einstellt, sobald schwere körperliche Arbeit verlangt wurde, ein Zustand, der sich bald bessert und einer ruhigen Herztätigkeit Platz macht, wenn Patient sich hinlegt. Die Anstrengungen können sehr verschiedener Art sein. Die einen Patienten bekommen eine unregelmässige Herzaktion ganz plötzlich beim Aufstehen des Morgens; ein Patient bekam die Störung bei der Gartenarbeit und gibt an, bei jedem Versuch, die Arbeit wieder aufzunehmen, waren dieselben Erscheinungen, wie er sie zum ersten Male beobachtet hatte, von neuem aufgetreten; schliesslich blieb der Puls dauernd unregelmässig. In der Klinik wurde bei einer Patientin mit Mitralinsuffizienz und -stenose plötzlich Flimmern entdeckt nach anstrengender Defäkation. In anderen Fällen ist irgendein nervöser Insult nachweisbar. Der eine der Patienten bekam seine Beschwerden, als ihm die Pferde durchgingen; ein zweiter gibt an, dass bei der blossen Furcht, bei einer unerlaubten Handlung ertappt zu werden, das Herz angefangen habe, unruhig und unregelmässig zu schlagen. Ein dritter Patient erlitt ein Trauma, eine „Herzkammerquetschung", wonach die Unregelmässigkeiten sofort einsetzten, um zunächst bald abzuklingen, in der Folgezeit aber leicht wiederzukehren. Von grossem Einfluss sind weiter Infektionen; Pneumonien rufen nicht so selten Flimmern hervor, das nach Überstehen der Krankheit wieder verschwindet. In einem Fall trat Flimmern nach Erysipel auf. In dieser Kategorie gehören wohl auch die endokarditischen Rezidive während der Schwangerschaft, welche bei zwei Fällen die Ursache waren für das Einsetzen des Flimmerns. Operationen wirken ebenfalls schädlich. Möglicherweise spielen dabei die angewandten narkotischen Gifte (Kokain, Chloroform) als nervöse Reizmittel die ausschlaggebende Rolle.

Die grosse Mehrzahl der Fälle vermag aber keine genaueren Angaben zu machen und man bekommt den Eindruck, wie wenn das Flimmern gewissermassen ein Glied in der Kette der progredienten Funktionsstörungen darstellt, welchen der Herzkranke im Laufe der Jahre entgegengeht." Dann weist

Frey noch darauf hin, dass Patienten mit Basedowscher Krankheit nicht dauernd zu heilen sind.

Nach Freys Ansicht ist es nicht erwünscht, in der Therapie Digitalis mit Chinidin zu kombinieren. Er begründet diese Meinung auf der Tatsache, dass nach Strophanthininjektion Flimmern entstehen kann und dass Digitalis und Chinin pharmakologisch Antagonisten sind. Auch weist Frey noch nachdrücklich darauf hin, dass Patienten, die nach einer Operation, Pneumonie oder einem Trauma Flimmern bekommen, fast immer durch Chinidin geheilt werden können. Ferner gibt er an, dass Extrasystolie auch durch Chinidin zur Heilung zu bringen ist, wie Hecht und Zweig dies mit Chinin bewirken konnten.

v. Bergmann sah bei 9 Patienten 6 Fälle von Genesung nach Chinidin, während in 2 Fällen das Flimmern in Flattern überging. Wenn der Puls regelmässig geworden war, gab er noch weiter Chinidin, erst 2mal täglich 0,4 g, danach 1mal täglich 0,4 g. So werden auch Extrasystolen durch Chinidin unterdrückt.

Während Frey die Stauung nicht durch die Chinidintherapie verschwinden sah, beobachtete v. Bergmann ein Aufhören der Stauungserscheinungen, sobald der Puls regelmässig geworden war. Frey verabreichte denn auch vor der Entwässerung Digitalis und erst danach, mit einer Zwischenzeit von einigen Tagen, in denen keine Arznei gegeben wurde, ward mit Chinidin angefangen.

Im Gegensatz zu Frey fand v. Bergmann nach der Genesung normale P-Ausschläge und keine Verlängerung des P-R-Intervalles. Ebenso wie Frey sah auch v. Bergmann Extrasystolen zuweilen durch Chinidin verschwinden; bisweilen aber wurden sie auch dadurch verschlimmert.

Klewitz hatte die schlechtesten Resultate; dieser sah bei 15 behandelten Fällen nur einmal Genesung eintreten. Weber dagegen verzeichnete bei 42% seiner Patienten Genesung. Benjamin und v. Kapff erzielten bei 27 Fällen 18mal einen regelmässigen Puls. Jenny hatte von 16 Fällen nur bei einem keinen Erfolg. Er verabreichte tägliche Dosen bis zu 2,5—3 g, ohne schädlichen Einfluss. Wisser hatte bei 11 Fällen 4mal Erfolg. Haass erzielte bei 27 von 44 Patienten eine günstige Wirkung. Er gab kleine Dosen in Perioden. Boden und Neukirch erhielten bei 6 von 17 mit Chinidin behandelten Patienten einen regelmässigen Puls (ihre Dosis betrug 5mal täglich 0,4 g, zuweilen bis 3mal täglich 1 g). Wybauw hatte bei 25 Fällen 14mal, Oppenheimer und Mann bei 22 Fällen 9mal Erfolg. Van Tilburg erzielte bei 8 von 10 Fällen einen regelmässigen Puls. Hewlett und Sweeney hatten bei 11 Fällen 5mal Erfolg. De Boer beobachtete bei 12 mit Chinidin behandelten Fällen 5mal vollkommene Genesung. Bei einem dieser Fälle dauert nun die normale Herztätigkeit schon 2 Jahre und 1 Monat fort. Bei einem anderen Falle trat nach 5 Monaten Rückfall ein;

das Herz wurde wieder durch Chinidin zu normaler Tätigkeit angeregt, worauf der Patient nach 3 Monaten mit Vorhofflimmern zurückkehrte. Lewis sah bei 13 Patienten 6 mal die normale Vorhoftätigkeit wieder zurückkehren nach Chinidin.

Boden und Neukirch haben bei 14 Gesunden peroral Chinidin verabreicht und nahmen keine bestimmte Wirkung auf Schlagfrequenz, Blutdruck, Diurese und Elektrokardiogramm wahr. Nach intravenöser Applizierung (0,4 g) bemerkten sie bei 4 von den 8 Fällen geringe Frequenzzunahme (während kurzer Zeit).

Bei den 12 Sinustachykardien, bei denen intravenös oder peroral Chinidin verabfolgt wurde, ward keine Wirkung erzielt. In den 22 Fällen von Extrasystolie, besonders der ventrikulären, liess sich sowohl durch perorale als durch intravenöse Behandlung mit Chinidin eine günstige Beeinflussung erkennen.

Bei Leitungsstörungen wurde in 4 behandelten Fällen kein bestimmter Effekt durch Chinidin erzielt.

Sehr günstige Resultate wurden erhalten bei intravenöser Behandlung mit Chinidin bei atrioventrikulärer und ventrikulärer Tachykardie; 4 Fälle wurden prompt geheilt, in 2 nahm die Frequenz stark ab.

Von den 6 geheilten Fällen von Vorhofflimmern blieb nur in einem der Puls während 9 Monaten regelmässig; danach wurde auch dieser arhythmisch. Nur in 2 von den Rückfällen konnte ein regelmässiger Puls wiederhergestellt werden und dies nur noch vorübergehend. Bei den 10 Patienten, auf welche das Chinidin keine Wirkung ausübte, wurde sogar bis zu 3 mal täglich 1 g Chinidin verabreicht.

In 2 Fällen entstand nach der Genesung eine Verlängerung des P-R-Intervalles. So wie Frey sahen Boden und Neukirch auch keine günstige Wirkung auf die Dekompensation. Im Gegensatze hierzu sahen v. Bergmann und Hofmann die Dekompensation verschwinden in Fällen, wo Digitalis keinen Effekt hierauf hatte.

Hecht war der erste, welcher das Chinin intravenös bei paroxysmaler Tachykardie (1917) verabfolgte. Durch intravenöse Injektion von 1 g oder 0,5 g Sulph. chinini konnte er den Anfall brechen. Mit einer internen Behandlung bis zu 1,5 g täglich hatte er dann keinen Erfolg. Hecht stellte diesen Versuch zusammen mit Zweig an. Gemeinschaftlich mit Matko injizierte er bei Malariapatienten 0,5—1 g oder 1,2 g Sulph. chinini intravenös und beobachtete dabei die folgenden Erscheinungen: Wärmegefühl, Akroparästhesien, bitteren Geschmack auf der Zunge, Ohrensausen, Schwindel. Im Elektrokardiogramm war dann der P-Ausschlag erhöht und verbreitert, der S-Ausschlag grösser, der T-Ausschlag dagegen nie grösser, sondern meistens niedriger. Die Pulsfrequenz nahm zu, der Blutdruck sank in allen Fällen (selbst auf 60 mm Hg). Hecht hat auch in zwei Fällen von Vorhofflimmern intravenös Sulph. chinini injiziert in einer Dosis von 0,8—1 g, doch ohne Resultat.

Singer und Winterberg haben ebenfalls intravenöse Injektionen von Chinin beim Menschen ausgeführt, in Dosen bis zu 0,75 g. Sie beobachteten dieselben Erscheinungen wie Hecht und Matko, ausserdem in einigen Fällen starken Urin- und Defäkationsdrang, heftige Uteruskoliken bei nicht graviden, anämischen Frauen. In einem Fall traten nach intravenöser Injektion von 1 g Chinin Kollapserscheinungen, kleiner, sehr frequenter Puls, starke Blässe, Schwindel und Übelkeit auf. Ein zweiter Fall von leichtem Kollaps betraf einen Rekonvaleszenten nach Icterus catarrhalis. Ältere Patienten schienen das Chinin besser zu vertragen als jüngere.

Ebenso wie Hecht und Matko konstatierte Winterberg eine Zunahme der Frequenz des Herzschlages (4 bis 50 Schläge per Minute). Auch Boden und Neukirch beobachteten dies. Der T-Ausschlag zeigte eine geringe Abflachung und Verkleinerung, der R-Ausschlag zuweilen eine geringe Verbreiterung; die Überleitungszeit war verlängert.

Durch intravenöse Injektion von 0,5 g Chinin wurde ein Anfall von ventrikulärer paroxysmaler Tachykardie gebrochen.

Die Anfälle kehrten aber erst zurück und blieben schliesslich aus. Bei Hunden konnten Singer und Winterberg durch Barium oder durch Acceleransreizung Tachysystolie hervorrufen und diese wieder aufheben durch eine intravenöse Injektion von 0,5 g Chinin.

Weder bei Flimmern noch bei Flattern erzielten Singer und Winterberg durch intravenöse Injektionen Erfolg. Allerdings trat eine Abnahme der Flatterfrequenz auf (z. B. von 333 bis 260).

Die anfänglich minder günstigen Resultate wurden bei der Behandlung des Vorhofflimmerns mittels Chinidins oder Chinins per os, seitdem sie grössere Dosen vorschrieben, besser. Das Chinidin ergab auch bessere Resultate als das Chinin. Wenn das Flimmern vorbei war, wurde in den ersten Tagen mit der Verabreichung kleiner Dosen bis 0,5 g fortgefahren. Auch dann, wenn wieder Extrasystolen auftraten, wurden aufs neue diese kleinen Dosen gegeben. Der Bericht über diese wohlgelungenen Untersuchungen war von schönen überzeugenden Kurven begleitet.

Bei der Chinin- und Chinidintherapie muss man wohl stets daran denken, dass durch diese Medikamente die Kontraktilität des Herzmuskels verringert wird. Dies kann gerade darum für die Patienten verhängnisvoll werden, weil einige Menschen für die Chininpräparate eine Idiosynkrasie besitzen. Frey weist darauf hin, dass gerade darum diese Vergiftungserscheinungen so gefährlich sind, weil keine prodromale Erscheinungen vorhergehen. Bei den Patienten treten, sobald sich die Vergiftung bemerkbar macht, die folgenden Beschwerden auf: ein Gefühl von Wärme, Schwindel, Ohrensausen, Akroparästhesien, bitterer Geschmack auf der Zunge, langsame Atmung,

Pulslosigkeit und Bewusstlosigkeit. Frey wandte dann künstliche Atmung und in kleinen Dosen Adrenalin, Kaffein und Kampfer an. Bei einem der Patienten kehrte nach 20 Minuten das Bewusstsein zurück und danach stellten sich Halluzinationen ein.

In einem anderen Falle blieb der Zustand stundenlang ungünstig: Schweiss auf der Stirn, kalte Extremitäten. Nach einiger Zeit ($4^1/_2$ Stunden nach dem Beginn der ungünstigen Erscheinungen) verfiel der Patient in tiefen Schlaf.

Nach der ersten Mitteilung Freys sollen diese ungünstigen Erscheinungen eine Folge der Chininwirkung auf das Zentralnervensystem und namentlich das Atmungszentrum, nicht aber auf den Herzmuskel sein. Später ist Frey hiervon zurückgekommen und betrachtet er die schlechte Atmung als eine sekundäre Folge der schlechten Herztätigkeit. Die Abnahme der Kontraktilität des Herzmuskels durch das Chinidin betrachtet Frey nun als die Ursache der ungünstigen Symptome.

Wenn wir die Wirkung des Chinidins auf das Flimmern verstehen wollen, dann müssen wir nicht allein das Wesen dieser Herzerkrankung ergründen, sondern zugleich verfolgen, durch welche Ursachen diese Abweichung zustande kommt, mit anderen Worten, wodurch es kommt, dass eine Herzabteilung, die rhythmisch funktioniert unter dem Einfluss der Sinusimpulse, plötzlich zum Flimmern übergeht. Nach der Theorie de Boers zirkuliert während des Flimmerns eine Erregung ruckweise durch die betreffende Herzabteilung. Über das Entstehen des Flimmerns geben uns die Experimente de Boers Aufschluss. Dieser konnte beim Froschherzen Kammerflimmern durch indirekte Reizung von den Vorhöfen aus erzeugen. Nach einer Extrasystole der Vorhöfe kann Kammerflimmern auftreten, wenn die Erregung die Kammer direkt nach Ablauf des Refraktärstadiums erreicht. Für das Entstehen des Kammerflimmerns muss dann noch einer Bedingung entsprochen werden: Der metabole Zustand der Kammer muss erst hinreichend verschlechtert sein. Diese Verschlechterung lässt sich dadurch erreichen, dass das Herz vorher entblutet wird. Dann gelingt das Experiment 10 Minuten bis $1^1/_2$ Stunden nach dem Entbluten. Wenn nun das Experiment gelingt, können wir es bei einem solchen Herzen stets wiederholen, bis es sich z. B. 15 Minuten später nicht mehr ausführen lässt. Der metabole Zustand der entbluteten Kammer wird immer schlechter und ist schliesslich für das Gelingen des Experimentes zu schlecht geworden. Die Erregung bringt dann entweder die Kammer nicht zur Kontraktion oder nur einen Teil der letzteren und die Erregung prallt dann an dem Rest ab, der noch refraktär ist. Die Erregung ruft dann höchstens eine Teilkontraktion hervor, so wie bei den kleinen Alternanssystolen und vollbringt keinen Umlauf. Der metabole Zustand des Kammermuskels ist also in dem Augenblicke, in welchem das Flimmern entstehen kann, etwas besser wie zur Zeit der kleinen Alternanssystolen.

Für das Verstehen der Wirkung des Chinidins auf das Flimmern
ist es von Bedeutung, dass für das Entstehen des Flimmerns
der metabole Zustand der Vorhöfe erst bis zu einem bestimmten
Grade verschlechtert sein muss. Wir können jetzt auch verstehen,
wodurch beim Menschen das Flimmern entsteht. Hier wird das Vorhofflimmern
z. B. entstehen, wenn der metabole Zustand der Vorhöfe verschlechtert ist
und dann infolge einer Beschleunigung der Sinusimpulse plötzlich ein Impuls
die Vorhöfe sofort nach Ablauf des Refraktärstadiums erreicht. Es erhebt
sich nun die Frage, ob in der Tat der metabole Zustand der Vorhöfe verschlechtert ist, wenn beim Menschen Flimmern entsteht. Es ist bekannt, dass das
Flimmern bei Mitralstenose vorkommt. Durch die Hyperfunktion der Vorhofmuskulatur unter diesen Umständen dürfen wir wohl mit Sicherheit annehmen, dass der metabole Zustand des Vorhofmuskels hier verschlechtert
ist. Ferner tritt Vorhofflimmern bei pathologischen Veränderungen des Vorhofmuskels infolge von Myokarditis, Sklerose der Koronararterien (schlechte
Blutzufuhr) auf. Unter diesen pathologischen Verhältnissen bedeutet die
rhythmische Zusammenziehung für den Vorhofmuskel schon Hyperfunktion.
Während sich gesunde Vorhöfe in den Pausen wieder völlig vor der folgenden
Systole erholen können, ist der degenerierte Vorhofmuskel hierzu nicht imstande. Dadurch wird der metabole Zustand des Vorhofmuskels verschlechtert.
Aber auch wenn die Frequenz der Vorhöfe zunimmt, verschlechtert sich dadurch schon ihr metaboler Zustand; denn die Pausen dauern dann ja viel
kürzer und der Vorhofmuskel hat weniger Gelegenheit sich zu erholen. Besonders wenn eine Herzbeschleunigung lange Zeit hindurch bestehen bleibt,
oder sich immer wiederholt, können wir uns sehr gut denken, dass auch ein
anatomisch gesunder Vorhofmuskel in einen schlechten metabolen Zustand
geraten kann. Wenn daher der metabole Zustand der Vorhöfe hinreichend verschlechtert ist, dann ist die Disposition zum Flimmern vorhanden, sind die Vorhöfe flimmerfähig. Wenn nun durch
muskuläre Arbeit oder psychische Erregung eine Beschleunigung der Herztätigkeit eintritt, kann plötzlich ein rhythmischer, vom Keith-Flackschen
Knoten ausgehender Impuls die Vorhöfe sofort nach Ablauf des Refraktärstadiums erreichen und Vorhofflimmern auslösen. Wenn der metabole Zustand der Vorhöfe sehr schlecht ist, dann wird die Dauer des Refraktärstadiums
der Vorhöfe stark verlängert und ist eine mässige Beschleunigung der Sinusimpulse für das Entstehen von Vorhofflimmern genügend. Je schlechter
also der metabole Zustand der Vorhöfe ist, desto leichter wird Vorhofflimmern
entstehen. Das Kammerflimmern tritt nicht so leicht auf, obwohl die Dauer
des Refraktärstadiums der Kammer viel länger ist und also ein Sinusimpuls
die Kammer bei einer mässigen Beschleunigung leicht sofort nach Ablauf
des Refraktärstadiums erreicht. Obwohl die längere Dauer des Refraktärstadiums für die Kammer ungünstig sein würde, befinden sich diese Herz-

abteilungen in einem solchen günstigen Zustande, weil das Hissche Bündel schützend vor den Kammern steht. Dadurch wird die Erregung direkt nach vielen Stellen der Kammer hin geleitet und stossen viele Kontraktionswellen zusammen, welche hierbei erlöschen. Es ist daher auch klar, dass bei Block eines Schenkels des Hisschen Bündels mehr Aussicht auf das Entstehen von Kammerflimmern vorhanden ist, als wenn beide Schenkel leiten. Wenn ein Schenkel leitfähig ist, dann ist die Möglichkeit grösser, dass die Erregung längs einer Verzweigung den Kammermuskel erreicht und also von einer zirkumskripten Stelle in der Kammer ausgehend, Flimmern auslöst. Das Vorhofflimmern kommt meines Erachtens gerade darum so frequent vor, weil von dem Keith-Flackschen Knoten aus die Sinusimpulse an einer zirkumskripten Stelle in die Vorhöfe treten. Gerade deshalb besteht die Möglichkeit (nämlich wenn der metabole Zustand der Vorhöfe hinreichend verschlechtert ist), dass die Erregung in einer Richtung ruckweise durch die Vorhöfe zirkuliert.

Nach der Erfahrung der meisten Kliniker wird das Vorhofflimmern bei etwa der Hälfte der Patienten durch Chinidin geheilt, und zwar vorzugsweise durch grosse Dosen. Von de Boer wurde am 2. April 1921 auf dem Natur- und Heilkundlichen Kongress in Utrecht dargelegt, dass die Wirkung des Chinins bei Flimmern auf einer Verlängerung des Refraktärstadiums beruht; letzteres wird durch das Chinin so weit verlängert, dass sich die Erregung an ihm bricht und ein weiterer Umlauf nicht zustande kommen kann. Damit endigt das Vorhofflimmern und fängt die postundulatorische Pause an. Hierauf nehmen die Vorhöfe ihr normales Schlagtempo wieder auf. Th. Lewis und seine Mitarbeiter fanden am 1. Oktober 1921 nach Chinidin ebenfalls eine Zunahme der Dauer des Refraktärstadiums. Es entbehrt nun nicht des Interesses, zu ermitteln, warum in ungefähr der Hälfte der Fälle die Patienten durch Chinidin nicht geheilt werden. Wie gesagt, beruht die Wirkung von Chinidin auf einer Verlängerung des Refraktärstadiums. Daher haben die grossen Dosen auch die sicherste Wirkung. Je mehr sich die verabfolgte Dosis der toxischen Dosis nähert, desto mehr wird das Refraktärstadium dadurch verlängert. In denjenigen Fällen nun, in welchen das Chinidin nicht hilft, ist der metabole Zustand der Vorhöfe sehr schlecht. Man könnte nun denken, dass infolge der Verlängerung des Refraktärstadiums durch das Chinidin die Dauer eines Umlaufes zunimmt und dadurch die Erregung sich nicht an dem Refraktärstadium bricht, das sie nach dem vorigen Umlauf zurückgelassen hat. Dies kann aber nicht richtig sein; denn wenn das Refraktärstadium in Dauer zunimmt, wird bestimmt die Bahn, welche während eines Umlaufs durchlaufen wird, viel kürzer. Zunahme der Dauer des Refraktärstadiums muss unvermeidlich zu einem Erlöschen der Erregung führen. Meines Erachtens müssen wir die Ursache des Misslingens der Therapie in ganz etwas anderem suchen. In denjenigen Fällen, in welchen das Vorhofflimmern bestehen bleibt, trotz des Chinidins, tritt in der postundulatorischen Pause keine genügende Erholung des Vorhofmuskels ein. In diesen Fällen ist der metabole Zustand der Vorhöfe sehr schlecht, so dass die Dauer des Refraktärstadiums sehr verlängert ist. Wenn dann die postundulatorische Pause entstanden ist, wird durch den nächsten Sinusimpuls schon wieder das Flimmern erzeugt. Also auch in diesen Fällen wird die zirkulierende Erregung zwar durch die Chinidinwirkung zum Stillstand gebracht; jedoch dauert die Genesung nicht länger als eine postundulatorische Pause. Diese Erklärung wird durch eine Zahl von Erfahrungstatsachen gestützt:

1. Am besten sind diejenigen Fälle von Vorhofflimmern zu heilen, die nach einer Operation, einem Trauma oder nach einer Pneumonie auftreten. In diesen Fällen ist von vornherein nicht ein sehr schlechter metaboler Zustand anzunehmen, sondern entsteht das Flimmern durch eine vorübergehende Ursache, z. B. Pulsbeschleunigung, die später wieder verschwindet.

2. Am schlechtesten sind diejenigen Fälle zu heilen, bei welchen der Vorhofmuskel degeneriert und also der Zustand des Muskels schlecht ist.

3. Einige Fälle heilen für die Dauer von 1 bis 2 Jahren, bis sich die Vorhöfe wieder in einen schlechten metabolen Zustand hineinpulsiert haben. Andere Fälle genesen für ein paar Wochen oder ein paar Tage. Bei diesen letzteren führen also die rhythmischen Pulsationen von ein paar Tagen schon wieder einen schlechten metabolen Zustand herbei. So genesen wieder andere Fälle während einer halben Stunde oder während ein paar Pulsationen oder schliesslich, wie gesagt, während einer postundulatorischen Pause. Dies letztere sind diejenigen Fälle, die anscheinend nicht auf Chinidin reagieren.

4. Nach einer ersten Behandlung genesen Patienten eine bestimmte Zeit, z. B. während 6 Monate, das zweite Mal während z. B. 3 Monate und schliesslich während sehr kurzer Zeit oder überhaupt nicht mehr. So wird die Genesungsdauer immer kürzer, je mehr die Dauer des Refraktärstadiums zunimmt.

Man wird nun fragen, warum bei den Vorhöfen des Menschenherzens nicht derselbe Zustand erreicht wird wie beim Froschherzen, bei dem schliesslich das Flimmern nicht mehr erzeugt werden kann, mit anderen Worten, warum das Vorhofflimmern nicht spontan genese, dadurch, dass schliesslich der metabole Zustand für das Fortbestehen des Flimmerns zu schlecht wird. Die Antwort lautet dann, dass bei dem entbluteten Froschherzen der metabole Zustand des Herzmuskels immer ungünstiger wird und dieses Stadium dabei nicht ausbleiben kann. Bei den mit Blut durchströmten Vorhöfen des menschlichen Herzens wird dieses Stadium entweder gar nicht erreicht oder, falls es erreicht wird, dann erholen sich die nicht mit Chinidin vergifteten Vorhöfe während der postundulatorischen Pause nur so weit, dass nach dem erstfolgenden Impuls wieder das Flimmern zutage tritt.

Es war bereits Wenckebach bekannt, dass das Flimmern, welches schon lange Zeit bestanden hat, schwer zu heilen ist. Er gebrauchte dafür den Ausdruck, dass das Flimmern dann „eingenistet" sei, Frey dagegen die Wendung, dass „der Sinusknoten die automatische Tätigkeit verlerne". Wir müssen dies nun so auffassen, dass das Flimmern, nachdem es lange Zeit bestanden hat, darum nicht mehr zu heilen ist, weil der metabole Zustand des Vorhofmuskels zu schlecht geworden ist.

Dass einige Patienten Vorhöfe besitzen, die stark flimmerfähig sind, möge sich aus den folgenden kurzen Angaben zeigen, die ich einigen Krankheitsgeschichten entlehne.

Bei einem Patienten van Tilburgs verschwand das Vorhofflimmern prompt nach Verabreichung einer täglichen Dosis Chinidin von 750 mg bis 1,2 g. Sobald mit der Verabreichung innegehalten wurde, begann das Flimmern wieder. Dies geschah auch dann, wenn die tägliche Dosis Chinidin verringert wurde. Anfangs blieb das Flimmern aus, wenn dem Patienten täglich 750 mg Chinidin verabfolgt wurden; aber bei einer kleineren Dosis kehrte das Flimmern zurück. Später war eine tägliche Dosis von 400 mg hinreichend, die Rückkehr des Flimmerns zu verhindern. Ein Jahr später blieb das Flimmern aus, ohne dass Chinidin gegeben wurde. Es liegt hier also ein Fall vor, in welchem durch geregeltes Einnehmen von Chinidin während längerer Zeit die normale Herztätigkeit erhalten bleibt. Unter dem Einfluss der Bettruhe erholt sich der metabole Zustand des Vorhofmuskels, und zwar um so besser, weil während dieser Zeit die Vorhöfe rhythmisch klopfen und also Gelegenheit erhalten, im Verlaufe einer langen Frist in den Pausen sich zu erholen. So wird der metabole Zustand schliesslich in solchem Grade wiederhergestellt, dass das Chinidin ausbleiben kann. Schliesslich wird das Vorhofflimmern wieder zurückkehren, weil infolge der Überanstrengung (Mitralstenose) der metabole Zustand des Vorhofmuskels wieder schlechter wird. Ein normaler Sinusimpuls erreicht dann die Vorhöfe wieder in einem Augenblick, in welchem deren metaboler Zustand sehr schlecht ist und dann bleibt die Erregung aufs neue in den Vorhöfen ruckweise zirkulieren.

Lehrreich ist auch der Fall eines Patienten von Prof. Hijmans van den Bergh. Dieser zeigt am 20. Februar Vorhofflimmern (siehe Fig. 20). Ihm wird während 10 Tagen eine tägliche Dosis von 1,2—2 g Sulph. chinidini verabreicht. Am 12. März ist der Puls regelmässig und zeigt das Elektrokardiogramm deutliche P-Ausschläge (siehe Fig. 21). Dann wird 3 Tage lang kein Sulph. chinidini eingenommen. Am 16. März ist der Pulsus irregularis perpetue zurückgekehrt (siehe Fig. 22). Auch danach kommt das Flimmern immer wieder zurück, wenn der Patient während ein paar Tagen kein Chinidin einnimmt. Auch dieser Patient hat stark flimmerfähige Vorhöfe.

Chinidin (Chinin) ist ein sehr merkwürdiges Medikament. Unter dem Einflusse des Chinidins wird das Refraktärstadium verlängert und also der metabole Zustand des Vorhofmuskels verschlechtert. Jedoch entsteht das Flimmern auch unter Umständen von Verschlechterung des metabolen Zustandes. Das Chinidin ist also ein therapeutisches Paradoxon. In dem Augenblicke, in welchem daher durch die Chinidinwirkung das Zirkulieren

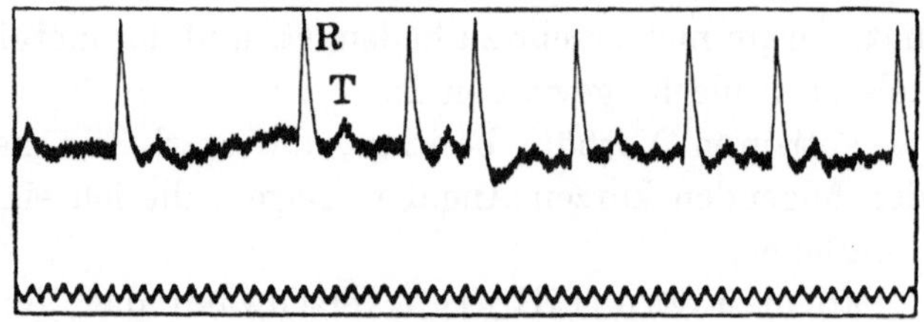

Fig. 20. Vorhofflimmern und Irregularis perpetua.

der Erregung gehemmt wird, ist also der metabole Zustand des Vorhofmuskels wohl besonders schlecht. In der postundulatorischen Pause muss sich denn

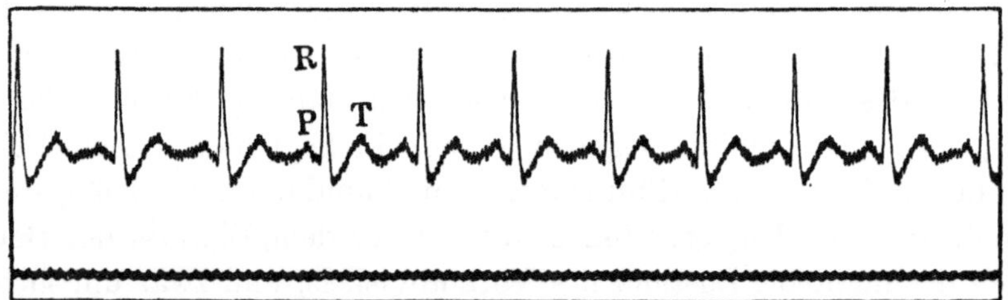

Fig. 21. Elektrokardiogramme des Patienten, von dem in Fig. 20 das Vorhofflimmern wiedergegeben ist, nach der Behandlung mit Chinidin. Das Schlagtempo ist nun regelmässig. Jedem R-Ausschlag geht ein P-Ausschlag voran.

auch dieser metabole Zustand so weit wiederherstellen, dass die Vorhöfe wieder rhythmisch pulsieren können.

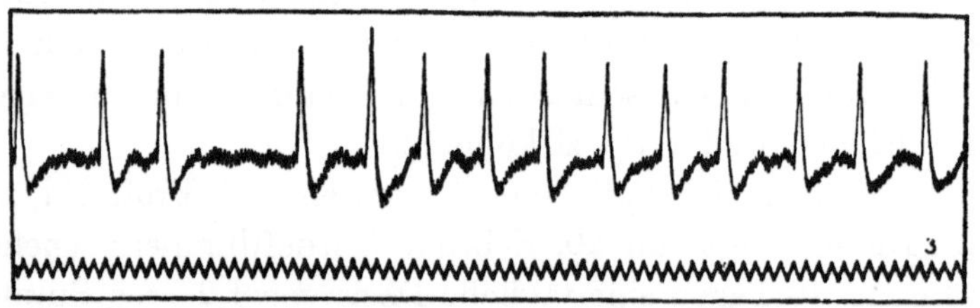

Fig. 22. Elektrokardiogramme desselben Patienten wie von Fig. 20 und 21, jedoch 4 Tage nach denjenigen von Fig. 21 aufgenommen. Die Irregularis perpetua ist wieder zurückgekehrt, gleichzeitig mit dem Vorhofflimmern.

Es erhebt sich nun die Frage, ob sich auch Kennzeichen angeben lassen, aus denen sich die Flimmerfähigkeit der Vorhöfe folgern lässt, mit anderen Worten, ob man etwa auch an den Elektrogrammen sehen kann, dass der metabole Zustand der Vorhöfe verschlechtert ist. Nach meiner Ansicht besitzen wir ein derartiges Kennzeichen in den P-Ausschlägen der Elektrokardiogramme. Von Frey wurde angegeben, dass die P-Ausschläge nach dem Genesen des Flimmerns durch Chinidin bei einem Teile der Patienten verdoppelt sind. Von de Boer wurde diese Verdoppelung auch gefunden und die Bedeutung dieser Erscheinung auseinandergesetzt. Diese möge aus dem folgenden Beispiel erhellen. Er behandelte einen Patienten mit Vorhofflimmern 4 Tage lang mit einer täglichen Dosis von 2 mal 400 mg Chinidin. In Fig. 23 sind die Elektrokardiogrammkurven vor dieser Behandlung, in Fig. 24 diejenigen nach derselben wiedergegeben. Wir sehen, dass der Herzschlag regelmässig geworden ist, die P-Ausschläge sind vergrössert und verdoppelt. Acht Monate später wurden wieder die Elektrogramme registriert (Fig. 25). Der Puls ist noch regelmässig. Die obere Kurvenreihe ist durch Ableitung II, die untere durch Ableitung I aufgenommen. Hier und da sehen wir eine Extrasystole, die von den Vorhöfen ausgeht. Die zweite Erhebung in der absteigenden Linie des P-Ausschlages ist ein wenig grösser in Ableitung II und ist auch in Ableitung I vorhanden. In letzterer Ableitung sehen wir zwei Extrasystolen, die von den Vorhöfen ausgehen. Es ist nun merkwürdig, dass die Verdoppelungen des P-Ausschlages bei den postkompensatorischen Systolen fast nicht vorhanden sind.

Ein Jahr nach der Heilung des Flimmerns wurden wieder die Elektrokardiogramme registriert (Fig. 26). Die P-Ausschläge sind noch verdoppelt und zwar viel stärker als in den vorigen Aufnahmen. Hier liegt also ein durch Chinidin geheilter Fall von Vorhofflimmern vor. Nach der Heilung ist der P-Ausschlag verdoppelt, erst ein wenig, ein Jahr später sehr stark. Der P-Ausschlag ist sehr klein bei der postkompensatorischen Systole. Je schlechter also der metabole Zustand der Vorhöfe ist, desto stärker ist die Verdoppelung. Die Verdoppelung ist daher ein Jahr nach der Heilung viel stärker als gleich nach derselben. Nach der langen kompensatorischen Pause ist daher die Verdoppelung weniger stark als bei den normalen rhythmischen Vorhofsystolen. In der verlängerten kompensatorischen Pause haben sich die Vorhöfe erholen können. Wir haben es denn auch bei der Verdoppelung des P-Ausschlages mit dem elektrischen Äquivalent einer fraktionierten Vorhofsystole zu tun. Dies ist also bei den Vorhöfen des Menschen dieselbe Erscheinung, die von mir bei der Kammer des Froschherzens nach Vergiftung mit Digitalis (siehe S. 77 u. 78) und nach einem Induktionsreiz direkt nach Ablauf des Refraktärstadiums (siehe S. 80) beobachtet wurde. Wir besitzen also in der Verdoppelung des P-Ausschlages ein pathognomonisches Zeichen für die Flimmerfähigkeit der Vorhöfe. Nicht alle Patienten, die von Vorhofflimmern geheilt wurden, zeigen verdoppelte P-Ausschläge, sondern nur ein Teil. Wenn aber ein verdoppelter P-Ausschlag vorhanden ist, befinden sich die Vorhöfe in einem Zustande der Prädisposition zum Flimmern.

Wir haben oben auseinandergesetzt, dass der metabole Zustand der flimmerfähigen Vorhöfe verschlechtert ist und auch, dass durch das Chinidin der metabole Zustand der Vorhöfe verschlechtert wird. Aus diesem Grunde ist das Chinidin ein therapeutisches Paradoxon. Da nun Chinidin den meta-

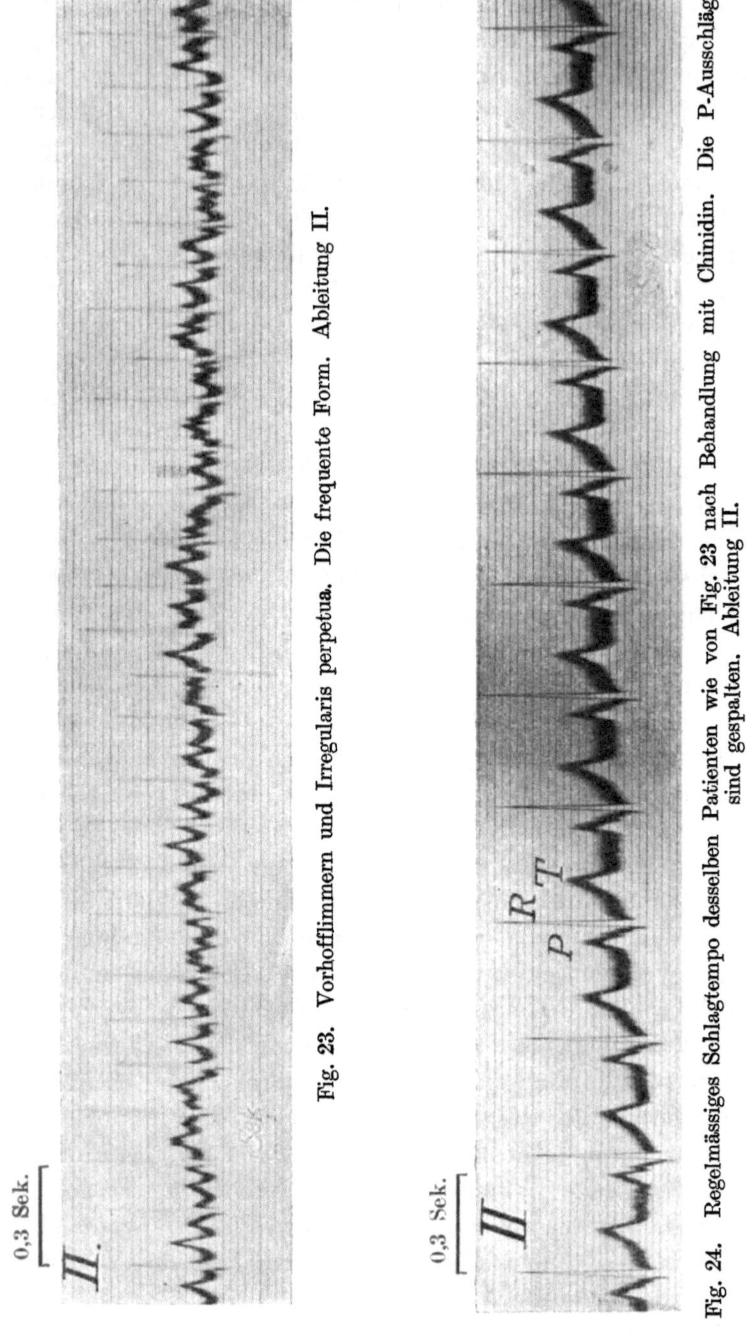

Fig. 23. Vorhofflimmern und Irregularis perpetua. Die frequente Form. Ableitung II.

Fig. 24. Regelmässiges Schlagtempo desselben Patienten wie von Fig. 23 nach Behandlung mit Chinidin. Die P-Ausschläge sind gespalten. Ableitung II.

bolen Zustand verschlechtert, können wir auch erwarten, dass durch das Chinidin fraktionierte Systolen zutage treten. Dies ist nun in der Tat der Fall. In der Literatur fand ich in bezug auf diese Tatsache deutliche Data.

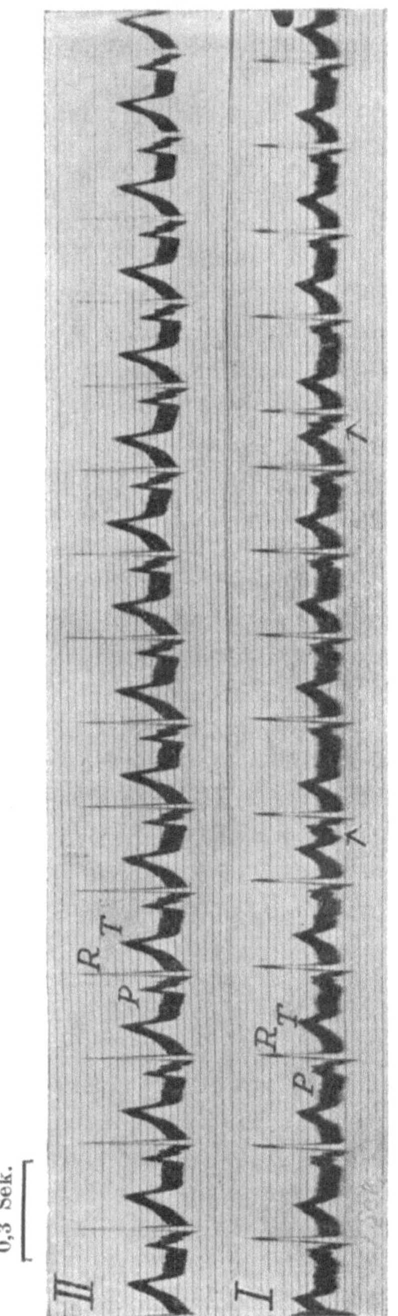

Fig. 25. Elektrokardiogramme desselben Patienten wie von Fig. 24, aber 8 Monate später. Obere Reihe: Ableitung II. Die Verdoppelung des P-Ausschlages ist hier stärker als in Fig. 24. Untere Reihe: Ableitung I. Hierin kommen zwei Extrasystolen der Vorhöfe vor, durch Pfeilchen bezeichnet. Die Verdoppelung des P-Ausschlages ist bei den postkompensatorischen Systolen fast nicht vorhanden.

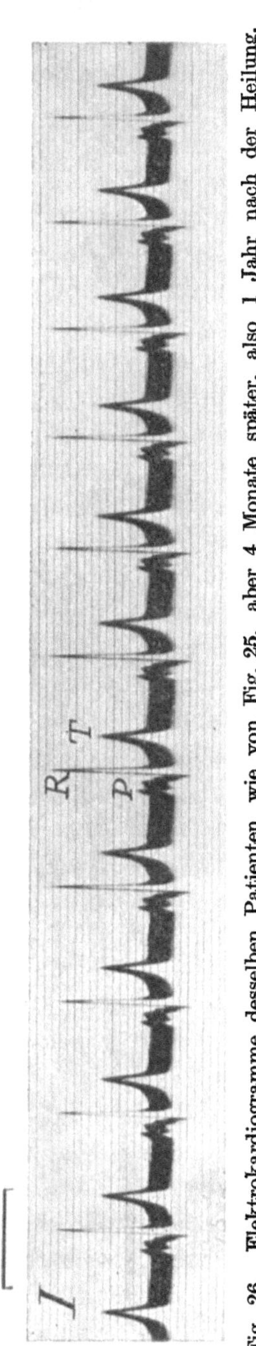

Fig. 26. Elektrokardiogramme desselben Patienten wie von Fig. 25, aber 4 Monate später, also 1 Jahr nach der Heilung. Die Verdoppelung der P-Ausschläge hat stark zugenommen.

So beobachtete Hofmann, dass nach einer starken Dosis Chinidin eine peristaltische wurmförmige Fortpflanzung der Kontraktionswelle über die Vorhöfe stattfand. Zuweilen entstand eine Dissoziation der Vorhofsystolen. Diese sind also nichts anderes als die fraktionierten Systolen. Schott registrierte die Elektrokardiogramme nach Chinidinvergiftung und fand verbreiterte und gespaltene P-Ausschläge. Wir haben hier also einwandfreie Hinweise in der Literatur, dass auch bei den Säugerherzen der metabole Zustand der Vorhöfe nach Chinidinvergiftung verschlechtert. Die Vorhofsystolen zeigen dann denselben Charakter wie die Systolen flimmerfähiger Vorhöfe.

Verschiedene Kliniker (darunter v. Bergmann und Wenckebach, laut Angabe von Singer und Winterberg) verabfolgen in der ersten Zeit, nachdem der Puls durch die Chinidinbehandlung vollkommen regelmässig geworden ist, dieses Medikament weiter. Es ist ja so naheliegend: Das Chinidin hat das Vorhofflimmern geheilt; diese Erkrankung kehrt oft zurück; also vorläufig nur noch etwas Chinidin verabfolgen. Jedoch glaube ich, dass wir diese Sache wohl etwas näher ins Auge fassen müssen, haben wir es hier doch mit einer sehr ungewöhnlichen Heilung zu tun, durch ein therapeutisches Paradoxon. Das Chinidin ruft nämlich solche Verhältnisse ins Leben, unter welchen das Flimmern gerade auftritt. Wenn sich nun nach der postundulatorischen Pause der metabole Zustand der Vorhöfe wieder so weit verbessert, dass das normale Schlagtempo zurückkehrt, richten wir dann mit dem Fortsetzen der Chinidintherapie kein Unheil an? Denn durch das Chinidin wird ja der metabole Zustand der Vorhöfe wieder schlechter gemacht.

Wir können das Flimmern vergleichen mit einem entgleisten Zuge. Der Reiz pflanzt sich nämlich nicht wie gewöhnlich in allen Richtungen fort, sondern nur nach einer Seite. Der Reiz folgt also einem ungewöhnlichen Wege, und zwar auf eine ungewöhnliche Weise, nämlich ruckweise. Ebensowenig aber, wie man nun einen entgleisten Zug, nachdem er wieder auf die Schienen gebracht wurde, dadurch aufs neue gefährden wird, dass man ihn durch unnötiges Zuvielheben in eine gleich gefährliche, entgegengesetzte Lage bringt, scheint mir die nach der Heilung fortgesetzte Chinidintherapie rationell zu sein. Wenn einmal durch das Chinidin das Vorhofflimmern zum Stillstand gebracht ist und sich danach der metabole Zustand der Vorhöfe wieder gut erholt hat, dann scheint es mir nicht erwünscht, noch weiterhin Chinidin zu verabfolgen und dadurch den metabolen Zustand der Vorhöfe wieder zu verschlechtern. Der Kliniker berücksichtige bei Anwendung eben dieser Therapie hinreichend, dass wir es hier mit einem therapeutischen Paradoxon zu tun haben; gerade durch das Chinidin wird derjenige Zustand der Vorhöfe, bei welchem auch das Flimmern auftritt, herbeigeführt. Vielleicht ist es allein dann erwünscht, mit Chinidin fortzufahren, wenn bald das Flimmern zurückzukehren droht oder Vorhofextrasystolen vorhanden sind.

Bei denjenigen Patienten, bei welchen die Chinidintherapie nicht das normale Schlagtempo herbeiführt, wird doch meistens der Puls regelmässiger. Die Ursache hierfür liegt in dem Umstande, dass das Flimmern in Flattern übergegangen ist. Dies kann aber kein direkter Übergang sein. Flimmern entsteht nämlich bei einem schlechteren metabolen Zustande als Flattern. Durch das Chinidin wird nun der metabole Zustand verschlechtert statt verbessert. Es liegt hier also gewiss kein direkter Übergang vor. Wahrscheinlich ist dieser Übergang auf gleiche Weise zustande gekommen, wie bei den geheilten Fällen der Übergang zum normalen Schlagtempo stattfindet. Durch das Chinidin wird dem Zirkulieren der Erregung Einhalt getan. Nun entsteht die postundulatorische Pause. Nach derselben ist der metabole Zustand nicht so weit verbessert, dass das normale Schlagtempo beginnen kann. Die Verbesserung ist vielmehr nur so weit fortgeschritten, dass der erste Sinusimpuls das Flattern auslöst.

Aus verschiedenen Gründen ist die Chinidintherapie doch nicht sehr zweckmässig, obwohl man gute Resultate damit erreichen kann. So habe ich selbst einen Patienten damit von seinem Vorhofflimmern geheilt, der nun schon 2 Jahre und 1 Monat einen regelmässigen Puls hat als Folge einer normalen Herztätigkeit. Trotzdem habe ich Bedenken gegen das Chinidin, eben weil es den metabolen Zustand des Herzmuskels verschlechtert, wodurch die Kontraktilität und das Leitungsvermögen abnehmen. Dies ist um so gefährlicher, da es sich oft als notwendig erweist, zur Bekämpfung des Flimmerns grosse Dosen anzuwenden. Ausserdem zeigen einige Patienten eine Idiosynkrasie für Chinidin und Chinin, die verhängnisvoll werden kann. Daher scheint es mir erwünscht, ein Medikament zu finden, durch welches der metabole Zustand des Vorhofmuskels verbessert wird. Durch solch ein Medikament wird auch das Flimmern günstig beeinflusst werden können; denn wenn der metabole Zustand des Vorhofmuskels verbessert wird, nimmt die Kontraktilität und zugleich das Leitungsvermögen zu. Dann wird die in einer Richtung sich fortpflanzende Erregung sich wieder nach allen Richtungen verbreiten können und damit zugleich das Flimmern beendigt sein. Der grosse Vorteil eines solchen Medikamentes würde in der Ungefährlichkeit seiner Anwendung liegen und zugleich in dem Umstande, dass der metabole Zustand des Vorhofmuskels nach Ablauf des Flimmerns verbessert statt verschlechtert sein würde, so dass der Vorhofmuskel dann nach Ablauf des Flimmerns nicht flimmerfähig sein würde.

Noch kurz will ich hier auf die zwei Formen von Vorhofflimmern zurückkommen, welche Frey unterscheidet, eine, bei der das Entstehen einen neurogenen und eine andere Form, bei der es einen myogenen Ursprung haben soll. Zu der ersteren gehören diejenigen Fälle, die im Anschluss an körperliche Anstrengung, Furcht, Schreck, Apoplexie entstehen. Nach Frey sind hier die anormalen nervösen Einflüsse die Ursache des Flimmerns. Diese

Patienten werden meistens leicht durch Chinidin geheilt. Demgegenüber ist nach Frey das myogene Flimmern ungünstiger für die Therapie. Hierzu rechnet Frey die Fälle mit intrakardialer Druckerhöhung oder Beschädigung des Myokardiums (Arteriosklerose, Lues, akut entzündliche Prozesse); diese haben einen progredienten Charakter. Hier sind nicht starke Anstrengung, Schreck usw., sondern die andauernden Schädigungen die Ursache.

Meines Erachtens bestehen zwischen beiden Formen allein graduelle Unterschiede. Bei der ersten (der sog. neurogenen) Form ist der metabole Zustand des Vorhofmuskels nicht soviel verschlechtert wie bei der zweiten Form (der sog. myogenen). Das Refraktärstadium hat also bei der ersten Form eine kürzere Dauer als bei der zweiten. Daher ist bei der ersten Form eine Beschleunigung der Sinusimpulse (muskuläre Anstrengung, Schreck usw.) erforderlich für das Entstehen von Vorhofflimmern. Erst dann wird ein Sinusimpuls die Vorhöfe sogleich nach Ablauf des Refraktärstadiums erreichen können. Der metabole Zustand ist bei dieser Form also viel besser als bei der zweiten. Daher hat das Chinidin hierbei eine günstigere Wirkung, weil nach dem Beendigen des Vorhofflimmerns die Vorhöfe dank ihrem ziemlich günstigen metabolen Zustand leicht ihr normales Schlagtempo wieder aufnehmen können.

Die zweite Form (die sog. muskuläre) entsteht ohne vorhergehende körperliche Anstrengung oder Schreck, also ohne Beschleunigung der Sinusimpulse. Bei dieser ist der metabole Zustand der Vorhöfe viel mehr verschlechtert, so dass die Dauer des Refraktärstadiums viel mehr zugenommen hat. Hierbei nun hat schliesslich die Dauer des Refraktärstadiums so sehr zugenommen, dass ein normaler Sinusimpuls die Vorhöfe direkt nach Ablauf des Refraktärstadiums erreicht und das Vorhofflimmern hervorruft.

Nach meinen Untersuchungen ist es auch klar, dass das Vorhofflimmern bei Basedow-Patienten eine ungünstige Prognose hat, da bei diesen ja eine beschleunigte Herztätigkeit besteht. Der metabole Zustand der Vorhöfe wird hier durch die Überanstrengung in einem schlechten Zustande erhalten. Da nun die Sinusimpulse die Vorhöfe in einem beschleunigten Tempo erreichen, wird leicht ein Impuls die Vorhöfe direkt nach Ablauf des Refraktärstadiums treffen. Von einer Genesung mittels Chinidin ist also nicht viel zu erwarten, weil nach dem Aufheben des Flimmerns durch Chinidin direkt wieder die Sinusimpulse die Vorhöfe in beschleunigtem Tempo erreichen und Vorhofflimmern erzeugen.

Es ist daher auch begreiflich, dass nach Vagusdurchschneidung sich zuweilen Vorhofflimmern einstellen kann, wie Cushny und Garrey dies bemerkten. Denn in diesem Falle liegt auch eine stark beschleunigte Herztätigkeit vor und kann ein Sinusimpuls die Vorhöfe direkt nach Ablauf des Refraktärstadiums erreichen und Vorhofflimmern herbeiführen.

c) Kampfer.

Über die Wirkung von Kampfer auf das Herz und den Blutkreislauf ist von den Pharmakologen viel gestritten worden, während dieses Mittel als Exzitans für das Herz in der Klinik sehr oft angewandt wird. Gottlieb ist der Meinung, dass der Kampfer die motorischen Apparate des Froschherzens neu zu beleben vermag, wenn die Reizerzeugung zu erlöschen droht. Am normalen Herzen ist diese ohnedies optimal. Deshalb kann die Kampferwirkung nicht merklich zur Geltung kommen. Daher kann auch der normale Blutdruck durch die Herzwirkung des Kampfers nicht gesteigert werden. Otto Heubner nahm beim Froschherzen infolge der Einwirkung grosser Kampferdosen eine starke Verlangsamung der Schlagfrequenz mit einer starken diastolischen Füllung und darauffolgender kräftiger Systole wahr, wodurch nicht allein die durch den einzelnen Herzschlag geförderte Blutmenge, sondern auch das Minutenvolumen zunahm. Nach kleinen Kampferdosen fand Heubner eine Beschleunigung des Herzschlages. Die Zunahme der Tätigkeit durch Kampfer wurde von Maki und durch das verwandte Borneol von Stockman bestätigt, während Wiedemann, Pellacani und Umpfenbach ebenfalls eine Verlangsamung des Herzschlages und eine Zunahme der Kontraktionsenergie durch Kampfer beobachteten. A. Lewin dagegen fand allein die Frequenzabnahme, aber nicht die Vergrösserung des Pulsvolumens durch die Kampferwirkung. Auch Winterberg stellte fest, dass die unmittelbare Wirkung des Kampfers auf das Herz unter allen Umständen eine sehr beschränkte ist und seine ausgedehnte Anwendung als direktes Herzstimulans auch heute im wesentlichen nur eine empirische Basis hat.

Bezüglich eines Punktes sind sich fast alle Untersucher wohl einig, nämlich darin, dass der Kampfer auf das vergiftete. oder auf andere Weise beschädigte Herz eine günstige Wirkung ausüben kann. So wiesen Harnack und Witkowski nach, dass der Kampfer den Muskarinstillstand des Froschherzens aufhebt. So kann man durch Vagusreizung allein nur wieder eine Verlangsamung, aber keinen Stillstand herbeiführen, wenn das Herz dem Einflusse der Kampferwirkung ausgesetzt ist. Böhme konnte das durch Chloralhydrat viel langsamer klopfende Froschherz durch Kampfer wieder zu schnellerer Tätigkeit und zugleich zu vermehrter Arbeitsleistung anregen. Auch dann, wenn das Herz durch Chloralhydrat zum Stillstand gebracht war, konnte es oft durch Kampfer wieder zu neuer Tätigkeit angespornt werden. Diese Experimente stellte Böhme sowohl bei Herzen in situ wie auch bei dem am Williamschen Apparate überlebenden Froschherzen an. Wertvolle Untersuchungen hierüber verdanken wir auch Fröhlich und Grossmann und ebenfalls Fröhlich und Pollak. Diese Untersucher erbrachten den Beweis, dass der Kampfer imstande ist, die Tätigkeit des auf verschiedene Weisen beschädigten isolierten Rattenherzens wieder zu verbessern. Sie sahen eine günstige Beeinflussung des durch Untertemperaturen oder durch elektrischen Schlag geschädigten Herzens, ferner nach Vergiftung mit Phosphor, mit Digitaliskörpern (Strophantin, Convallamarin, Adonisextrakt), mit Yohimbin und mit Chloroform. Die Hauptwirkung bestand nach diesen Untersuchern in allen Fällen in einer Frequenzzunahme und dort, wo sich die Schädigung der Herztätigkeit auch in Arhythmie äusserte, wirkte der Kampfer oft regularisierend. Die günstige Kampferwirkung konnten diese Untersucher wieder dadurch aufheben, dass sie das Herz mit kampferfreiem Blut durchströmten, und dann liess sich aufs neue die günstige Kampferwirkung wieder erzielen bei neuerlicher Kampferdurchströmung. Weniger gleichmässig war die Kampferwirkung auf die Grösse der Pulse. In den meisten Fällen war die Beschleunigung mit einer mässigen Verkleinerung verbunden und nur in der Minderzahl wurden beschleunigte und zugleich vergrösserte Kontraktionen beobachtet.

Wolfgang Heubner ist geneigt, die exzitierende Kampferwirkung dem eindringenden Gifte zuzuschreiben, die depressive Wirkung dem. eingedrungenen. So erklärt Heubner die Erscheinung, dass einer anfänglichen Verbesserung der Herztätigkeit eine langsame Verschlechterung folgen kann.

In einer interessanten Mitteilung kommt H. Wieland zu dem Schlusse, dass Kampfer kein spezifisches Herzmittel ist, sondern dass er seine therapeutische Wirkung seiner Oberflächenaktivität verdankt. Wieland vergiftete ausgeschnittene, an der Straubschen Kanüle pulsierende Froschherzen mit Desoxycholat. Die Verschlechterung der Herztätigkeit konnte er dann wieder aufheben durch Zusatz von Serum, Natriumoleat, Äther, Xylol, Kampfer und Tierkohle. Alle diese entgiftenden Stoffe sind oberflächenaktiv und wirken dadurch, dass sie an die Oberfläche des Herzens adsorbiert werden und das dort gebundene Gift verdrängen. Liess man nun diese Herzen längere Zeit mit Ringerscher Flüssigkeit in der Kanüle klopfen, so nahm ebenfalls die Kontraktilität ab. Diese verschlechterte Herztätigkeit soll nach Wieland durch Ermüdungsstoffe hervorgerufen werden, die nicht an die Ringersche Solution abgegeben, sondern unter physiologischen Umständen immer durch das Blut entfernt werden. Diese Ermüdung soll also auf einer Vergiftung beruhen. Nun konnte die Herztätigkeit hierbei auch durch Zusatz von Serum, Natriumoleat, Äther, Xylol, Kampfer und Tierkohle zu der Ringerschen Lösung wiederhergestellt werden. Auf dieser Reaktion der adsorptiven Verdrängung beruht nach der Meinung Wielands ganz allgemein die therapeutische Herzwirkung des Kampfers. So gelangt Wieland zu einer Erklärung, warum Kampfer gerade seine stimulierende Wirkung bei dem vergifteten oder auf andere Weise geschädigten Herzen entfaltet. Dann wird es auch deutlich, dass der Kampfer recht verschiedene Angriffspunkte am Herzen hat, an der Muskulatur, an den Endigungen des Vagus, des Sympathikus usw. Er wird immer an dem Punkt anzugreifen scheinen, von dem er ein Gift entfernt hat. Zu dieser physikalischen kommt auch noch die eigentliche pharmakologische Wirkung des Kampfers hinzu, so dass durch Übereinanderlagerung beider Wirkungen sehr verwickelte Bilder entstehen können. An der 2. Tagung der D. Pharmakol. Gesellsch. haben Stross und Wiechowski wieder betont, dass Kampfer nur eine lähmende Wirkung auf das Herz hat. Eine wenigstens praktisch bedeutungsvolle Erregung der Reizerzeugung wird geleugnet; selbst wenn diese ganz zu Beginn der Wirkung da wäre, hätte sie nur die gleiche theoretische Bedeutung wie die auch bei Chloroform und Alkohol in kleinen Dosen beobachtete Förderung der Chronotropie. Seligmann untersuchte den Einfluss von Kampfer auf das Kammerflimmern von Säugerherzen. In 28 Fällen von 30 Experimenten, die er mit Katzenherzen anstellte, wurden die flimmernden Kammern wieder durch Kampfer zu dem regelmässigen Schlagtempo zurückgebracht. Nur zwei Experimente ergaben ein negatives Resultat. „Das Herz schreibt beim Flimmern nur unregelmässige Zacken; auf Kampferzufuhr werden die Zacken grösser, das Flimmern anfangs noch viel lebhafter, bis das Herz aus der stärksten koordinationslosen Tätigkeit mit einem Schlage zu regelmässiger Tätigkeit einsetzt." Die Wirkung trat um so schneller auf, je stärker die Kampferkonzentration war (meistens wurden 25 ccm gesättigte Kampferkochsalzsolution auf 250 ccm Blutmischung benutzt). Interessant und beweisend für das Aufheben von Flimmern der Kammern bei Katzenherzen sind die folgenden Experimente. Erst bestimmte Seligmann die faradische Stromstärke, bei welcher mit absoluter Sicherheit ein langdauerndes Flimmern auftrat. Dann durchströmte er das Herz mit kampferhaltigem Blut. Danach entstand durch eine gleich starke faradische Reizung entweder kein Flimmern oder das Flimmern dauerte dann nicht länger als das Reizen.

Gottlieb teilt mit, dass Kampfer bei intravenöser Injektion bis zu einer gewissen Grenze das Auftreten von Flimmern verhindern kann. Das flimmernde Hundeherz, das sich übrigens immer totflimmert, konnte er mittels Kampfer wieder zu kräftigen Kontraktionen veranlassen.

Hering und Winterberg vermochten keinen Einfluss von Kampfer auf das flimmernde Herz zu konstatieren. Winterberg ist auch der Meinung, dass weder das normale noch das schlecht arbeitende Herz durch Kampfer in günstigem Sinne beeinflusst wird. Im Gegensatz zu Gottlieb fand Winterberg, dass das mit Kampfer vorbehandelte Hundeherz, wenn es durch einen Minimalreiz zum Flimmern gebracht wird, sich immer totflimmert. Zugleich stellte Winterberg fest, dass die minimale Reizstärke, welche bei Hunden zu letalem Flimmern führt, bei Vorbehandlung mit Kampfer-Alkohol dieselbe ist als wenn Hundeherzen allein mit Alkohol vorbehandelt werden. Er ist der Meinung, dass Seligmann und Gottlieb nicht berücksichtigt haben, dass sich das Herz durch wiederholte Reizungen hieran gewöhnt und dann das Flimmern kürzer dauert. Auch glaubt er, dass Gottlieb nicht flimmernde, sondern allenfalls wogende Herzen vielleicht zum normalen Schlagtempo zurückgebracht haben könne. Das Wogen geht nämlich nach Winterberg auch beim Hundeherzen spontan zurück.

Daraufhin hat Gottlieb seine Experimente wiederholt. Das Resultat war, wie er es ausdrückt, dass die Beeinflussung des Flimmerns durch Kampfer sich mit der Sicherheit eines Vorlesungsexperimentes demonstrieren lässt. Über seine Experimente mit Hundeherzen sagt er folgendes: „In der Tat verträgt das Hundeherz aber nicht bloss in vereinzelten Fällen, sondern in ihrer überwiegenden Mehrzahl nach der Kampferzufuhr eine solche Reizung, die sonst unbedingt tödlich wäre."

Klemperer fand wieder, dass der Kampfer kein Mittel war, das Flimmern leicht aufzuheben. Allerdings stellte auch er fest, dass Kampfer die Auslösung des Flimmerns erschwert. In 7 von 8 Experimenten konstatierte er nach Durchströmung mit Kampfer eine erhebliche Verstärkung des faradischen Reizes, der zum Erzeugen von Flimmern erforderlich ist und oft ruft dann der stärkste Strom kein Flimmern mehr hervor. In 3 Experimenten konnte er immer wieder den Kampfer auswaschen. Während der Durchströmung mit kampferhaltiger Ernährungsflüssigkeit war dann schwer oder überhaupt kein Flimmern zu erzeugen und während der kampferfreien Durchströmung war das Flimmern stets mit viel schwächeren Reizen herbeizuführen. Dies widerspricht der Bemerkung Winterbergs, dass auch das nicht mit Kampfer vorbehandelte Herz bei jeder späteren Reizung zunehmend stärkere Ströme benötigt, um zum Flimmern zu kommen, als das frische Herz bei der ersten Reizung. Ebenso wie Kampfer setzt Strophantin in gleichem Masse die Reizbarkeit des Herzens durch den faradischen Strom herab und erschwert den Eintritt des Flimmerns, während Kaffein diese Wirkung nicht zu haben scheint.

Fröhlich und Grossmann stellten fest, dass nach intravenöser Kampferinjektion bei Fröschen das Herz gegen überstarke Erregung des Übergangsystems unterempfindlich gemacht wird. Später haben diese beiden Untersucher Kammerflimmern beim Froschherzen nach der de Boerschen Methode erzeugt. Sie benutzten dazu den konstanten Strom und verabfolgten mit diesem direkt nach Ablauf des Refraktärstadiums dem entbluteten Froschherzen einen Reiz und erhielten dann Kammerflimmern. Nach Berieselung des Herzens mit Kampfer-Ringer (1 : 800) löst der Reiz, in gleicher Phase und mit gleicher Intensität gesetzt, nicht mehr Flimmern aus, sondern eine einzelne Extrasystole. Gelegentlich entstand dann auch eine fraktionierte Systole. Fröhlich und Grossmann folgern hieraus das folgende: „Die ausgesprochen günstige Beeinflussung des experimentell erzeugten Kammerwühlens durch Kampfer, wie wir sie schon vor Jahren und neuerdings in dieser Untersuchung dartun konnten, ist unseres Erachtens geeignet, die de Boersche Hypothese zu stützen; diese letztere aber ist befähigt, Einsicht in das Wesen einiger Wirkungen des Kampfers anzubahnen.

Denn wenn das elektrisch erzeugbare Wühlen des Froschventrikels durch Kampfer verhindert wird und dieses Wühlen seine Ursache in einem schlechten metabolen Zustande der Kammer hat, so muss der Kampfer imstande sein, den Metabolismus im Ventrikel zu verbessern, d. h. die reparatorischen Vorgänge anzuregen und zu beschleunigen. Dadurch wird aber sicherlich neben der Reizerzeugung auch die Erregungsleitung günstig beeinflusst werden müssen. Dies haben wir auch gezeigt.

Andererseits steht aber die belebende Wirkung des Kampfers auf das hypodyname Herz ausser allem Zweifel, und da wir diese als metabolisch günstig und daher die Erholung des Ventrikels in der Refraktärzeit verkürzend auffassen dürfen, so erscheint wieder de Boers Ansicht über die Entstehung des elektrischen Kammerwühlens plausibel und durch unsere pharmakologischen Versuche genügend gestützt. Dies um so mehr, als unsere Versuche mit Erwärmung des Herzens gleichfalls eine kampferähnliche — d. h. wühlenerschwerende — Wirkung dieser Prozedur ergaben und die Beschleunigung und Erleichterung der chemischen Vorgänge durch Temperaturerhöhung unbestritten ist.‟

Wenn wir das Resultat dieser Untersuchungen näher betrachten im Lichte der Untersuchungen Wielands, dann können wir annehmen, dass der metabole Zustand der Herzkammer dadurch verbessert wird, dass der Kampfer eine entgiftende Wirkung ausübt. Wir können uns vorstellen, dass nach dem Entbluten bei dem klopfenden Herzen die Stoffwechselprodukte den metabolen Zustand verschlechtern und wie Gifte wirken. Mit Wieland können wir diese Entgiftung einer adsorptiven Verdrängung zuschreiben. — Im Lichte der Wielandschen Untersuchungen begreifen wir auch, warum der Kampfer gerade eine günstige Wirkung bei dem geschädigten Herzen entfaltet. Da hat der Kampfer Gelegenheit, etwas zu verdrängen. Aber nun begreifen wir auch besser den Schluss, zu welchem Winterberg gelangte, nämlich, dass Kampfer nicht ein direktes Herzstimulans ist. Von einer direkt stimulierenden Wirkung von Kampfer auf das Herz hat sich bei keiner der Untersuchungen viel gezeigt. Es wird sich wohl niemand finden, der dem Kampfer eine stimulierende Wirkung zuerkennt, weil das Flimmern dadurch beseitigt oder verhindert werden kann; denn auch Chinidin kann dies bewirken. Und dieses hat doch gewiss keinen stimulierenden Einfluss auf das Herz. Jedoch glaube ich nicht, dass Kampfer das Flimmern in derselben Weise aufhebt wie Chinidin. Während letzteres diese Eigenschaft dadurch besitzt, dass es den metabolen Zustand der Vorhöfe verschlechtert und dadurch die Dauer des Refraktärstadiums verlängert, erreicht man nach meiner Meinung mit Kampfer dieses auf eine andere Weise. Kampfer verbessert nämlich den metabolen Zustand des Herzmuskels durch adsorptive Verdrängung und kann so das Flimmern aufheben (s. auch S. 145).

XII. Über den Zusammenhang zwischen Flimmern, Flattern, gehäufter Extrasystolie, einfachen Extrasystolen und paroxysmaler Tachykardie.

Es war den Klinikern (Wenckebach, Th. Lewis und anderen) schon bekannt, dass zwischen gehäufter Extrasystolie und Flimmern ein Zusammenhang besteht. Auch die Vertreter der experimentellen Wissenschaften, wie Hering, Rothberger und Winterberg, sahen Extrasystolen und Flimmern unter gleichen Umständen auftreten. Dass diese beiden Formen ineinander übergehen können und eine Verwandtschaft zwischen ihnen besteht, wurde schon von verschiedenen Klinikern und Experimentatoren angenommen.

Nach dem Vorangehenden ist es klar, was wir unter Flimmern einer Herzabteilung verstehen; wir wissen auch, was mit einfachen Extrasystolen gemeint ist. Nunmehr wollen wir noch auseinandersetzen, was wir Flattern, gehäufte Extrasystolie und paroxysmale Tachykardie nennen. Wie wir in Kapitel IX kurz dargelegt haben, pflanzt sich die Erregung während gehäufter Extrasystolie verlangsamt in einer Richtung durch eine Herzabteilung fort und kann dieser Umlauf stets wiederholt werden. Wenn nämlich nach einem Rundgang die Erregung wieder bei ihrem Ausgangspunkt angelangt ist, ist der Herzmuskel hier wieder reizbar geworden, so dass der folgende Umlauf wieder anfangen kann. Der Unterschied zwischen Flimmern und gehäufter Extrasystolie besteht daher darin, dass während des Flimmerns die Erregung verlangsamt und ruckweise durch eine Herzabteilung zirkuliert und während gehäufter Extrasystolie allein verlangsamt. Bei beiden Affektionen kann der Umlauf immer wiederholt werden. Wir sprechen nun von Flattern, wenn wir gehäufte Extrasystolie der Vorhöfe meinen.

Zu diesen Auffassungen gelangte de Boer, nachdem er die gehäufte Extrasystolie sowohl bei der Kammer als bei den Vorhöfen der Froschherzen studiert hatte. Lewis studierte das Flattern bei Säugern und gelangte später ebenfalls zu der Ansicht, dass während des Flatterns die Erregung in einer Richtung kreist. Beide Auffassungen unterscheiden sich darin, dass Lewis meint, dass die Erregung längs einem schmalen Ring um die Vorhöfe kreist, während nach de Boer der Umlauf längs dem ganzen Vorhofmuskel in einer Richtung stattfindet. Das Prinzip de Boers, dass nämlich eine Erregung durch eine intakte Herzabteilung viele Male hintereinander zirkulieren kann, wurde also von Lewis akzeptiert.

Gehäufte Extrasystolie und also auch Flattern ist eine bestimmte Form von paroxysmaler Tachykardie. Wir unterscheiden bei der letzteren nämlich drei Formen, und zwar:

1. Ventrikuläre paroxysmale Tachykardie. Dies ist dasselbe wie gehäufte Extrasystolie der Kammern.

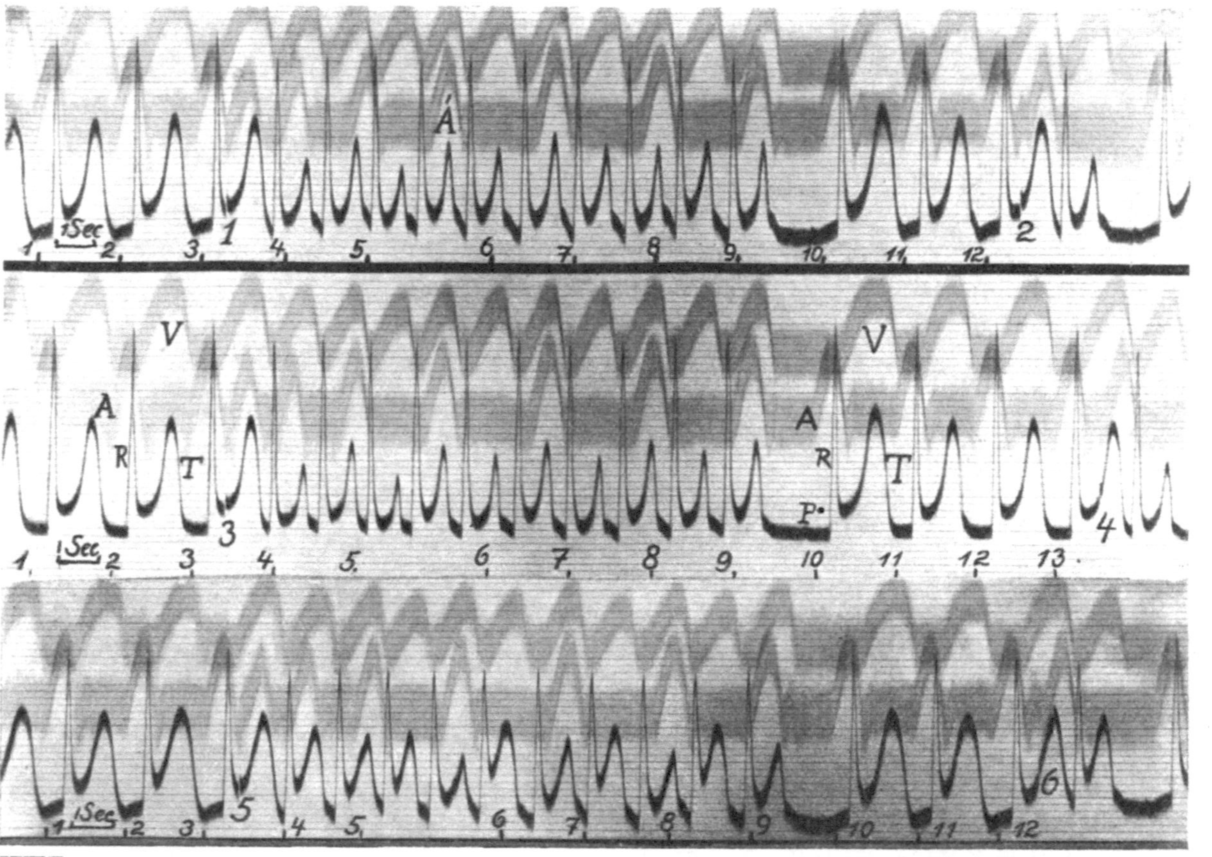

Fig. 27. Suspensionskurven der Kammer (oberste Reihe) und der Vorhöfe (2. Reihe) und Elektrogramme (unterste Reihe), Ableitung Vorhöfe-Kammerspitze eines entbluteten Froschherzens. Hiervon sind zwei Aufnahmen untereinander wiedergegeben. Die untere Aufnahme ist einem anderen entbluteten Froschherzen entlehnt. Bei 1 wird durch einen Induktionsreiz direkt nach Ablauf des Refraktärstadiums eine Extrasystole der Vorhöfe erzeugt. Diese Extrasystole ist interpoliert. Nach der folgenden periodischen Vorhofsystole pulsieren die Vorhöfe in einem sehr langsamen Tempo, während die Kammern ein frequentes Schlagtempo aufweisen. Auf jede Systole der Vorhöfe erscheinen zwei Kammersystolen. Wahrscheinlich entsteht dieses sonderbare Schlagtempo dadurch, dass die Erregung sich von den Vorhöfen nach der Kammer, von dort nach dem Bulbus arteriosus, dann wieder nach der Kammer und von dieser zurück nach den Vorhöfen fortpflanzt usw. Der Wechsel des Sinustempos tritt hier nach der Vorhof systole A' ein. Wird bei 2 der Extrareiz den Vorhöfen in einem späteren Zeitpunkt der Vorhofperiode verabfolgt, dann entsteht nur eine Extrasystole der Vorhöfe. Die 2. und die 3. Aufnahme zeigen ähnliche Verhältnisse.

2. Aurikuläre paroxysmale Tachykardie. Dies ist gehäufte Extrasystolie der Vorhöfe (Flattern).

3. Aurikulo-ventrikuläre paroxysmale Tachykardie. Diese letzte Form von paroxysmaler Tachykardie unterscheidet sich bei Patienten dadurch von den beiden vorangehenden Formen, dass das P-R-Intervall gewöhnlich verkürzt und der P-Ausschlag oft negativ ist. Über diese Form besitze ich Experimente, die uns über das Wesen und die Ursache derselben näher aufklären können. Wir werden also anfangs die Experimente besprechen und darauf zu einer Darlegung der klinischen aurikulo-ventrikulären paroxysmalen Tachykardie übergehen.

In Fig. 27 sind drei Reihen Kurven von entbluteten, doppelt suspendierten Froschherzen wiedergegeben [1]. In jeder Reihe wurden obenan die Suspensionskurven der Kammer registriert; dann folgen die Suspensionskurven der Vorhöfe und darunter die Elektrogramme. Unten wurden kleine senkrechte Striche angebracht, in dem Augenblicke, wo jedesmal ein periodischer Sinusimpuls die Vorhöfe erreichte. (Diese Augenblicke wurden von den Suspensionskurven der Vorhöfe aus gemessen; in Wirklichkeit erreichten also die periodischen Impulse die Vorhöfe etwas früher.) Bei diesen senkrechten Strichelchen wurden die Ziffern 1, 2, 3 usw. gesetzt. Wir werden nun die oberste Aufnahme näher betrachten.

Bei 1 empfangen die Vorhöfe einen Induktionsschlag, wodurch eine Extrasystole der Vorhöfe erzeugt wird. Diese Vorhofextrasystole ist interpoliert, so dass der folgende Sinusimpuls wieder eine Systole der Vorhöfe hervorruft. Nach der Vorhofextrasystole folgt eine Systole der Kammer, die verfrüht auftritt. Wir bemerken nun, dass hierauf in einem stark frequenten Tempo eine Reihe von Kammersystolen folgt. Die Vorhöfe aber pulsieren in einem stark verlangsamten Schlagtempo. Wir sehen denn auch auf je zwei Kammersystolen eine Systole der Vorhöfe auftreten. Nach Ablauf der Reihe frequenter Kammersystolen folgt eine verlängerte Kammerpause, wonach das normale Schlagtempo wieder beginnt, und zwar mit genau derselben Frequenz wie zu Anfang der Aufnahme. Was geschieht nun im Herzen, wodurch das schnelle Schlagtempo der Kammern und das langsame Schlagtempo der Vorhöfe unterhalten wird? Man könnte denken, dass wir gehäufte Extrasystolen der Kammer vor uns haben, während dann die Vorhöfe unter dem Einfluss retrograder Impulse von der Kammer aus im halbierten Rhythmus pulsieren. Diese Auffassung ist jedoch nicht ohne nähere Ergänzung zu akzeptieren, da wir doch die Sinusimpulse, die in viel frequenterem Tempo Vorhofsystolen hervorrufen können, berücksichtigen müssen. Wir sehen denn auch bei 10, den Sinus die Leitung wieder aufnehmen, nach einer kürzeren

---

[1] Die Elektrogramme wurden registriert mit einer unpolarisierbaren Elektrode auf den Vorhöfen und einer auf der Kammerspitze. Die Spannung der Saite war eine solche, dass ein mV einen Ausschlag von $1^1/_2$ mm verursachte.

Vorhofpause als der vorangehenden. Auch ist das Schlagtempo des Sinus venosus verschoben und wir können genau verfolgen, wo dies geschehen ist. Meines Erachtens ist die Erklärung unserer Aufnahme die folgende: Nach der Extrasystole der Vorhöfe, die bei 1 erzeugt wurde, entsteht eine Häufung von Kammersystolen. Nun folgt auf jede zweite Kammersystole eine Systole der Vorhöfe. Wir können dies nun auf zwei Weisen erklären:

1. Die Erregung erreicht nach der Diastole der Vorhöfe die Kammer längs einem kleinen Teile des Atrioventrikulartrichters und kreist dann in einer Richtung durch die Kammer. Danach entsteht nun eine Reihe von gehäuften Kammersystolen. Nach jeder zweiten Kammersystole folgt dann infolge retrograder Leitung der Erregung eine Systole der Vorhöfe.

2. Nach der Extrasystole der Vorhöfe geht, ebenso wie sub 1 angegeben ist, die Erregung in einer Richtung durch die Kammer. Von dort aus erreicht die Erregung den Bulbus arteriosus und zirkuliert auch in einer Richtung in demselben. Danach wird die Kammer wieder erreicht. Die Erregung kreist dann aufs neue durch die Kammer und erreicht darauf wieder die Vorhöfe. Diese werden von der Erregung durchlaufen, wonach letztere wieder die Kammer erreicht. So führt die Erregung jedesmal folgenden Kreislauf aus: durch die Kammer—Bulbus arteriosus—Kammer—Vorhöfe—Kammer usw. Diese zweite Erklärung ist wahrscheinlich die richtige, wie sich aus dem Folgenden ergeben wird. Wir betrachten nun die Vorhofkurven. Nach der Extrasystole der Vorhöfe bei 1, die interpoliert ist, folgt auf Impuls 4 eine Systole der Vorhöfe. Der Impuls nach 5 prallt gegen die Vorhöfe an, die dann refraktär sind. Darauf wird das Sinustempo folgendermassen verschoben. Nach der Vorhofsystole (A'), die durch retrograde Reizleitung entsteht, wird auch eine Systole des Sinus venosus erzeugt. Auf diese Systole des Sinus venosus kann keine Vorhofsystole folgen, weil die Erregung von den Vorhöfen aus den Sinus venosus zur Kontraktion anregte. Wäre der Sinus venosus hier nicht durch retrograde Reizleitung zur Kontraktion veranlasst worden, dann wäre bei 6 eine Vorhofsystole gefolgt.

Daher erreichen danach die Sinusimpulse die Vorhöfe wieder bei 7, 8, 9 usw. Zwischen 5 und 6 ist also das Sinustempo verschoben. Die Impulse 7 und 8 erreichen die Vorhöfe wieder während des Refraktärstadiums. Bei 9 erreichen nun der Sinusimpuls und die in retrograder Richtung von der Kammer aus fortgeleitete Erregung die Vorhöfe zu gleicher Zeit. Die beiden Impulse stossen in den Vorhöfen zusammen und erlöschen beide. Hiermit nimmt der Prozess in den Vorhöfen, aber gleichzeitig in der Kammer ein Ende. Der Umstand, dass hiermit die Reihe der erwähnten Kammersystolen auch endigt, weist wohl darauf hin, dass die obengenannte zweite Auffassung sehr wahrscheinlich die richtige ist. Danach entsteht die posttachykardische Pause für die Kammer und dann wird das normale Schlagtempo wieder aufgenommen.

Nunmehr wird bei 2 nochmals ein Induktionsreiz den Vorhöfen appliziert, aber später in der Kammerperiode (die Lücke in der Elektrogrammkurve tritt später nach dem vorangehenden R-Ausschlag auf). Somit entsteht nun eine Extrasystole der Vorhöfe, der eine verfrühte Kammersystole folgt.

Die zweite Reihe Kurven wurde bei demselben Froschherzen aufgenommen. Nach dem Induktionsreiz bei 3 entstand hier eine Tachykardie von 10 Kammerschlägen und auch ferner waren die Verhältnisse denjenigen der ersten Aufnahme gleich. Hier wurden auch die Momente angegeben, in welchen die Sinusimpulse die Vorhöfe erreichten, so dass diese Kurven keiner ferneren Erläuterung bedürfen. Die unterste Reihe Kurven wurde bei einem anderen entbluteten Froschherzen registriert. Es ist nun merkwürdig, dass auch hierbei nach dem Induktionsreiz bei 5 gleiche Kurven entstanden wie in den beiden obersten Aufnahmen. Auch die Vorhöfe pulsierten hier im langsamen Schlagtempo während der Tachykardie der Kammer. Nach dem Reiz bei 6, der später in der Kammerperiode verabfolgt wurde, entstand auch hier nur eine Extrasystole der Vorhöfe, auf welche eine Kammersystole folgte.

Wenn wir nun die Kammerelektrogramme näher betrachten, dann fällt es auf, dass in allen drei Aufnahmen während der Tachykardie ein deutlicher Alternans besteht, der übrigens auch bei den Suspensionskurven der Kammern vorhanden ist. Bezüglich des Wesens dieses Alternans geben uns aber diese Aufnahmen keine nähere Aufklärung.

Wir haben daher hier eine Kammertachykardie vor uns, die durch einen Induktionsreiz hervorgerufen wurde. Während dieser Tachykardie pflanzte sich die Erregung zunächst von den Vorhöfen nach der Kammer fort, von dort wieder zurück nach den Vorhöfen (sehr wahrscheinlich über den Bulbus arteriosus) und dann wieder nach der Kammer; also: Vorhöfe—Kammer—Bulbus arteriosus—Vorhöfe—Kammer usw. Hiermit ist es also wahrscheinlich gemacht, dass die Erregung beim intakten Herzen sich längs dem angegebenen Wege fortpflanzen und so einige Zeit hindurch zirkulieren kann. Dieser Versuch erinnert uns an ein Experiment Mines'. Dieser verfertigte Aurikel-Ventrikelpräparate oder Ventrikel-Bulbuspräparate, bei denen er durch intermittierende Reizung eine rundkreisende Kontraktionswelle erzeugte; letztere vermochte er zum Stillstand zu bringen durch einen Induktionsreiz. Diese Experimente registrierte Mines aber nur durch einfache Suspension, so dass wir aus den von Mines verschafften Data absolut nichts über die Art der herbeigeführten Prozesse folgern können. Mines erinnert an die Untersuchungen Kents, der das rechte laterale Verbindungsbündel fand neben dem Hisschen Bündel. Mines vermutet, dass einige Formen von paroxysmaler Tachykardie im Lichte dieser Untersuchungen auf gleiche

Weise ausgelegt werden könnten wie die Tachykardie seiner Froschherz-präparate.

Das Wesen des Kammeralternans während dieser Tachykardie in Fig. 27 können wir nicht mit Sicherheit bestimmen. Die Kurven, die in Fig. 28 wiedergegeben sind, sind diesbezüglich deutlicher. Diese sind einem anderen entbluteten Froschherzen entlehnt. (Die obersten Kurven rühren von der suspendierten Kammer her; dann folgen die Suspensionskurven der Vorhöfe und danach die Elektrogramme. Die Art der Ableitung und Saitenspannung ist dieselbe wie in Fig. 27.)

Bei 1 empfingen die Vorhöfe einen Induktionsreiz, nach welchem eine Extrasystole der Vorhöfe entstand. Die Erregung nach dieser Extrasystole ruft eine verfrühte Kammersystole hervor, worauf sie nach den Vorhöfen zurückgeht und eine Systole derselben erzeugt; dann erreicht sie die Kammer wieder und spornt diese zu einer Systole an, worauf sie aufs neue nach den Vorhöfen zurückgeht und diese zur Kontraktion veranlasst; auch nach dieser Vorhofsystole folgt wieder eine Systole der Kammer.

Jedesmal pflanzt sich die Erregung in einer Richtung durch die Kammer und die Vorhöfe fort und bleibt so während drei Kammer- und Vorhofsystolen zirkulieren. Der Extrareiz bei 2 wird in einem viel späteren Zeitpunkt der Kammerperiode den Vorhöfen verabfolgt. Daher folgt danach nur eine Vorhofsystole und eine verfrühte Kammersystole. Bei 3 aber empfangen die Vorhöfe wieder in einem frühen Moment der Kammerperiode einen Induktionsreiz. Darum entsteht auch nun wieder eine Tachy-

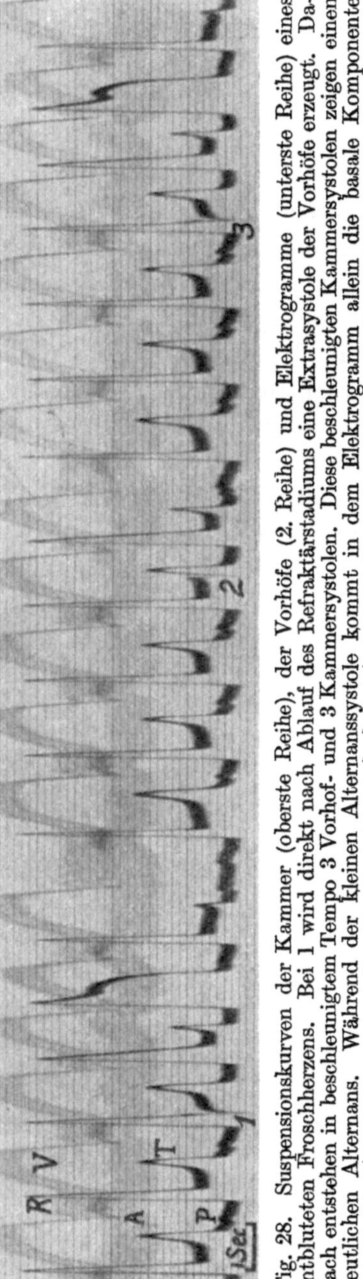

Fig. 28. Suspensionskurven der Kammer (oberste Reihe), der Vorhöfe (2. Reihe) und Elektrogramme (unterste Reihe) eines entbluteten Froschherzens. Bei 1 wird direkt nach Ablauf des Refraktärstadiums eine Extrasystole der Vorhöfe erzeugt. Danach entstehen in beschleunigtem Tempo 3 Vorhof- und 3 Kammersystolen. Diese beschleunigten Kammersystolen zeigen einen deutlichen Alternans. Während der kleinen Alternanssystole kommt in dem Elektrogramm allein die basale Komponente zum Ausdruck. Hier hat also die Kammerspitze nicht kontrahiert. Bei 2 wird viel später in der Vorhofperiode eine Extrasystole der Vorhöfe durch einen Induktionsreiz erzeugt, aber jetzt folgt nur eine verfrühte Kammersystole. Bei 3 empfangen die Vorhöfe wieder einen Induktionsreiz direkt nach Ablauf des Refraktärstadiums mit demselben Resultat wie bei 1.

kardie von 3 Vorhof- und Kammersystolen. Die Erregung folgt auch hier wieder dem Wege: Vorhöfe—Kammer—Vorhöfe usw.

Der Kammeralternans, der bei diesen Tachykardien vorkommt, ergibt Elektrogramme, aus welchen wir ihr Wesen direkt ablesen können. Während der grossen Alternanssystolen sind nämlich die Kammerelektrogramme vollständig, mit einem R- und einem T-Ausschlag; während der kleinen Alternanssystolen aber kommt allein die basale Komponente zum Ausdruck; die Kammerspitze ist bei den kleinen Systolen also inaktiv geblieben. Die Erregung hat somit während der kleinen Alternanssystolen allein durch die Basis der Kammer zirkuliert und bei den grossen Alternanssystolen durch die ganze Kammer [1]).

Wenn ich hier jedesmal von einer zirkulierenden Erregung spreche, dann beachte man dabei, dass das Muskelgebiet, welches die Erregung erreicht hat, danach einige Zeit in aktivem Zustande verharrt. So bleibt auch für die Elektrogramme der auf diese Weise zustande gekommenen Kammersystolen die Interferenztheorie gültig. Auch hierbei kommt das Kammerelektrogramm also zustande als ein Interferenzprodukt der basalen und apikalen Negativität. Da jedes Muskelelement der Kammer während einiger Zeit in aktivem Zustande beharrt, hat die Erregung schon die Vorhöfe wieder erreicht, während die Kammer noch kontrahiert ist.

Wir können also dann eine paroxysmale Tachykardie durch **einen** Induktionsreiz hervorrufen, wenn dieser die Vorhöfe direkt nach Ablauf des Refraktärstadiums trifft. Die Erregung kreist dann in **einer** Richtung und erreicht danach die Kammer direkt nach Ablauf des Refraktärstadiums **an einer zirkumskripten Stelle,** so dass die Kammer auch in einer Richtung durchlaufen wird, und danach werden ebenfalls an **einer** zirkumskripten Stelle wieder die Vorhöfe erreicht.

Diese Theorie über die atrio-ventrikulare paroxysmale Tachykardie beim Froschherzen habe ich aufgestellt auf Grund meines bei Fröschen erhaltenen Kurvenmaterials. Aber auch beim Menschen kommt die atrioventrikuläre paroxysmale Tachykardie vor. Die anatomischen Verhältnisse in bezug auf die atrioventrikularen Verbindungssysteme sind hier aber ganz anders. Beim Froschherzen sind die Atria längs der ganzen Atrioventrikular-

---

[1]) Es ist interessant. die Kammerelektrogramme der beiden grossen Systolen des Alternans miteinander zu vergleichen. Bei der ersten Systole ist der R-Ausschlag verbreitert und der T-Ausschlag verkleinert. Diese Veränderungen entstehen infolge einer Verlangsamung der Reizleitung durch die Kammer. Vor der letzten Alternanssystole ist die Kammerpause grösser als vor der ersten. Infolgedessen wird die Erregung schneller durch die Kammer fortgeleitet; dementsprechend ist der R-Ausschlag auch viel schmaler. Doch der T-Ausschlag ist kleiner. Wenn hier die Form des Kammerelektrogrammes allein durch die Geschwindigkeit der Reizleitung bedingt würde, dann müsste der T-Ausschlag grösser sein. Die Verkleinerung des T-Ausschlages ist eine Folge davon, dass während der vorigen Systole allein die Basis kontrahiert hat. Daher ist nun eine Hypersystolie der Spitze und vielleicht eine Hyposystolie der Basis vorhanden.

grenze physiologisch mit der Kammer verbunden. Hier kann also die Erregung leicht an einer bestimmten Stelle die Kammer erreichen und von dort längs einem anderen Teile der atrioventrikularen Verbindungssysteme nach den Vorhöfen zurückkehren. Ein Rundkreisen der Erregung durch die Vorhöfe und die Kammer ist hier also leicht möglich. Beim Menschen aber besteht der Verbindungsweg nur aus dem schmalen Hisschen Bündel. Es ist für die Physiologie und Pathologie des Herzens von grosser Bedeutung, dass Stanley Kent gefunden hat, dass die physiologische Verbindung zwischen den Vorhöfen und Ventrikeln nicht auf das Hissche Bündel beschränkt ist. Kent fand, dass bei Säugetieren und beim Menschen diese Verbindung multipel ist. So beschrieb er eine muskuläre Verbindung am rechten lateralen Rande des Herzens zwischen dem rechten Vorhof und der rechten Kammer (rechte laterale Verbindung) [1]. Durch Experimente mit Säugetieren wies er nach, dass die Koordination zwischen den Vorhöfen und den Kammern bestehen blieb, wenn vorsichtig alles verbindende Gewebe zwischen Vorhöfen und Kammer (einschliesslich des Hisschen Bündels) durchschnitten war, ausser der rechten lateralen Verbindung. Ausserdem wies Kent nach, dass diese Verbindungsfasern auch die Reize von der Kammer nach den Vorhöfen fortleiten können. Wenn wir nun die vorerwähnten Experimente, die mit Froschherzen angestellt wurden, ins Auge fassen, dann ist man geneigt, auch eine derartige Sachlage während der aurikulo-ventrikulären paroxysmalen Tachykardie beim Menschen anzunehmen. Diese Neigung wird noch bestärkt durch die Untersuchungen Kents.

Wir müssen dann die folgenden Tatsachen aus der Klinik der aurikuloventrikulären paroxysmalen Tachykardie berücksichtigen: 1. Das Wesen des Kammerelektrogramms (dieses kann typisch oder atypisch sein); 2. Die Art des P-Ausschlages (dieser kann positiv oder negativ sein); 3. Die Stelle des P-Ausschlages (dieser kann nach Ablauf des Kammerelektrogrammes auftreten oder auch direkt nach dem R-Ausschlag); 4. Die Dauer des P-R-Intervalles (dasselbe kann verkürzt, verlängert oder normal sein). Wir können uns nun vorstellen, dass während einer aurikulo-ventrikulären paroxysmalen Tachykardie die Erregung sich längs dem Hisschen Bündel (oder längs dem rechten oder linken Schenkel desselben) nach der Kammer fortpflanzt, von dort längs den rechten lateralen Fasern nach den Vorhöfen und dann wieder längs dem Hisschen Bündel usw.

Vielleicht kann auch die umgekehrte Richtung eingeschlagen werden. Wenn es noch weitere Verbindungsfasern gibt als die rechten lateralen, dann ist auch die Möglichkeit einer Leitung längs diesen ins Auge zu fassen.

Bezüglich des Wesens der Kammerelektrogramme (Punkt 1) sei bemerkt: Wenn sich die Erregung längs des ganzen Hisschen Bündels nach

---

[1] Quarterly Journ. of Physiology. 7. 193, 1913. British Association, Section I; Annual Report 1915. The structure and function of the Mammalian heart.

der Kammer fortpflanzt, wird das Kammerelektrogramm typisch sein, dagegen atypisch (rechts- oder linksseitig), wenn sich die Erregung längs einem Schenkel des Hisschen Bündels fortpflanzt. Es ist klar, dass das Kammerelektrogramm auch atypisch sein wird, wenn die Erregung längs den rechten lateralen Verbindungsfasern die Kammer erreicht und also in entgegengesetzter Richtung zirkuliert.

Hinsichtlich der Art des P-Ausschlages (Punkt 2) sei Folgendes bemerkt: Der P-Ausschlag wird negativ sein, wenn die Erregung relativ weit von dem Schrittmacher (Keith-Flackscher Knoten) von der Kammer aus in die Vorhöfe eintritt. Die Erregung pflanzt sich dann nicht allein von der Eintrittsstelle nach dem Hisschen Bündel fort, sondern zugleich in der Richtung des Keith-Flackschen Knotens. Der P-Ausschlag verdankt dann die Negativität dieser, der normalen Richtung entgegengesetzten Fortpflanzung. Dagegen wird der P-Ausschlag positiv sein, wenn die Erregung von den Kammern aus relativ dicht bei dem Keith-Flackschen Knoten in die Vorhöfe tritt.

Betreffs der Stelle des P-Ausschlages (Punkt 3) sei bemerkt: Wenn die Erregung durch die Kammer zirkuliert, ist es möglich, dass direkt nach dem Umlauf die Erregung sich nach den Vorhöfen fortpflanzt. In diesem Falle wird der P-Ausschlag verhältnismässig bald auf den R-Ausschlag folgen. Dagegen kann die Erregung sich noch nach den Vorhöfen fortpflanzen, solange die Kammern noch in Kontraktion sind. Wenn nun die Erregung sich während des letzten Augenblickes der Kammerkontraktion nach den Vorhöfen fortpflanzt, dann wird der P-Ausschlag nach dem Kammerelektrogramm folgen.

Bezüglich der Dauer des P-R-Intervalles (Punkt 4) sei folgendes bemerkt: Wenn die Erregung von den Kammern aus die Vorhöfe unweit des Tawaraschen Knotens erreicht, dann wird das P-R-Intervall verkürzt sein. Eine Verlängerung des letzteren kann entstehen, wenn die Eintrittsstelle in die Vorhöfe weiter vom Tawaraschen Knoten entfernt liegt. Auch kann dann die Verlängerung infolge einer durch die Tachykardie verursachten Verlangsamung der Reizleitung durch die Vorhöfe und das Hissche Bündel entstehen. Ich gebe diese Auseinandersetzung hier mit der erforderlichen Reserve, nur als einen Versuch zur Erklärung; Änderung und Ergänzung werden sich vielleicht als nötig erweisen. Wenn die im Vorstehenden gegebene Darlegung richtig ist, dann werden verschiedene Formen paroxysmaler Tachykardie, die als aurikulär beschrieben sind, zu der aurikuloventrikulären Form gerechnet werden müssen. Zu der aurikulären Form möchte ich allein die Fälle von aurikulärem Flattern zählen, das übrigens die einzige Form reiner gehäufter Extrasystolie der Vorhöfe ist.

Das künstliche Beendigen der paroxysmalen Tachykardie.

In den drei Aufnahmen von Fig. 27 ist die paroxysmale Tachykardie in folgender Weise geendigt: Beim Beginn der letzten Vorhofsystole (während der Tachykardie der Kammer) erreicht der zirkulierende Impuls von der Kammer aus die Vorhöfe. Gleichzeitig erreicht aber ein periodischer Sinusimpuls (bei 9) die Vorhöfe, jedoch von entgegengesetzter Richtung. Die beiden Impulse stossen aufeinander und erlöschen dadurch, oder — für unsere Darstellung richtiger ausgedrückt — der zirkulierende Impuls wird durch das Aufprallen auf einen periodischen Sinusimpuls ertötet, und damit nimmt die Tachykardie ein Ende. Bei der Tachykardie von Fig. 28 ist das Ende in anderer Weise herbeigeführt. Die dritte und letzte Kammersystole folgt

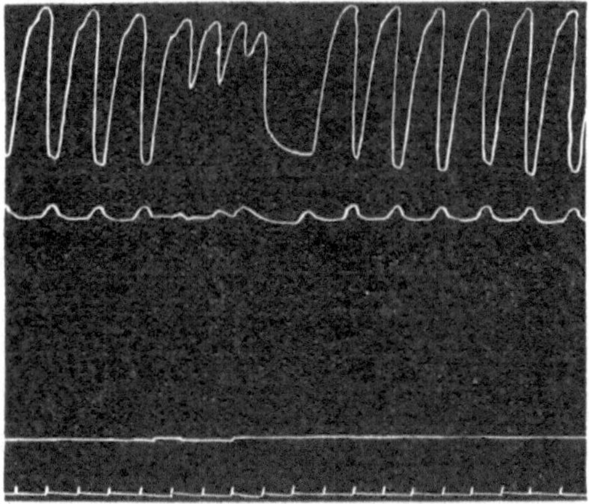

Fig. 29. Suspensionskurven der Kammer (oberste Reihe) und der Vorhöfe (unterste Reihe) eines entbluteten Froschherzens. Nach dem ersten Ausschlag des Signals nach oben entsteht gehäufte Extrasystolie der Vorhöfe. Während dieser gehäuften Extrasystolie der Vorhöfe kommen 3 Kammersystolen in beschleunigtem Tempo vor. Bei dem 2. Ausschlage des Signals nach oben werden die Vorhöfe aufs neue durch einen Induktionsreiz getroffen. Die Erregung, die hierauf entsteht, eilt der schon zirkulierenden entgegen mit dem Erfolge, dass beide erlöschen. Zeit in Sekunden.

hier auf eine längere Pause als die beiden vorhergehenden. Wenn also nach der dritten Vorhofsystole die Erregung die Kammer erreicht, ist diese besser restauriert. Daher kann sich die Erregung dann in allen Richtungen durch die Kammer fortpflanzen und da zugleich das Refraktärstadium nun länger dauert, treffen die in verschiedenen Richtungen verlaufenden Erregungen aufeinander und erlöschen. Ausserdem kann die Erregung nicht nach den Vorhöfen zurücklaufen, weil nach der längeren Pause die Leitung längs des ganzen Atrioventrikulartrichters stattgefunden hat. Von einem Weiterzirkulieren der Erregung kann also hier keine Rede sein. Wenn die Erklärung über das Beendigen der Tachykardie von Fig. 27 richtig ist, dann muss es auch möglich sein, eine Tachykardie künstlich zum Stillstand zu bringen; denn wenn es gelingt, der bereits zirkulierenden Erregung eine zweite Erregung entgegenzusenden, dann werden beide zusammenstossen und erlöschen. In der Tat gelingt dies im Experiment.

In Fig. 29 wurde beim ersten Ausschlage des Signals nach oben den Vorhöfen ein Induktionsreiz verabfolgt[1]). Darauf entsteht gehäufte Extrasystolie (Flattern) der Vorhöfe oder wenigstens eine zwischen Flattern und Flimmern liegende Form (die Kammer zeigt während dieses Vorhofflatterns drei Systolen). Während dieses Vorhofflatterns zirkuliert also die Erregung jedesmal durch die Vorhöfe. Nun lässt man bei dem zweiten Ausschlag des Signals nach oben einen neuen Induktionsreiz folgen. Dieser trifft die Vorhöfe am Ende der Dilatationslinie einer Kurve. In diesem Augenblick hat die zirkulierende Erregung die Reizstelle noch nicht erreicht; die neue Erregung findet dieses Gebiet also noch reizbar und läuft der zirkulierenden entgegen, mit der sie zusammenstösst. Dadurch endigt also das Flattern.

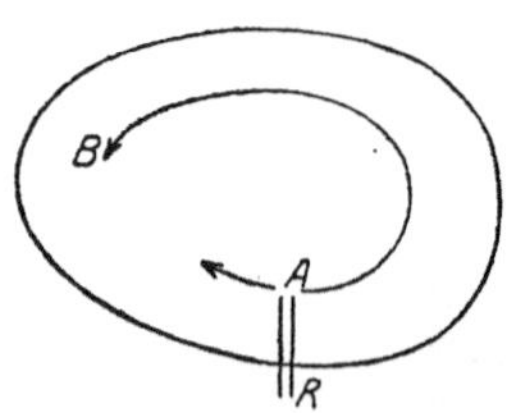

Fig. 30. In diesem Schema ist wiedergegeben, auf welche Weise eine zirkulierende Erregung mit einer zweiten zusammenstösst, so dass beide erlöschen.

Im Schema von Fig. 30 sind diese Verhältnisse wiedergegeben. Wir sehen hier die Reizelektrode R bei A stehen. Von hier aus fing die Erregung an zu zirkulieren. Im Momente des Reizes ist die Erregung bei B. Nach dem Reiz läuft also die neue Erregung der bereits zirkulierenden entgegen, wie dies durch den kleinen Pfeil angegeben ist. Aber auch eine aurikulo-ventrikuläre Tachykardie können wir durch einen Reiz endigen lassen. Ein Beispiel hiervon ist in Fig. 31 wiedergegeben (siehe Fussnote dieser Seite). Die Reizelektrode ist nun in der Atrioventrikularfurche angebracht.

Beim ersten Ausschlag des Signals nach oben wurde durch einen Öffnungsinduktionsreiz eine Extrasystole der Vorhöfe erzeugt, welcher keine Systole der Kammer folgte. Beim zweiten Ausschlag des Signals nach oben wird der Reiz wiederholt mit demselben Effekt. Aber nun entsteht in der verlängerten Kammerpause eine Extrasystole der Kammer, der sich in schnellem Tempo noch zwei Kammersystolen anschliessen. Durch retrograde Reizleitung folgt nun auf jede Kammersystole eine Systole der Vorhöfe. Während der gehäuften Kammersystolen pflanzt sich also der Reiz bei diesem Herzen leicht in retrograder Richtung fort. Nach dem dritten Ausschlage des Signals nach oben sehen wir, dass dies noch während einer Kammersystole wiederholt wird. Nach dem vierten Ausschlage des Signals nach oben wird wieder eine Extrasystole der Vorhöfe herbeigeführt, der keine Systole der Kammer folgt. Ehe das Ende der Extrapause erreicht ist, entsteht eine Extrasystole

---

[1]) In der Figur sind obenan die Suspensionskurven der Kammer registriert; dann folgen diejenige der Vorhöfe, dann das Reizsignal. (Durch Öffnung des primären Stromkreises entsteht ein Ausschlag nach oben, durch Schliessen desselben nach unten; die Schliessungsreize sind abgeblendet.) Danach folgt die Zeit in Sekunden. In Fig. 31 sind die Verhältnisse dieselben.

der Kammer, die durch retrograde Reizleitung eine Vorhofsystole verursacht. Darauf wird bei dem 5. Ausschlag des Signals nach oben wieder ein Induktionsreiz appliziert. Nun entsteht eine kleine Extrasystole der Kammer; danach geht die Erregung zurück nach den Vorhöfen, von dort wieder nach der Kammer usw. So folgen jedesmal auf die Kammersystolen Vorhofsystolen und umgekehrt. Während dieser Tachykardie wird viermal ein Reiz verabfolgt, ohne dass die Tachykardie zum Stehen gebracht wird. Wahrscheinlich ist dies darauf zurückzuführen, dass jedesmal die erzeugte Extrasystole der Vorhöfe, zu spät der vorhergehenden folgt. Beim letzten Ausschlage des Signals nach oben aber sind sowohl die Kammer als die Vorhöfe reizbar. Daher entsteht jetzt eine Extrasystole der Vorhöfe und zugleich eine solche der Kammer und dadurch endigt nun notwendigerweise das Zirkulieren der Erregung. Denn nun ist sowohl in den Vorhöfen als in der Kammer ein Damm gegen die zirkulierende Erregung aufgeworfen. Nach einer verlängerten Pause wird das normale Schlagtempo wieder aufgenommen. Man könnte nun doch denken, dass wir hier nicht mit einer aurikulo-ventrikulären Tachykardie zu tun haben, sondern mit einer künstlichen Umwandlung des halbierten Vorhof- und Kammerrhythmus in den doppelt so schnellen normalen und danach des normalen Rhythmus der Vorhöfe und Kammer in den halbierten. Dies ist aber ausgeschlossen aus folgenden Gründen:

1. Der Sinus venosus pulsierte während des langsamen Schlagtempos nicht doppelt so schnell wie die Vorhöfe und die Kammer.

2. Während der Tachykardie ist die Dauer zweier Vorhofperioden nicht der Dauer einer Vorhofperiode des langsamen Schlagtempos gleich.

3. Bei dem zweiten und vierten Induktionsreiz wurde früher nach der vorangehen-

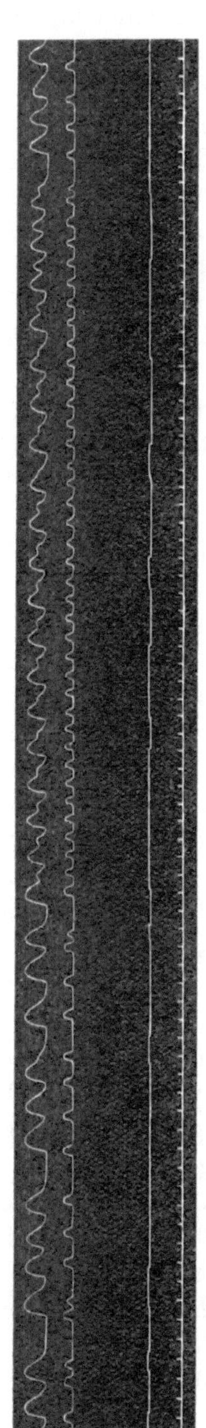

Fig. 31. Beim vierten Ausschlage des Signals nach oben wurde eine Extrasystole der Vorhöfe erzeugt, worauf keine verfrühte Kammersystole folgte. Die Reizelektrode steht in der Atrio-ventrikularfurche. Vor dem Ende der Extrapause entstand eine Extrasystole der Kammer, der eine Systole der Vorhöfe folgte. Danach wird in der Diastole der Kammer eine Extrasystole derselben hervorgerufen. Nunmehr folgt in stark beschleunigtem Tempo eine grosse Reihe von Kammer- und Vorhofsystolen. Hierbei zirkuliert die Erregung von den Vorhöfen nach der Kammer, von hier zurück nach den Vorhöfen usw. Beim letzten Ausschlage des Signals nach oben wird eine Extrasystole der Vorhöfe und eine solche der Kammer herbeigeführt. Hierdurch wird in den Vorhöfen und in der Kammer ein Damm errichtet gegen die zirkulierende Erregung, die dadurch scheitert. — Zeit in Sekunden.

den Vorhofsystole eine kleinere Extrasystole der Vorhöfe erzeugt als nach dem fünften Reiz. Die künstliche Rhythmusumwandlung hätte dann viel eher nach dem zweiten und vierten Reiz statthaben müssen.

Wir haben also fraglos eine aurikulo-ventrikuläre Tachysystolie vor uns. Auch während dieser Tachysystolie zeigen die Kammerkurven einen deutlichen Alternans.

Nachdrücklich wiederhole ich hier, dass die im vorstehenden dargelegte Theorie über die aurikulo-ventrikuläre paroxysmale Tachykardie nur mit der nötigen Reserve als ein Versuch ihrer Erklärung gegeben wird. Es soll damit nur gesagt sein, dass man sich das Zustandekommen der aurikulo-ventrikulären paroxysmalen Tachykardie in dieser Weise denken könnte. Diese Vorsicht ist darum erforderlich, weil allgemein das Hissche Bündel als das einzige Verbindungsbündel zwischen den Vorhöfen und den Kammern angesehen wird. Jedoch dürfen wir a priori an dem Bestehen des rechten lateralen Bündels nicht zweifeln; um so weniger, da von einer Kommission, welche aus Sherrington, Florence Buchanan und Stanley Kent bestand, die Beobachtungen Kents bestätigt wurden. Weitere Untersuchungen hierüber scheinen mir auch dringend erwünscht. Es wäre auch noch möglich, dass ausschliesslich bei den Patienten mit aurikulo-ventrikulärer paroxysmaler Tachykardie das rechte laterale Bündel vorhanden ist oder nur bei diesen die Erregung durch dasselbe fortgeleitet werden kann. Wenn es aber richtig ist, dass die Vorhöfe und die Kammern längs noch anderen Wegen als dem Hisschen Bündel physiologisch verbunden sind, und zwar längs dem von Kent beschriebenen rechten lateralen Bündel, dann könnte die aurikulo-ventrikuläre paroxysmale Tachykardie in der Weise erklärt werden, wie oben dargelegt wurde. Dann begreifen wir auch die anderen oben kurz beschriebenen Wahrnehmungen bezüglich der Dauer des P-R-Intervalles, der Art des P-Ausschlages usw. Und schliesslich wird uns dann auch der Zusammenhang klar, der zwischen Flimmern, Flattern und paroxysmaler Tachykardie besteht, sowie der Umstand, dass alle diese Formen ineinander übergehen können.

Zum Schlusse mögen noch ein paar Bemerkungen über die gehäufte Extrasystolie und die einfachen Extrasystolen folgen. Wenn die Elektrogramme der gehäuften Extrasystolen direkt ineinander übergehen, kann die von mir gegebene Erklärung ohne nähere Erläuterung gelten. Besteht aber zwischen diesen Elektrogrammen eine kleine Ruhepause, in welcher die Saite im 0-Stande verbleibt, dann wird die Sache schwieriger; indessen dürfen wir auch dann, wenn die Pausen kurz dauern, die von mir gegebene Erklärung nicht a priori für unmöglich halten. Denn der Umstand, dass die Saite im 0-Stande verbleibt, beweist allein, dass in unserem Messapparat keine Potentialunterschiede erkennbar sind. Wenn nämlich in diesen Elektrogrammpausen ein kleiner Teil einer Herzabteilung aktiv bleibt, kann der elektrische Strom, der hiervon ausgeht, durch Kurzschluss verloren gehen und nicht in unserem Messapparat zum Ausdruck kommen. Dies kann besonders durch indirekte Ableitung begünstigt werden. Die Saite bleibt dann im 0-Stande; aber von dem aktiven Teile aus kann eine folgende Systole entstehen.

Es ist ohne weiteres klar, dass auch eine einfache Extrasystole in gleicher Weise nach einer normalen Systole entstehen kann, indem die Erregung noch einmal in einer Richtung rundkreist. Auch hier ist meine Erklärung allein dann möglich, wenn diese Extrasystole sich direkt der vorangehenden Systole anschliesst oder nach einer kurzen Pause. Der Zusammenhang, der somit zwischen den in diesem Kapitel behandelten Rhythmusstörungen besteht, ist also sehr erklärlich. Die Erregung pflanzt sich entweder allein verlangsamt durch eine Herzabteilung fort und dann entsteht gehäufte Extrasystolie oder Flattern; oder die Erregung pflanzt sich ruckweise und verlangsamt durch eine Herzabteilung fort, wodurch Flimmern entsteht; oder auch die Erregung verläuft von den Vorhöfen aus nach den Kammern, von diesen zurück nach den Vorhöfen usw.; dann würde atrioventrikulare paroxysmale Tachykardie entstehen. Gehäufte Extrasystolie der Vorhöfe nennen wir Flattern oder aurikuläre paroxysmale Tachykardie. Gehäufte Extrasystolie der Kammern heisst ventrikuläre paroxysmale Tachykardie.

Die im Vorstehenden gegebene Darstellung hinsichtlich der Sachlage bei der atrio-ventrikulären paroxysmalen Tachykardie des Menschen kann sich nicht über das Niveau der Hypothese erheben und ist völlig abhängig von dem Vorhandensein oder Nichtvorhandensein eines rechten lateralen Bündels, das die Reize in beiden Richtungen fortleiten kann.